PROF. DR. MED. JAEL BACKE
ALEXANDRA REINWARTH

# Am Arzt vorbei geht auch ein Weg

PROF. DR. MED. JAEL BACKE
ALEXANDRA REINWARTH

# Am Arzt vorbei geht auch ein Weg

## Die Kraft der Selbstheilung – eine medizinisch fundierte Anleitung

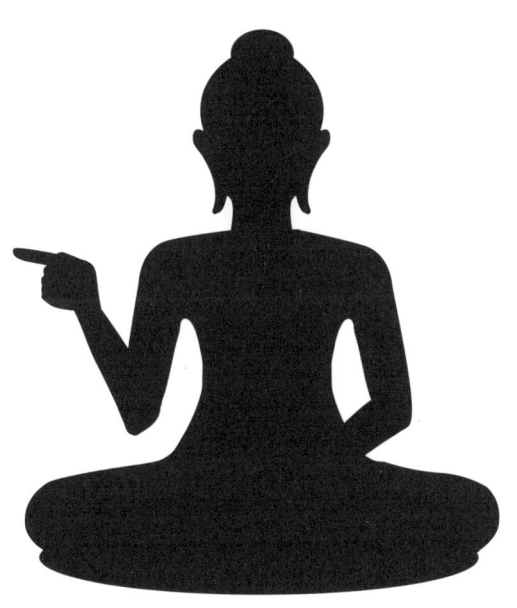

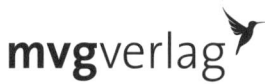

**mvg**verlag

**Bibliografische Information der Deutschen Nationalbibliothek:**
Die Deutsche Nationalbibliothek verzeichnet diese Publikation in der Deutschen National-
bibliografie; detaillierte bibliografische Daten sind im Internet über http://d-nb.de abrufbar.

**Für Fragen und Anregungen:**
info@mvg-verlag.de

5. Auflage 2019
© 2018 by mvg Verlag,
ein Imprint der Münchner Verlagsgruppe GmbH,
Nymphenburger Straße 86
D-80636 München
Tel.: 089 651285-0
Fax: 089 652096

Neuausgabe des 2014 bei mvg erschienenen Titels *Sei dein eigener Arzt*.

Redaktion: Petra Holzmann, München
Umschlaggestaltung: Laura Osswald
Umschlagabbildung: Shutterstock.com/Arttii Univerz
Satz: Grafikstudio Foerster, Belgern
Druck: CPI books GmbH, Leck
Printed in Germany

ISBN Print 978-3-86882-965-5
ISBN E-Book (PDF) 978-3-96121-272-9
ISBN E-Book (EPUB, Mobi) 978-3-96121-273-6

Weitere Informationen zum Thema finden Sie unter:

# www.mvg-verlag.de

Beachten Sie auch unsere weiteren Verlage unter www.m-vg.de

# Inhalt

# Vorwort

Jeder von uns war schon einmal krank, ist vielleicht gerade akut oder chronisch krank, hat dauernd Schmerzen, leidet an einer Krebserkrankung oder betreut jemanden, der schwer erkrankt ist. Jeder kennt das Gefühl, für sich selbst oder andere Hilfe zu benötigen, weil Körper, Geist oder Seele nicht mehr im gewohnten Maße funktionieren. Das macht hilflos, denn wir fühlen uns ohnmächtig gegen das Wegbrechen der Gesundheit, es macht Angst, manchmal sogar Todesangst. Vielleicht fühlen wir uns aber seit einiger Zeit nur nicht wirklich wohl und spüren, dass unser Lebensstil nicht gesund ist: Der Körper revoltiert, wir schlafen schlecht, sind angespannt und nervös, haben hohen Blutdruck, dunkle Augenringe und immer weniger Freunde. Was machen wir dann? Wir suchen uns einen guten Arzt, der uns untersucht, uns ein Heilmittel gibt und oft geht es uns dann auch gleich viel besser. Bereits vor mehr als 50 Jahren sprach der Londoner Psychoanalytiker Michael Balint von der »Erkenntnis, dass nicht die Flasche Medizin oder die Tabletten ausschlaggebend [seien], sondern die Art und Weise, wie der Arzt sie verschreibe ...«[1]

Es reicht also nicht aus, ein Rezept über den Tisch zu reichen, um den Patienten zu heilen. Es geht immer auch um die Persönlichkeit des Heilers, damit seine Hilfe wirksam werden kann. Sicher haben viele von uns in entscheidenden Lebenssituationen nach einem charismatischen Arzt, nach einem »Medicus« gesucht, wie er uns in Noah Gordons wunderbarem Roman begegnet: einem Arzt aus Berufung, mit einer intuitiven Fähigkeit, sich in seinen Patienten hineinzuversetzen, und seinem Willen, ihm aufrichtig helfen zu wollen, seine gesunden Kräfte zu wecken und das Kranke in ihm mit viel persönlichem Einsatz zu bekämpfen. – Aber das Leben ist eben keine »Schwarzwaldklinik« und auch kein kitschiger Arztroman, deswegen haben viele Menschen ihren »Medicus« noch nicht gefunden. Besonders nicht die Menschen, die an einer Erkrankung leiden, die nicht in das rigide und etwas engstirnige Schubladensystem unserer Schulmedizin passt. Denn dann finden die Mediziner in ihren Köpfen keinen Namen

---

1  Michael Balint: *Der Arzt, sein Patient und die Krankheit.* Klett, Stuttgart 1957.

für die Erkrankung, und die Betroffenen laufen in einer regelrechten Arzt-Odyssee verzweifelt von einem Arzt zum nächsten – und keiner kann »etwas« finden. So geht es besonders den Menschen, bei denen keine organische Ursache festgestellt werden kann, beispielsweise für die Enge im Hals, für die Bauchschmerzen, die Atemnot, das Herzstolpern, für Verdauungsbeschwerden, das Beklemmungsgefühl in der Brust oder die chronischen Schmerzen im Genitaltrakt.

Wir haben dieses Buch geschrieben, weil wir Sie bei der Suche nach einem geeigneten Arzt unterstützen wollen, dabei handelt es sich jedoch nicht um eine Art *Focus*-Liste der angeblich besten Ärzte! Es gibt diesen Arzt in jedem von uns: Es ist unser persönlicher innerer Arzt, der »Medicus« in uns. Er ist in jeden Menschen serienmäßig »eingebaut«. Dieser Arzt bündelt alle uns innewohnenden schützenden Kräfte. Sein Potenzial ist unglaublich groß.

Wenn Sie jetzt skeptisch sind und die Existenz dieses inneren Heilers bezweifeln, dann lohnt es sich erst recht, dieses Buch zu lesen. Das hier ist kein esoterisches Gerede, diesen »Personal Doc« gibt es wirklich und die Wissenschaft unserer Zeit ist ihm zunehmend auf der Spur.

Dieses Buch hat zwei Teile: Wir schauen für Sie im ersten Teil des Buches in das diagnostische Repertoire des inneren Arztes und versuchen Ihnen zu zeigen, dass er eine regelrechte Koryphäe ist. Wir beobachten, welche Fähigkeiten er hat, welche Methoden er anwendet und was er sonst noch so drauf hat. Im zweiten Teil versuchen wir, Ihnen eine Anleitung zu geben, wie Sie sich mit diesem inneren Arzt verbünden, ihn zu Wort kommen und ihn gezielt zu Ihren Gunsten handeln lassen können. Was dabei herauskommt, ist ein Schritt – vielleicht sind es auch mehrere Schritte – in Richtung Selbstheilung. »Selbstheilung« bedeutet nicht Voodoo, Zauberei oder Magie. Selbstheilung meint die vielfältigen Fähigkeiten von Körper-Geist-Seele, innere oder äußere Verletzungen und Krankheiten aus sich selbst heraus zu heilen, zu reparieren mit dem Ziel der Wiederherstellung oder Aufrechterhaltung eines funktionsfähigen Organismus.
Betrachten Sie beispielsweise das Immunsystem des menschlichen Darms, das sich im Laufe der Zeit mit den darin lebenden Mikroorganismen zu einem Team verbündet hat, das man »Mikrobiom« nennt. Dieses Mikrobiom besteht aus allen Bakterien, Viren und Mikroorganismen, die in den

verschiedensten Organen des Körpers einen Lebensraum gefunden haben. Es bildet eine Art schützendes »Superorgan« in unserem Körper. Es ist ein Werkzeug unseres inneren Arztes – ebenso wie die Fähigkeit des Menschen, allein durch die Kraft seiner Imagination eine reale Heilung zu ermöglichen. Untersuchungen mit Scheinmedikamenten, die Placebo- wie auch die Nocebo-Forschung konnten dies sehr eindrucksvoll nachweisen. Aber auch die spirituelle Ebene des menschlichen Geistes ermöglicht eine Heilung. Sie kann darin bestehen, ungeheure Kräfte für die innere Gesundung freizusetzen, oder darin, Heilung als eine sinngebende Neuorientierung am Ende des Lebens zu verstehen, was mit einer Umwertung der bisherigen Werte vor dem baldigen oder auch viel späteren Tod einhergeht.

Zahlreiche wissenschaftliche Studien beschäftigen sich in letzter Zeit mit den positiven Auswirkungen bestimmter Meditationsformen auf das menschliche Hormon- und Immunsystem sowie auf das Nervensystem. So wie andauernder Stress uns krank machen kann, eröffnet eine durch Meditation geschulte innere Einstellung die Herbeiführung gesundheitsfördernder psychischer Zustände. Über diese und andere Fähigkeiten verfügt Ihr innerer Arzt. Es ist ihm sogar möglich, modifizierend auf das Erbgut einzuwirken – siehe hierzu das Kapitel über Epigenetik, einer neueren Wissenschaft über die Art und Weise, wie wir unser Erbgut durch unseren Lebensstil beeinflussen können.

Die Entscheidung liegt bei uns: wie wir leben und ob wir mit dem inneren Arzt kooperieren oder nicht, ob wir unsere innere Stimme beachten und auf uns achtgeben oder aber sie nicht beachten und blindlings und kopflos ohne Rücksicht auf unsere inneren Grenzen drauflosleben.

Welche innere Stimme, fragen Sie sich?

Wenn wir über längere Zeit ungesund leben, antwortet unser Körper mit sogenannten *Stressantworten*, die wir zunächst nur als ein leises Flüstern wahrnehmen: Herzrasen, Kopfschmerzen, Schlafstörungen, Gereiztheit, Einsamkeit, Völlegefühl oder Angst und der gelegentliche leise Gedanke: »Vielleicht sollte ich etwas ändern ...?«

Wenn wir auf unsere innere Stimme hören, auf die Bedürfnisse unseres Körpers eingehen, Stressreaktionen des Körpers vermindern und Entspannungsimpulse an den Körper geben, dann können wir die Entstehung einer wirklichen Krankheit wirkungsvoll verhindern und uns heilen. Wenn wir zufrieden, ausgeglichen, entspannt, vielleicht sogar glücklich sind, geben wir unserem Organismus die Chance, unglaubliche Leistungen des Selbstschutzes zu vollbringen. Dann gelingt es dem Körper sogar, Schäden im Erbgut zu reparieren, die zu Krebserkrankungen führen könnten, dann kann er Immunzellen stimulieren, schützende Enzyme aktivieren, freie Radikale abfangen, Reparaturzellen zur Verfügung stellen und noch so vieler mehr.

Ihr Körper hat ein wunderbares Potenzial zur Selbstheilung, das nur darauf wartet, für Sie aktiv zu werden. Wir wünschen uns, dass Sie ihm dies ermöglichen!

# Wie viel Geist steckt im Körper?

## Irgendetwas muss da sein

Gedacht hat man sich das ja schon immer: Dass da etwas ist, was weder Schulmedizin noch Forschung erklären können. Auch wenn man nicht regelmäßig die medizinische Fachpresse studiert und sich lediglich dann Gedanken um seine Gesundheit macht, wenn die jährliche Erkältung im Anmarsch ist: Hin und wieder schafft es ein populärwissenschaftlicher Artikel über ein medizinisches Phänomen in die Tagespresse und lässt einen mit dem Gefühl zurück: Irgendetwas muss da sein.

Zum Beispiel beim Bericht über eine Untersuchung, die der Mainzer Psychologe Dr. Michael Witthöft zusammen mit einem Kollegen am King's College London durchgeführt hat. Dabei wurden 147 Probanden in zwei Gruppen eingeteilt. Der einen Hälfte wurde ein Dokumentarfilm des Senders BBC One gezeigt, der eindringlich über die gesundheitlichen Gefahren von Mobilfunk- und WLAN-Signalen berichtete. Die andere Hälfte der Probanden sah einen Bericht über die Sicherheit von Internet- und Handy-Daten. Im Anschluss wurden alle 147 Probanden einem WLAN-Signal ausgesetzt – das glaubten die Teilnehmer zumindest, tatsächlich aber war überhaupt keine Strahlung vorhanden. Obwohl sie also nicht »bestrahlt« wurden, klagten einige Teilnehmer über strahlenspezifische Krankheitssymptome: 54 Prozent der Testpersonen berichteten über Beunruhigung und Beklemmung, Beeinträchtigung ihrer Konzentration oder Kribbeln in den Fingern, Armen, Beinen und Füßen. Zwei Teilnehmer beendeten den Test vorzeitig, weil ihre Symptome so stark waren, dass sie sich nicht länger der vermeintlichen Funkstrahlung aussetzen wollten. Diejenigen Teilnehmer, die vor der vermeintlichen Strahlung den Dokumentarfilm über die möglichen Gefahren der Funksignale gesehen hatten, litten dabei am stärksten unter den Symptomen.[2] Über die Hälfte der Probanden konnte

---

2 http://www.uni-mainz.de/presse/56071.php Veröffentlichung: Michael Witthöft, G. James Rubin (2013): *Are media warnings about the adverse health effects of modern life self-fulfilling? An experimental study on idiopathic environmental intolerance attributed to electromagnetic fields (IEI-EMF).* Journal of Psychosomatic Research, Volume 74, Issue 3, March 2013, Pages 206–212.

also nach entsprechender Beeinflussung durch einen Medienbericht körperliche Symptome wahrnehmen, obwohl es nicht die geringste Veranlassung dafür gegeben hatte! Wie kann das sein?

Oder wie ist es möglich, dass Menschen mit einer multiplen Persönlichkeitsstörung[3] nicht nur verschiedene Charaktere, Begabungen oder Sprechweisen aufweisen, sondern ihren Blutzuckergehalt und sogar die Dioptrien verändern? Sie können, je nachdem welche ihrer Persönlichkeiten gerade »sichtbar« ist, verschiedene Handschriften, Hirnströme oder Krankheitssymptome aufweisen und tatsächlich *vorübergehend* Diabetes haben! Das heißt, dass während der Zeit, in der beispielsweise die Teilpersönlichkeit A die Kontrolle über den Körper hat, dieser gemäß dem Blutzuckerwert tatsächlich zuckerkrank ist. Der Zeitraum kann sich über Tage oder Monate erstrecken. Sobald dann jedoch Teilpersönlichkeit B die Kontrolle übernimmt, können sich die Blutwerte innerhalb weniger Stunden zu denen eines gesunden Menschen verändern, obwohl es sich um die Bauchspeicheldrüse von ein und derselben Person handelt – die aber in Abhängigkeit von den gerade in diesem Gehirn aktiven Mustern entweder funktioniert oder eben nicht.

Merkwürdig ist auch die Beobachtung, dass die in den USA geborenen Kinder von Migrantenfamilien aus Guatemala in der neuen Heimat im Schnitt fast zwölf Zentimeter größer werden als ihre Landsleute im Süden. Der Mediziner Michael Hermanussen und der Mathematiker Christian Aßmann gingen diesem Phänomen nach, und ebenso der Frage, warum wohlgenährte junge Männer aus guten Verhältnissen im 19. Jahrhundert nicht überdurchschnittlich groß wurden – nicht so groß wie dieselbe Bevölkerungsschicht heute wird. Nach der Auswertung umfangreichen Datenmaterials kamen sie zu dem Schluss, dass die landläufigen Erklärungen wie Genetik, Ernährung und Klima hierfür nicht ausreichen. Alles weist darauf hin, dass die Menschen ihre Körpergröße an ihre Peergroup[4] angleichen. Die Wissenschaftler führen das darauf zurück, dass die Wachstumshormone an

---

3 Bekannt als »dissoziative Identitätsstörung«. In den Patienten existieren mindestens zwei unterschiedliche Teilpersönlichkeiten, die wechselweise die Kontrolle über das Verhalten der Patienten übernehmen. Dabei kann sich die eine Teilpersönlichkeit an das Handeln der anderen Teilpersönlichkeit/-en entweder gar nicht oder kaum erinnern.

4 Unter »Peergroups« versteht man Bezugsgruppen, die sich aus Menschen zusammensetzen, die ein ähnliches Alter haben und die freundschaftlich miteinander verbunden sind. Diese Gruppen könnte man auch »Cliquen« nennen, was auf deren große Bedeutung im Jugendalter Bezug nimmt, oder auch »Freundeskreise«, die im sozialen Miteinander ja häufig vorkommen.

Emotionen gekoppelt sind. Apropos Größerwerden: Die Männer in Europa sind innherlab von 110 Jahren im Durchschnitt um stolze elf Zentimeter größer geworden. Woran das liegt? Das weiß man nicht. Und wir werden nicht nur immer größer, wir werden auch immer schneller groß. Der Eintritt in die Pubertät findet durchschnittlich jedes Jahrzehnt drei bis vier Monate früher statt.

Und wie ist es zu erklären, dass Amerikanerinnen chinesischer Abstammung in der Woche vor dem Harvest Moon Festival mit 35 Prozent geringerer Wahrscheinlichkeit als in der übrigen Zeit des Jahres sterben? Das ergab die Analyse von Todesurkunden von David Phillips und Daniel Smith an der University of California, San Diego. In der Woche nach der wichtigen Familienfeier liegt die Sterblichkeit der chinesischen Amerikanerinnen um den gleichen Wert höher. Dieses Ergebnis scheint eine frühere Studie zu bestätigen, die zu dem Schluss kam, dass jüdische Männer mit dem Sterben warten, bis das Passahfest vorüber ist. Die Erfahrung zeigt auch, dass Todgeweihte manchmal Wochen am Leben hängen können, um einen Angehörigen noch einmal zu sehen; danach sterben sie innerhalb kürzester Zeit.

Ratlos macht zudem das Ergebnis eines Experiments mit buddhistischen Mönchen: Wie kann es sein, dass meditierende tibetanische Mönche nicht froren, als ihnen in einem Raum, dessen Temperatur lediglich 4,5 Grad betrug, kalte, nasse Laken (9,4 Grad) um die Schultern gelegt wurden? Warum zitterten sie nach einer Stunde nicht unkontrolliert wie jeder andere »normale« Mensch und waren lebensbedrohlich unterkühlt, sondern, ganz im Gegenteil, warum waren am Ende die Laken trocken? Drei Laken konnten die Mönche innerhalb von sieben Stunden nur durch ihre Körperwärme trocknen, die sie mittels einer Meditationstechnik, die sich Tum-mo nennt, ausstrahlten.[5]

All diese Phänomene sind mit wissenschaftlichen Methoden untersucht worden und konnten zweifelsfrei nachgewiesen werden. Blutdruck, Herzschlag und sogar Körpertemperatur – das alles können Menschen anscheinend beeinflussen.

---

5    http://news.harvard.edu/gazette/2002/04.18/09-tummo.html
     Mit Tum-mo wird eine fortgeschrittene Meditationstechnik des Vajrayana-Buddhismus bezeichnet. Hierbei wird bei gleichzeitiger Immunisierung gegen niedrige Außentemperaturen die Körpertemperatur bewusst erhöht. So wird die Energie von innen nach außen gelenkt, mit dem Ziel, negative Gefühle, Gedanken und Haltungen durch »Verbrennen« auszulöschen.

Über den Einfluss des Geistes und die Zusammenhänge zwischen Leib und Seele denken wir ja nicht erst seit heute nach. Immerhin gibt es eine ganze Philosophie des Geistes, und am Leib-Seele-Problem haben sich ganze Generationen von namhaften Philosophen über Jahrhunderte die Zähne ausgebissen. Seit etwa zehn Jahren hat sich auch unsere hiesige strenge Naturwissenschaft mit Themen wie Meditation befasst. Geben Sie beispielsweise den Suchbegriff »Meditation« in die renommierte Suchmaschine für wissenschaftliche Literatur *Pubmed*[6] ein, dann erhalten Sie dafür mehr als 2900 Treffer. Es finden sich dazu seriöse wissenschaftliche Veröffentlichungen zu Themen wie beispielsweise dem Einfluss der Meditation auf Krebserkrankungen, auf Schmerzen, auf Stress, auf Angst, auf Depression, auf das Immunsystem, auf hohen Blutdruck und vieles mehr.

Eine der umfassendsten Studien dazu ist vermutlich das *Shamatha Project*, durchgeführt von Forschern des *Center for Mind and Brain*[7] in Zusammenarbeit mit einem Team von 30 Wissenschaftlern von Universitäten aus ganz Amerika und Europa. Das Shamatha-Projekt untersuchte anhand einer randomisierten[8] kontrollierten Studie, wie sich intensive Meditation auf das Denken und Fühlen auswirkt. Um die Fähigkeiten und das Verhalten der Testpersonen vor, während und nach dem intensiven Meditieren zu untersuchen, stellten sie kognitive und die Wahrnehmung betreffende Aufgaben, provozierten die Testpersonen auf emotionaler Ebene, ließen sie Fragebögen ausfüllen und überwachten ihre physiologischen und biochemischen Werte. Insgesamt wurden 60 gesunde Personen mit Meditationserfahrung untersucht. Dreißig von ihnen wurden zu einem drei Monate andauernden Meditations-Retreat (Intensivkurs) geschickt, die andere Hälfte nicht.[9] Während dieser Zeit und unter der Anleitung von B. Alan Wallace praktizierten sie etwa sechs Stunden täglich, wobei besonderes Augenmerk auf die Förderung von Entspannung, Achtsamkeit, so-

---

6    Pubmed ist eine kostenfreie Meta-Datenbank mit Artikeln zu allen Bereichen der Medizin.

7    Das *Center for Mind and Brain* ist eine Forschungsinitiative, gegründet von der University of California in Davis, USA. Forschungsthemen sind zum Beispiel: die Auswirkung von Meditation auf Geist und Gehirn, der Zusammenhang zwischen Musik und Erinnerung, wie autistische Kinder Informationen verarbeiten, die Entwicklung von Moral bei Kindern.

8    Randomisierung heißt, dass die Zuordnung der Testpersonen zur Behandlungsgruppe (hier: Meditierende und Nicht-Meditierende) nach dem Zufallsprinzip erfolgt. Die randomisierte kontrollierte Studie ist in der medizinischen Forschung die beste Studienform, um bei einer eindeutigen Fragestellung eine eindeutige Aussage zu erhalten und die Kausalität zu belegen.

9    Man muss hinzufügen, dass der Gerechtigkeit halber die Versuchsgruppe nach Ablauf des Experiments ebenfalls Gelegenheit hatte, das dreimonatige Retreat zu absolvieren.

wie Liebe und Mitgefühl für andere gelegt wurde. Die Auswertung brachte Erstaunliches zutage: Abgesehen von einer generellen Verbesserung von Wohlbefinden und Aufmerksamkeit konnten die Forscher einige Veränderungen von biologischen Merkmalen der Testpersonen feststellen, zum Beispiel Veränderungen der Telomerase. Telomerase ist ein Enzym, das die Endstücke unserer Chromosomen, die sogenannten Telomere, während der Zellteilung wiederherstellt. Diese Funktion, beziehungsweise der Wegfall derselben, verursacht zum Beispiel durch Stress, wird unter anderem für den Alterungsprozess verantwortlich gemacht.[10] Die Blutuntersuchungen der Testpersonen, die am Meditations-Retreat teilnahmen, zeigten eine um 30 Prozent deutlich erhöhte Telomerase-Aktivität als die Vergleichsgruppe.[11]

Es ist schon erstaunlich, wie die Auswirkungen des In-sich-Gehens, diese Mischung aus Konzentrations-, Wahrnehmungs- und Atemübungen der Meditationspraxis, sich bis in die kleinsten Zellen, ja sogar bis auf die Ebene der molekularen Biologie nachweisen lassen, nicht wahr?

Die buddhistischen Mönche sind gefragte Versuchskaninchen der Neurowissenschaft. Von folgenden spektakulären Fallstudien, die von Richard Davidson durchgeführt wurden, haben Sie bestimmt schon mal gehört oder gelesen.[12] Richard Davidson ist Professor für Psychologie, er unterrichtet an der Universität in Madison in Wisonsin, USA, und ist einer der bekanntesten Neurowissenschaftler unserer Zeit. 2008 gründete er das Forschungsinstitut CIHM, das sich gänzlich der Untersuchung neurologischer Auswirkungen von Meditation verschrieben hat.[13] Der Dalai Lama höchstpersönlich, seit Langem ein Mentor von Davidson, war es, der diesen anregte, angewandte Forschung zu betreiben. So könne Menschen geholfen, wissenschaftliches Wissen vermehrt und der Wert der Meditation aus einer wissenschaftlichen Perspektive vermittelt werden. Das war die Geburtsstunde des Instituts. Anhand der Forschungen in diesem Institut will Davidson herausfinden, wie und warum Meditation das Gehirn verändert und wie man

---

10  Die Telomere des Klon-Schafes Dolly zum Beispiel waren schon bei der Geburt verkürzt. Die kurze Lebensdauer und der früh einsetzende Alterungsprozess von Dolly werden darauf zurückgeführt.

11  http://mindbrain.ucdavis.edu/labs/Saron/shamatha-project

12  http://www.investigatinghealthyminds.org/

13  CIHM – Center for Investigating Healthy Minds.

die Ergebnisse nutzbar machen kann, zum Beispiel wie man Kriegsveteranen besser helfen kann, mit belastenden Erfahrungen fertig zu werden, oder anderen Patienten, die Hilfe brauchen können. Das Institut versucht eine Antwort darauf zu finden, ob und wie Mitgefühl trainiert werden kann und ob der Mensch die Ausrichtung seiner Gene bewusst beeinflussen kann.

Davidson, der selbst seit Langem Meditation praktiziert, ist es gelungen, anhand von Untersuchungen im Magnetresonanztomografen[14] zu beweisen, wovon er schon lange überzeugt war. Er machte: »… die Entdeckung, dass unser Gehirn durch unsere Erfahrungen im Leben verändert wird, was darauf hindeutet, dass wir durch mentales Training positiv darauf einwirken können«.[15]

Das CIHM hat seine Räume im Waisman Center der Universität, das Davidson leitet, dort steht ihm eines der besten Laboratorien der Welt für die Forschung mit bildgebenden Verfahren am Gehirn zur Verfügung – und ein Meditationsraum, komplett mit ökologischem Korkboden. Für einen Test lud Richard Davidson einen indischen Mönch in sein Labor ein und schob ihn während dessen Meditation in den Magnetresonanztomografen. Die MRT-Bilder zeigten in der linken Gehirnhälfte des Würdenträgers eine überdurchschnittliche Aktivität im linken präfrontalen Gehirnareal. Eine Erregung dieses Areals wird mit einer positiven Grundstimmung in Zusammenhang gebracht, sie hält schlechte Stimmung im Zaum und ist vermutlich verantwortlich für Ausgeglichenheit und Gemütsruhe und dieses heitere Lächeln, das die buddhistischen Mönche ziert. »Glück ist eine Fertigkeit, die sich erlernen lässt wie eine Sportart oder das Spielen eines Musikinstruments. Wer übt, wird immer besser«, so Davidson.[16] Um dieses Phänomen eingehender zu beleuchten, suchte der Dalai Lama höchstpersönlich acht Buddhisten aus seinem engeren Kreis aus, die zu Davidson in die USA reisten und mit denen das Experiment wiederholt wurde. Dabei handelte es sich um Meditationsprofis mit mindestens 10.000 Stunden praktischer Meditationserfahrung. Zusätzlich wurden 150 Vergleichspersonen untersucht. Wieder wurde bei den Buddhisten eine hohe Aktivität im

---

14  Dieser liefert die »Schnittbilder«, die auch als Kernspin-Bilder bekannt sind.
15  http://www.investigatinghealthyminds.org/
16  Ulrich Kraft: *Mönche in der Magnetröhre.* Süddeutsche Zeitung v. 19.05.2010; der rechte Stirnlappen hingegen ist übrigens zuständig für Negatives. So haben ausgewiesene Optimisten einen aktiveren linken Frontalcortex als zum Beispiel Schwarzseher und Miesepeter.

linken Stirnlappen festgestellt, die Werte erreichte, die keine der Vergleichspersonen auch nur annähernd zuwege brachte.

Die Ergebnisse machten deutlich, dass Meditation und mentale Disziplin tatsächlich nachweisbare Veränderungen im Gehirn bewirken können. Je routinierter die Versuchsperson war, desto leichter war es ihr möglich, diesen Bereich des Gehirns aktiv werden zu lassen.

Als Nächstes wurde eine Meditationspraktik untersucht, die sich »Meditation des vorbehaltlosen Mitgefühls« nennt; das ist eine Form der Meditation, während der die Praktizierenden von Liebe und einem vorbehaltlosen Mitgefühl durchdrungen werden. Mit über 250 über den Kopf eines Buddhistenmönchs verteilten Messfühlern konnte Davidson mit der Methode der Elektroenzephalografie vermehrt Gamma-Wellen feststellen.[17] Die Gruppe von Vergleichspersonen, allesamt Meditations-Neulinge, hatte nichts dergleichen vorzuweisen. »Häufig nachweisbare« Gamma-Wellen wie die bei den Gehirnen der Buddhistenmönche treten auf, wenn wir kognitive Höchstleistungen erbringen, sie stehen für Aufmerksamkeit und Konzentration und treten normalerweise nur kurz in vereinzelten Arealen des Hirns auf. Bei den Mönchen jedoch »flossen« die Wellen anhaltend über das gesamte Gehirn.

Der deutsche Psychologe und Meditationsexperte Ulrich Ott bezeichnete die erreichten Werte eines der Mönche sogar als »Jenseits von Gut und Böse«. Das heißt, während es von außen so aussieht, als hielten die Buddhisten ein Nickerchen im Sitzen, befinden sie sich tatsächlich in einem Zustand, der zwar entspannt, aber zugleich von höchster Aufmerksamkeit gekennzeichnet ist.

Aber nicht nur »die vermehrte Nachweisbarkeit von Gamma-Wellen« erstaunte die Forscher. Die Gamma-Wellen in den Gehirnen der Mönche schienen sich koordiniert, nahezu geordnet zu verbreiten. Eine Form, die so normalerweise nie zu sehen ist. Der Journalist Ulrich Kraft erklärt das Phänomen der Gamma-Wellen in einem Artikel der *Süddeutschen Zeitung* so: Wenn wir vor einer Tasse Kaffee sitzen, sehen wir das Gesamtbild, eben eine Tasse Kaffee. Im Gehirn aber sind verschiedene Bereiche für die einzelnen Teile dieses Bildes zuständig: Ein Bereich erkennt den Geruch des Kaffees, ein anderer Bereich die Tasse, und ein ganz anderer erkennt die

---

17    Als Gamma-Wellen werden im EEG Signale mit einem Frequenzbereich von mindestens 30 Hz
      bezeichnet. Sie treten bei starker Konzentration und während des Lernens auf.

Farbe Braun. Wo und wie nun aber die ganzen Puzzleteile zusammenlaufen und das Bild »Eine Tasse Kaffee« entsteht, weiß man nicht. Vielleicht, so die Vermutung, sind die Gamma-Wellen so etwas wie ein übergreifender Code: Senden die Nervenzellen im Hertzbereich der Gamma-Wellen die Impulse *Tasse, braun* und *Kaffeegeruch* im Gleichtakt, erscheint vor unserem inneren Auge eine Tasse Kaffee. Die Gamma-Wellen wären dann die Instanz, die die verschiedenen Areale des Gehirns synchronisiert und zusammenfügt – was die Entstehung von Wahrnehmung erklären würde.

»Wenn alle Nervenzellen synchron schwingen«, so schlussfolgert Ulrich Ott, »wird alles eins, man differenziert weder Subjekt noch Objekt. Exakt das ist die zentrale Aussage der spirituellen Erfahrung.«[18]

Fazit: Die Mönche konnten nicht nur per Meditation großartige Gamma-Wellen über ihr Hirn laufen lassen, es zeigte sich auch, dass ihre Gamma-Aktivität generell erhöht war. Davidson sah dies als Beleg dafür, dass mentale Arbeit nachweisbare Veränderungen im Gehirn erreichen kann.

## Die Beziehung zwischen Körper und Geist

In der Volksweisheit ist das Wissen um die enge Beziehung zwischen Körper und Geist seit jeher fest verankert. Nicht umsonst gibt es jede Menge körperbezogene Redewendungen wie: etwas »bleibt uns im Halse stecken«, »bricht uns das Herz« oder »liegt uns im Magen«. Dass sich psychische Konflikte und Stress in körperlichen Beschwerden ausdrücken können, ist inzwischen auch in der Medizin (wieder) anerkannt. Das Ausmaß allerdings, wie sehr unser Körper durch unser Seelenleben, unseren Geist, unser Verhalten beeinflussbar ist, erschließt sich erst allmählich.

Bis vor Kurzem war dieses Feld den verschiedensten spirituellen, esoterischen oder heilerischen Richtungen überlassen, die den Abgrund zwischen dem intuitiven Volkswissen und der Starrheit der Medizin geschickt für sich nutzen konnten. Sie waren die Einzigen, die dem Volkswissen entgegenkamen. 1983 erschien schließlich das Buch *Krankheit als Weg,* ein Werk des mittlerweile verstorbenen Diplompsychologen und Psychotherapeuten Thorwald Dethlefsen und des Arztes Dr. med. Ruediger Dahlke. Darin vertreten die Autoren die These, dass jede Krankheit einen Hinweis des

---

18    Ulrich Kraft: *Mönche in der Magnetröhre.* Süddeutsche Zeitung v. 19.05.2010.

Körpers auf ungelöste Probleme repräsentiert. Es ist die Auslegung eines Weltbilds, dass Krankheiten einen Sinn haben, nämlich den Menschen in Richtung höherer Verwirklichung zu führen. Das Erkennen, Beschreiben und Erklären des Phänomens, dass hinter einem Krankheitssymptom ein persönlich deutbarer Sinn steckt, gehört zu den ganz großen Stärken dieses Werks. – Das war ein großer Schritt und viele Menschen damals erkannten das Prinzip des ganzheitlichen Ansatzes, der die Verantwortung und damit auch die Möglichkeit der Heilung dem Einzelnen selbst in die Hand gibt, intuitiv als richtig. Andererseits sah und sieht man sich als Betroffener unter Umständen mit oberflächlichen Diagnosen in diesem Buch konfrontiert, die einem aufstoßen können. Ohne jeden wissenschaftlichen Beleg aufgestellte Behauptungen in diesem Buch sind zum Beispiel:

- Wer Liebe haben will, aber keine Liebe geben kann, wird Asthmatiker.
- Die Ursache für schlechte Zähne ist fehlende Vitalität.
- Ein Baby hat Milchschorf, weil die Mutter es zu wenig berührt bzw. es emotional vernachlässigt.
- Allergiker haben eine lebensfeindliche Einstellung.
- Gallensteine gelten als versteinerte Aggressionen.
- Die Ursache einer kranken Leber sind Maßlosigkeit und zu hohe Ideale.
- Kurzsichtigkeit ist begründet durch eine mangelnde Selbsterkenntnis.
- Krebs ist ein Zeichen für nicht gelebte Liebe![19]

Es ist nicht weiter verwunderlich, dass dies bei dem einen oder anderen Betroffenen schon damals für Verwirrung, wenn nicht sogar für Ärger gesorgt hat. Trotz seines wissenschaftlich-neutralen Anstrichs beruhen die im Buch postulierten Zusammenhänge rein auf Spekulation und auf dem feinen Gespür der Autoren für Symbolik. Dreißig Jahre später hat sich viel getan:
Dank engagierter Ärzte und Wissenschaftler, die keine Angst haben, die strikte Trennung von Körper und Seele (oder Geist oder Psyche, nennen Sie es, wie Sie wollen) infrage zu stellen, gelingt es inzwischen immer mehr, das Wie zu erforschen: Wie kommt der Geist in den Körper? Wo ist der Auslöser im Körper, der Verbitterung zu einem Magengeschwür werden lässt? Und vor allem: Wenn wir darüber Bescheid wissen, wie das Magengeschwür

---

19    Thorwald Dethlefsen, Rüdiger Dahlke: *Krankheit als Weg*. Goldmann, München 2000.

hineinkommt – dann müssten wir doch auch einen Wegweiser in der Hand haben, der uns sagt, wie wir die Krankheit wieder herausbekommen?

Trotz gezielter Forschung und erstaunlicher Erkenntnisse sieht der Besuch beim Hausarzt und ebenso der bei den meisten Fachärzten nicht selten genau so aus wie vor dreißig Jahren: Ein Kranker geht mit seinem Symptom, sagen wir mit Schmerzen, zum Arzt, dieser führt verschiedene Untersuchungen durch und schließt aus, welche Erkrankungen nicht hinter dem Symptom stecken. Er findet keine Entzündung, er findet keine bösartige Erkrankung, auch eine rheumatische Erkrankung kann nicht diagnostiziert werden. Dies teilt der Arzt dem Patienten mit. Er kann nichts Schwerwiegendes feststellen. Der Patient nimmt seinen Hut, bedankt sich und steht wieder vor der Tür des Arztes. Aber der Schmerz ist noch da. Der Patient fühlt sich unverstanden. Wo soll er jetzt Hilfe suchen?

Obwohl Psyche, Seele, Geist und Emotionen einen immensen Einfluss auf den Körper ausüben, mit diesem verflochten sind und einen wichtigen Zugangsweg zur Entstehung von Erkrankungen und ihrer Heilung darstellen, suchen Ärzte auch heute, mehr als 120 Jahre nach der Begründung der Psychoanalyse durch Sigmund Freud, immer noch strikt nach ausschließlich körperlichen Ursachen. Dadurch schicken sie ihre Patienten auf einen Irrweg durch das Gesundheitssystem, immer mit der gleichen Diagnose: Ohne Befund.

## Ohne Befund

Steht am Ende einer Untersuchung als Ergebnis »Ohne Befund«, dann heißt das, es wurde nichts Auffälliges gefunden. »Alles in Ordnung« könnte man meinen, aber es ist eben nicht immer alles in Ordnung.[20] Laborwerte, Blutdruck, Atemfunktion, EKG, EEG und Röntgenaufnahmen können völlig unauffällig sein, aber das Herzrasen, das Kopfweh, der Durchfall, die Rückenschmerzen oder das Zahnweh sind vielleicht trotzdem einfach da.

---

20  Junge Ärzte werden in ihrer Ausbildung angehalten, besser »ohne pathologischen Befund« zu schreiben, das heißt, es konnte kein krankhafter Befund erhoben werden, denn irgendeinen Befund gibt es ja immer zu erheben.

Sind keine körperlichen Ursachen festzustellen und stellt sich der Patient dennoch wiederholt wegen seiner Beschwerden in der Praxis des Arztes vor, dann kann es schnell zu einem Konflikt mit dem professionellen »Heiler« kommen. Der Patient wird als unangenehm fordernd empfunden, manchmal werden die geäußerten Beschwerden auch nicht ernst genommen. Es kann schnell die Meinung aufkommen, derjenige habe gar nichts, wolle nur Aufmerksamkeit oder bilde sich das alles schlicht ein. »Schön wär's«, können die Betroffenen da nur sagen, denn das ist ja die Krux: Auch wenn Seele, Psyche oder Geist für die Symptome verantwortlich sind, die Symptome sind im Körper – nicht im Geist.

In diesem Kapitel erfahren Sie, warum verschiedene praktische Anleitungen, die wir Ihnen im zweiten Teil des Buches ans Herz legen werden, wichtig für Ihre Gesundheit sind.

Schätzungen zufolge wird bei jedem dritten Patienten vom Arzt oder Facharzt keine Ursache für die oft quälenden Beschwerden gefunden. In den Krankenhäusern liegen ebenfalls 20 bis 30 Prozent der Patienten, ohne dass eine Ursache dafür gefunden werden kann. Das heißt: Würde man alle technischen medizinischen Verfahren einsetzen, die in der modernen Medizin zur Verfügung stehen, käme nur heraus, dass diese Patienten vollkommen gesund sind! Da tatsächlich jede Menge Untersuchungen absolviert werden, um nach den körperlichen Ursachen der Beschwerden zu suchen, erhöht sich die Zahl auf 50 Prozent. Das heißt: Die Hälfte aller Untersuchungen ist ergebnislos und umgangssprachlich gesprochen: für die Katz. Unter Ärzten tröstet man sich mit dem Ausspruch: »Kein Ergebnis ist auch ein Ergebnis.« Das bedeutet, dass der Ausschluss schwerwiegender Erkrankungen auch ein wichtiges Resultat von Untersuchungen sein kann, unsere heutige Medizin basiert sogar zu einem großen Teil auf diesen sogenannten Ausschlussdiagnosen.

Manfred Stelzig konkretisiert in seinem Buch *Krank ohne Befund* diese Zahl: »… Je nach Fachspezialisierung schwanken die Häufigkeiten zwischen 37 Prozent in der Zahnmedizin und 66 Prozent in der Gynäkologie …«[21]

Das muss man sich mal vor Augen führen: Ein Viertel bis die Hälfte aller Patienten, die mit Ihnen im Wartezimmer sitzen, werden die Arztpraxis verlassen, ohne dass eine weiterführende klärende Ursache ihrer Beschwer-

---

21  Manfred Stelzig: *Krank ohne Befund*. Ecowin, Salzburg 2013.

den gefunden werden kann. Vielleicht betrifft das sogar Sie selbst, denn entgegen der landläufigen Meinung, nicht organisch verursachte Krankheiten seien etwas für Spinner, Dauer-Deprimierte oder Psychos, kann es jeden treffen. Bezeichnend ist, dass ungefähr 80 Prozent der Bevölkerung im Laufe ihres Lebens mit einer sogenannten *Somatoformen Störung* zu kämpfen haben – wobei diese bei den meisten von selbst wieder verschwindet. Es ist also ziemlich wahrscheinlich, dass Sie ebenfalls damit Bekanntschaft gemacht haben oder machen werden:

Sie müssen sich noch nicht einmal besonders gestresst oder sich sonst in irgendeiner Weise unwohl fühlen – wenn nur der lästige Rückenschmerz (das Kopfweh, die Verdauungsstörung ...) nicht wäre. Vielleicht haben Sie auch schon den Arzt gewechselt, weil Ihr Hausarzt einfach nichts finden konnte, vielleicht haben Sie eine zweite Meinung eingeholt oder haben den Rat eines Bekannten befolgt und sind bei dem Dr. Soundso vorstellig geworden, mit dem Ihr Bekannter gute Erfahrungen gemacht hat. Eventuell waren Sie auch schon beim Osteopathen, bei der Akkupunktur oder beim Heilpraktiker, und Ihr Zustand war auch kurz besser, aber jetzt ist der Schmerz wieder da, und wenn das so weitergeht, überlegen Sie vielleicht, eine Spezialklinik aufzusuchen. So getan und wieder entlassen, sind Sie unzufrieden, dass trotz genauester Untersuchung nichts gefunden wurde, was Ihre Schmerzen erklären könnte. Sie bilden sich die ja nicht ein. Inzwischen beeinträchtigt Sie der Schmerz in Ihrem Alltag, und so wie es aussieht, nimmt das Ganze einen chronischen Verlauf. Hoffen wir für Sie, dass Sie deswegen keine depressive Störung oder eine Angststörung entwickeln, das ist nämlich häufig der Fall. Vielleicht war die depressive Verstimmung von Ihnen unbemerkt auch schon vorher da und ist die eigentliche Ursache dieser Symptome ...

Derweil wäre es gar kein Hexenwerk, Ihnen eine angemessene und vor allem erfolgreiche Behandlung zukommen zu lassen, denn was Sie allem Anschein nach haben, ist eine sogenannte *Somatoforme Störung*. Nichts Seltenes, nichts Exotisches und vor allem: behandelbar.

Und worin besteht dieses Hexenwerk, der Ausweg? Es ist das ärztliche Gespräch. Nur im einfühlsamen Gespräch miteinander ist es möglich zu erfahren, welche Stimmung der Patient hat, welche Probleme es vielleicht in seinem Umfeld zu Hause oder beruflich geben mag und aus welchen Kindheitserfahrungen heraus seine Symptome »geboren wurden«. Die Art und Weise, wie ein kranker Mensch seine Beschwerden schildert, ist oft sehr aufschlussreich und gibt Gelegenheit, das Gesagte erst wirklich zu verstehen, es als Realität zu akzeptieren und die Hintergründe auszuleuchten. Jedes Symptom zählt hier, auch wenn es nicht »objektiviert« werden kann, wie es im geschwollen-arroganten medizinischen Fachjargon heißt. Es ist eine vom Patienten empfundene, subjektive und ernst zu nehmende legitime Realität und wird vom Arzt verstehend akzeptiert. Das ist der Ausweg aus dem ganzen Wirrwarr diagnostischer Strudel und den Irrwegen durch die verschiedenen medizinischen Fachdisziplinen, den viele Menschen durchlaufen. Das ist der erste Schritt zur Heilung. Diese Selbsterkenntnis kann der Arzt häufig vermitteln und »anschubsen«, den entscheidenden Schritt muss der »innere Heiler« oder der »innere Arzt«, der gesunde Anteil im kranken Menschen, vollziehen.

Doch zurück zur Somatoformen Störung selbst.

## Was ist eine Somatoforme Störung?

Somatoforme Störungen werden anhaltende oder häufig wiederkehrende subjektiv beeinträchtigende körperliche Beschwerden genannt, denen keine feststellbare organische Erkrankung zugrunde liegt. Was aber nicht heißt, dass die Beschwerden eingebildet sind. Sie werden körperlich wahrgenommen und sind Realität.

Der Begriff »Somatoforme Störungen« wurde bereits 1980 in das medizinische Klassifikationssystem ICD-10 (International Classification of Diseases) eingeführt und ist ein viel diskutiertes Thema bei Nervenärzten. Problematisch am Begriff der Somatoformen Störung sehen Psychiater heute unter anderem die überholte dualistisch polarisierende Sichtweise einer Krankheit als »psychogen« versus »körperlich bedingt«. Zudem gibt es keine klaren definitorischen Grenzen für diese Störung, sie geht nicht auf die unterschiedliche Ausprägung von Symptomen in verschiedenen Kulturen ein und – das ist der wichtigste Kritikpunkt – die gegenwärtige Terminologie ist für betroffene Patienten schwer akzeptabel. Sie fühlen sich »abgestempelt«. Man überlegt derzeit, ob man die Erkrankung nicht mit einem positiven Definitionsaspekt umbenennen sollte, etwa in »komplexe körperliche Symptomstörung«.[22]

---

22  Siehe: Lahmann C, Henningsen P, Dinkel A.: *Somatoforme und funktionelle Störungen.* Nervenarzt 81/2010:1383–1396.

Somatoforme Störungen werden nach ICD-10[23] unterteilt in:

F45.0    Somatisierungsstörung
F45.1    Undifferenzierte Somatisierungsstörung
F45.2    Hypochondrische Störung
F45.3    Somatoforme autonome Funktionsstörung
F45.4    Anhaltende somatoforme Schmerzstörung
F45.8    Sonstige somatoforme Störungen
F45.9    Somatoforme Störung, nicht näher bezeichnet[24]

Somatoforme Störungen können sich in einer nahezu unerschöpflichen Menge an Symptomen äußern, wobei das Auftreten mehrerer Symptome die Regel ist. Diese können sich auf jeden Körperteil oder jedes System des Körpers beziehen. Charakteristisch sind vielfältige, wiederholt auftretende und häufig wechselnde körperliche Symptome. Beispielsweise können Patienten Brustschmerzen oder ein Druckgefühl in der Herzgegend bemerken, was die Betroffenen nicht selten an einen drohenden Herzinfarkt denken lässt – besonders diejenigen, die schon einen hatten. Und diese Sorge besteht nicht zu Unrecht: Experten schätzen, dass bei vier von fünf Herzinfarkten die Psyche den Ausschlag gibt.
Das Herz ist bei 15 Prozent der Betroffenen Symptomträger, es kann aber auch jedes andere Organ und jedes Organsystem sein. Vielleicht ist ein Teil des Verdauungsapparats betroffen, was sich als Beschwerden im Bereich der Speiseröhre oder des Magens äußert. So haben Sie vielleicht »einen Kloß im Hals«, oder Sie fühlen sich oft wie aufgebläht und denken, eine Fastenkur wäre genau das Richtige. Der Magen kann brennen, als wäre ein Sodbrennen etwas nach unten gerutscht, vielleicht klagen Sie über Bauchschmerzen und Übelkeit, haben einen schlechten Geschmack im Mund oder eine stark belegte Zunge, leiden an Erbrechen, Würgen, Durchfall oder schlucken Luft, was sich *Aerophagie* nennt. Auch ein zu häufiger Stuhlgang kann ein Hinweis sein. Insbesondere das Reizdarmsymptom macht etwa 50 Prozent der Besuche beim Spezialisten aus. Es gibt auch den sogenannten *Py-*

---

23    International Statistical Classification of Diseases and Related Health Problems (Internationale statistische Klassifikation der Krankheiten und verwandter Gesundheitsprobleme).
24    Der Einfachheit und Verständlichkeit halber verwenden wir weiterhin den Oberbegriff »Somatoforme Störung«, obwohl wir uns im Wesentlichen auf die somatoforme autonome Funktionsstörung und die undifferenzierte Somatisierungsstörung beschränken.

*lorospasmus*, einen Krampf des Magenpförtners. Durch eine erhöhte Muskelspannung kommt es dabei im Bereich des Magenausgangs zur Behinderung der Passage des Nahrungsbreis vom Magen in den Zwölffingerdarm. Oder Sie haben häufig Schluckauf, Blähungen, krampfhafte Unterbauchschmerzen, Zähneknirschen ...

Möglich wären auch Probleme mit der Atmung. Vielleicht sind Sie plötzlich völlig außer Puste, ohne dass Sie sich angestrengt hätten, bekommen schwer Luft oder haben das Gefühl, Sie müssen schneller atmen, um genügend Luft zu haben.

Manche Betroffene leiden unter Gliederschmerzen, einem Taubheits- oder Kribbelgefühl in den Extremitäten, bei den Rheumatologen wird häufig ein »Fibromyalgiesyndrom« diagnostiziert. Dabei treten Schmerzen wechselnder Lokalisation in der Muskulatur, in den Gelenken und in der Wirbelsäule sowie eine ausgesprochene Druckschmerzempfindlichkeit auf. Häufig berichten Betroffene auch von Schlafstörungen, Müdigkeit, Morgensteifigkeit und Schwellungsgefühl in den Beinen und Händen. Manche bemerken eine Hautverfärbung oder Flecken auf der Haut.

Einen großen Anteil haben auch Auffälligkeiten im Urogenitalsystem: Probleme beim Wasserlassen, unwillkürlicher Urinabgang, häufiges Wasserlassen, Schmerzen beim Wasserlassen oder eine Blasenentleerungsstörung, also Schwierigkeiten, den Urin aus der Blase zu pressen. Ein ganz eigenes Kapitel sind die zahlreichen Frauen, die unter brennenden Schmerzen im Genitalbereich leiden, ohne dass eine medizinische Ursache gefunden werden kann. Sexualmediziner sagen dazu pointiert, dass bei einer Frau jeder chronische Unterbauchschmerz und jede anhaltende Missempfindung im Genitalbereich auf eine larvierte Sexualstörung hindeutet. Eher selten bekannt ist das klassische Bild des »Vaginismus«, eine schmerzhafte Verkrampfung des Beckenbodens und des äußeren Drittels der Vaginalmuskulatur. Am häufigsten wird über einen Mangel an Lust berichtet, Libidomangel ist heutzutage die häufigste Sexualstörung der Frau. Beim Mann handelt es sich eher um Erektionsstörungen und um den vorzeitigen Samenerguss.

**Noch einmal zusammengefasst:**

Typisch bei Somatoformen Störungen sind also Symptome, die eine starke Angst vor einem Herzanfall begleiten:

- Schwitzen
- Herzrhythmusstörungen

- Druckgefühl in der Brust, Atemnot
- Herzschmerzen, die in den linken Arm ausstrahlen können
- Schwindel, Übelkeit, Unwohlsein
- Todesangst

Es lässt sich generell sagen, dass eine Somatoforme Störung vorliegt, wenn mindestens ein Symptom aus einem dieser Bereiche auftaucht:
- das Herz und die Blutgefäße betreffend
- den Verdauungstrakt betreffend
- die Atmung betreffend
- den Harn- und Geschlechtsapparat betreffend

Diese sind begleitet von mindestens einem der folgenden Symptome:
- Trockener Mund
- Schweißausbrüche (heiß oder kalt)
- Herzklopfen
- Hitzewallungen
- Druckgefühl
- Unruhe in der Magengegend

Vielleicht haben Sie aber auch eine *Somatisierte Depression*[25]? Das heißt, Sie haben Schmerzen irgendwo in Ihrem Körper, diese können gleichbleibend sein oder auftauchen und wieder verschwinden, sie können ein bestimmtes Körperteil betreffen, durch Ihren Körper »wandern«. Oder Sie fühlen sich einfach insgesamt krank. Hinter allem steckt nichts anderes als eine versteckte Depression – die sich eben nicht durch die klassischen Symptome einer Depression äußert, sondern durch körperlichen Schmerz.
Dr. med. Jörg Zorn, Chefredakteur von www.Navigator-Medizin.de, macht besonders auf die Problematik von Herzpatienten aufmerksam:
»… oftmals entstehen solche Beschwerden gar nicht durch das Herz, sondern sind Ausdruck einer Depression. (…) Gerade bei älteren Menschen verursacht die depressive Stimmungslage häufig zunächst einmal körperliche Symptome: Schmerzen, Unwohlsein, Schwindel – die Gewänder der Depression sind vielfältig.

---

25    Auch *larvierte Depression* genannt.

Für die Betroffenen ist es oft schwierig, einen solchen Zusammenhang zu akzeptieren. Sie empfinden Herzschmerzen und lehnen, auch nachdem alle Untersuchungen Entwarnung gegeben haben, eine Verdachtsdiagnose Depression ab. Deshalb ist es einerseits für die behandelnden Hausärzte, aber auch für die Angehörigen wichtig, bei anhaltenden Herzbeschwerden ohne auffindbare organische Ursache an die Möglichkeit einer Depression zu denken. Denn wenn dem so ist, ist eine Behandlung genauso wichtig, wie sie bei tatsächlichen Herzproblemen wäre.«[26]

Eine Sonderstellung nimmt auch die *Anhaltende somatoforme Schmerzstörung* ein, was heißt: Seit mindestens sechs Monaten tut Ihnen irgendein Körperteil sehr weh und es kann keine Ursache gefunden werden. Kindern beispielsweise schlagen Probleme meist auf den Magen, worauf sie auch direkt über Bauchweh klagen. Hier sind die Eltern gefordert herauszufinden, was dem Kind Bauchweh bereitet – immer vorausgesetzt, es liegt keine organische Ursache vor.

All diese Symptome wurden hier aufgezählt, um Ihnen zu veranschaulichen, wie breit gefächert die Zeichen sein können, die auf eine Somatoforme Störung hindeuten.

Doch woher kommen die Somatoformen Störungen? Welche Ursachen haben sie?

Einer Somatoformen Störung liegen laut heutiger Lehrmeinung viele verschiedene Ursachen zugrunde. Dazu gehören individuelle, erbliche und lebensgeschichtliche Faktoren, Persönlichkeitsmerkmale, eventuelle frühere Erkrankungen, erhöhte Körperaufmerksamkeit und soziokulturelle Gegebenheiten. Bisher gibt es kein anerkanntes einheitliches Modell für ihre Entstehung.

Es gibt allerdings ein klassisches Modell für die Entstehung somatoformer Beschwerden. Dieses versteht die Entstehung der Symptome als einen nichtsymbolischen Ausdruck von unbewussten Konflikten, die es in jedem Menschen gibt. Es handelt sich hier also um eine Körperbeziehungsstörung. Häufig liegt dieser Störung eine nicht bewältigte Erfahrung mit dem eigenen Körper in der Kindheit und in der frühen Entwicklung zugrunde.

---

26   Dr. med. Jörg Zorn: *Hinter Herzschmerzen kann sich eine Depression verstecken.*
     www.navigator-medizin.de/

Diese Erfahrung wiederum kann auf der Grundlage von angeborenen körperlichen Erkrankungen oder bei körperlichen, sexuellen Traumatisierungen und schweren Störungen der Beziehung zu einer wichtigen Bindungsperson in der frühen Kindheit entstehen. Eine unerträgliche Vorstellung, ein Erlebnis, eine Erinnerung wird vom Menschen unschädlich gemacht, indem sich ein körperliches Ventil dafür findet. Das ist dann das Symptom oder die Vielzahl der Symptome, unter denen der Patient leidet (beziehungsweise sich selbst therapiert). Es handelt sich um einen Abwehrmechanismus im Sinne einer Schutzfunktion, der als »Somatisierung« bezeichnet wird. Der Patient mit Somatoformer Störung spricht in der »Sprache der Körperbeschwerden«.

Im ersten Moment ist man geneigt, derartige Mechanismen von sich zu weisen, da man davon überzeugt ist, sich vollkommen bewusst zu sein, was man fühlt, denkt und verarbeitet. – Das Gegenteil ist der Fall. Der oben beschriebene Abwehrmechanismus geschieht nahezu von selbst, und oftmals können sich Betroffene trotz großer Mühe nicht erinnern, welches Erlebnis ihnen so sehr zu schaffen gemacht hat, geschweige denn woher beispielsweise plötzlich ihre Panikattacken kommen. Die Betroffenen gehen dann zum Arzt, zu vielen Ärzten, haben oft einen diagnostischen Irrweg und Leidensweg von einem Arzt zum nächsten hinter sich. Eine ganz normale Reaktion, schließlich lernt man schon als Kind: Wenn man krank ist, geht man zum Arzt. Der ist für Krankheiten zuständig und wird irgendetwas diagnostizieren und verschreiben, damit man wieder gesund wird. Die Verantwortung wird dabei abgegeben an jemanden, der sich damit auskennt, den Arzt, den professionellen Heiler. Oftmals ohne zu bedenken, dass man dabei einen Spezialisten ausklammert, der sich mit dem Körper am besten auskennt: den inneren Heiler, den inneren Arzt in jedem von uns.

## Konfabulation

Sie denken vielleicht, das kann Ihnen nicht passieren? Sie würden merken, wann Sie sich selbst belügen? Weit gefehlt. Lassen Sie mich Ihnen am Beispiel der Konfabulation demonstrieren, wie wenig wir uns unserer Motivationen bewusst sind und diese sogar frei erfinden, um unsere Entscheidungen und unsere Gefühle zu erklären. – Kurz zur Erklärung des Begriffs: Unter einer Konfabulation versteht man das freie Erfinden von objektiv falschen Begebenheiten oder Informationen, die keinen Realitätsbezug haben. Der Erzähler hält diese jedoch für eine Realität und tatsächliche Begebenheit.

Ein Beispiel: Unser Gehirn hat das dringende Bedürfnis, Lücken auszufüllen. Wenn Sie beispielsweise Ihre beiden Daumen vor Ihr Gesicht halten, das linke Auge schließen und anschließend den rechten Daumen waagerecht nach rechts bewegen, dann müsste eigentlich Ihr rechter Daumen kurzzeitig aus Ihrem Sichtfeld verschwinden. Er passiert nämlich den blinden Fleck, diese Stelle im Auge, in der wir nichts sehen können, weil dort der Sehnerv in die Netzhaut eintritt. Dafür, dass wir trotzdem nicht mit zwei permanenten schwarzen Löchern im Sehfeld herumlaufen, sorgt unser Gehirn: Es füllt Lücken. Wie sehr es dabei macht, was es will, können Sie mit einem einfachen Experiment nachvollziehen:

Kleben Sie auf die rechte Seite Ihres Fernsehers einen weißen Pappkreis, etwa einen halben Zentimeter im Durchmesser, mit einem schwarzen Punkt in der Mitte. Befestigen Sie etwa zwölf Zentimeter daneben ein zweimal zwei Zentimeter großes, graues Pappquadrat. Jetzt suchen Sie einen Kanal, der Ihnen nur Schneegestöber auf die Mattscheibe sendet, und treten ungefähr einen Meter zurück. Wenn Sie nun beide Augen öffnen und 15 Sekunden lang auf den schwarzen Punkt sehen, wird das große, graue Pappquadrat vollkommen verschwinden und Sie werden an seiner Stelle nur Schnee sehen – Sie halluzinieren Schnee, wo gar keiner ist! Wenn Sie nun wegsehen und Ihr Blickfeld auf eine graue Wand richten, würden Sie merkwürdigerweise an der Stelle, die Ihr Hirn vorher ausgefüllt hat, ein Quadrat voller Schneegestöber sehen. Ebenso ergeht es einem einzelnen roten Punkt in einer Menge grüner Punkte vor einem schwarzen Hintergrund: Das Gehirn macht aus ihm einfach auch einen grünen Punkt.[27]

Die linke Gehirnhälfte kreiert häufig eine Fiktion, die von beiden Gehirnhälften akzeptiert wird.

Ebenso sehr wie das Blickfeld füllt unser Gehirn aber auch Gedanken und Erinnerungen aus, um eine hübsche zusammenhängende Sache daraus zu machen. Am leichtesten ist das zu überprüfen, wenn man ein Paar fragt, wie sie zusammengefunden haben. Da hören Sie zwei komplett verschiedene Geschichten! Er hätte ihr schon länger nachgestellt, aber sie hatte noch

---

27   Versuch aus: Vilayanur S. Ramachandran und Diane Rogers-Ramachandran: *Illusionen: Wie das Gehirn die Augen täuscht*. Spiegel Online.

einen Freund. Weil er aber nicht lockergelassen hätte, ist sie schließlich mit ihm ausgegangen, in eine Pizzeria direkt neben dem Marktplatz, und dabei trug sie ihr rotes Kleid und die Hochsteckfrisur. An diesem Abend besiegelte der erste Kuss ihre Liebe.

Ganz anders sei das gewesen, er habe zu der Zeit nämlich überhaupt kein Interesse an einer Beziehung oder an sonst etwas gehabt, aber weil sie ihn so nett angelächelt hatte, hat er sie eben gefragt, ob sie was essen gehen wollen. Das haben sie dann auch getan: beim Chinesen, in einer kleinen Seitenstraße. Beim nächsten Date haben sie sich dann geküsst – ein Kleid? Davon weiß er nichts. Aber sie hatte garantiert ihre Haare offen!

Wenn unser Leben permanent gefilmt würde – wie oft würde dann unsere Erinnerung mit dem Film übereinstimmen? Denken Sie nur an die ganzen Geschichten, die Ihre Eltern oder Freunde erzählen, die Sie ganz anders in Erinnerung haben – oder an die Sie sich überhaupt nicht erinnern. Trotzdem haben wir das Gefühl, ein Gesamtbild von unserem Leben zu haben, eine durchgehende Erinnerung und ein kontinuierliches Gedächtnis, das einigermaßen mit der Realität übereinstimmt. Dieses Gesamtbild ist jedoch ein Trugbild. Es ist ein Produkt der Konfabulation, die uns vorgaukelt, wir wüssten, wer wir sind, was wir tun und warum.

## Split Brain

David McRaney berichtet in diesem Zusammenhang über ein erstaunliches Phänomen in seinem Buch *Ich denke, also irre ich: Wie unser Gehirn uns jeden Tag täuscht.*[28] Er beschreibt Beobachtungen, die Wissenschaftler bei Patienten mit durchtrennten Hirnhälften machen konnten. Das klingt nach gruseligem Horrorfilm, es gibt aber in der Tat einen (nicht unumstrittenen) Eingriff in das Gehirn von Epilepsie-Patienten, wenn keine andere Behandlungsmethode mehr zur Verfügung steht. Dabei wird das Corpus callosum, der Hirnbalken, der die beiden Großhirnhemisphären verbindet, durchtrennt. Man bezeichnet diesen Eingriff als Callosotomie oder auf Neudeutsch »splitbrain operation«. Dabei werden die beiden Gehirnhälften vorsichtig geteilt, indem der Nervenstrang, der die linke und die rech-

---

28  David McRaney: *Ich denke, also irre ich: Wie unser Gehirn uns jeden Tag täuscht.* mvg-Verlag, München 2012.

te Gehirnhälfte miteinander verbindet, getrennt wird. Patienten mit diesem »Split Brain« können äußerlich ein vollkommen unauffälliges Leben führen. Studien, die mit diesen Patienten durchgeführt wurden, dienen der Erforschung der Arbeitsweise des Gehirns und liefern beeindruckende Ergebnisse. Die für uns relevante Beobachtung ist, wie schnell die Patienten Erklärungen für ihr Tun aus der Luft greifen, die sie dann als unverrückbare Wahrheit verteidigen. Die Split-Brain-Patienten sind deswegen von besonderem Interesse, da viele Aufgaben unseres Gehirns lediglich von einer Gehirnhälfte ausgeführt werden. Für Sprache ist zum Beispiel die linke Gehirnhälfte zuständig, dann jedoch wechseln die Informationen, die aus der Sprache gewonnen werden, zwischen beiden Gehirnhälften hin und her. Sind diese jedoch durchtrennt, ist das nicht möglich.

David McRaney berichtet von folgendem Versuch des Psychologen Michael Gazzaniga von der University of California in Santa Monica und Roger Sperry, einem der ersten Wissenschaftler, die Split-Brain-Patienten in ihre Arbeit einbezogen:

»In einem Experiment wurde Versuchspersonen ein Kreuz in der Mitte eines Computerbildschirms gezeigt, dann wurde nur auf der linken Seite kurz das Wort ›Lastwagen‹ eingeblendet. Auf die Frage, was sie gesehen hatten, antworteten die Teilnehmer, deren Gehirnhälften miteinander verbunden waren, natürlich ›Lastwagen‹. Split-Brain-Patienten sagten, sie wüssten es nicht. Wurden sie aber dazu aufgefordert, mit der linken Hand zu zeichnen, was sie gesehen hatten, malten sie prompt einen Lastwagen.

Ein Split-Brain-Patient kann nicht sagen, was er sieht, wenn ihm ein Wissenschaftler in seinem linken Gesichtsfeld ein Bild zeigt, da sich die Sprachzentren in der anderen Gehirnhälfte befinden – in der Region, die dem Bereich, in dem der visuelle Reiz liegt, gegenüberliegt. Die Gehirnhälfte, die für die Wortbildung und Artikulation zuständig ist, kann der anderen Hälfte, die die Bewegung des Bleistifts steuert, nicht sagen, was sie gesehen hat, sie kann es jedoch zeichnen. Und sobald es auf dem Papier erscheint, wird ein Split-Brain-Patient sagen: ›Aha, ein Laster.‹ Die Kommunikation, die normalerweise über das Corpus callosum abgewickelt wird, findet nun auf dem Papier statt.

Diese Vorgänge sind für einen Split-Brain-Patienten charakteristisch. Gleiches spielt sich aber auch in Ihrem Gehirn ab. Für die Umwandlung von Gedanken in Worte und deren Übermittlung in den Mund ist bei Ihnen dieselbe Gehirnhälfte zuständig. Den ganzen Tag über werden Wahrnehmungen von Ihrer rechten Gehirnhälfte an die linke übermittelt, in einer Kommunikation, die Ihnen nicht bewusst ist. Auf biologischer Ebene ist das eine wichtige Quelle der Konfabulation. Diese Tatsache lässt sich in Feldversuchen beweisen.

Zeigt man einem Split-Brain-Patienten beispielsweise auf der linken Seite das Wort ›Glocke‹ und auf der rechten Seite das Wort ›Musik‹, und bittet ihn anschließend, mit der rechten Hand durch Fingerzeig aus vier Fotos jenes auszuwählen, das wiedergibt, was er gesehen hat, deutet er auf das Bild einer Glocke und ignoriert die Abbildungen eines Trommlers, einer Orgel und einer Trompete. Das erstaunliche Phänomen der Konfabulation offenbart sich, wenn man den Probanden fragt, warum er gerade auf dieses Bild gezeigt hat. Ein Split-Brain-Patient argumentiert, seine Wahl sei dadurch begründet, dass die letzte Musik, die er gehört hatte, vom Glockenturm des Universitätsgeländes gekommen sei. Das linke Auge sah das Wort ›Glocke‹ und wies die rechte Hand an, auf das entsprechende Bild zu zeigen. Die rechte Gehirnhälfte hatte aber den Begriff ›Musik‹ gesehen und erdichtete nun eine Erklärung dafür, warum sie die anderen Bilder, die ebenfalls mit diesem Thema zu tun hatten, ignoriert hatte.

Die für die Sprache verantwortliche Gehirnhälfte nahm wahr, wie die andere Seite auf die Glocke zeigte. Anstatt jedoch zu sagen, sie wisse nicht, warum das geschehen sei, erfand sie eine Begründung. Die rechte Seite war nicht klüger und stimmte der Fantasiegeschichte zu. Die Patienten logen nicht, da sie an ihre Aussagen glaubten. Sie täuschten sich selbst und den Versuchsleiter, ohne sich dessen bewusst zu sein. Sie empfanden keine Verunsicherung und hegten keine Hinterlist, sie fühlten sich nicht anders als Sie und ich.

Unglaublich, nicht? Aber vergessen Sie nicht, dass Ihr Gehirn genauso funktioniert – Sie haben lediglich den Vorteil, dass zwischen Ihren beiden Gehirnhälften eine Verbindung existiert, die Missverständnisse vermeiden hilft, diese aber niemals völlig ausschließen kann. Der Psychologe Alexander Luria verglich unser Bewusstsein mit einem Tanz, bei dem die linke Gehirnhälfte die Führung übernimmt. Da sie für die Sprache zuständig ist, muss sie eben auch manchmal Erklärungen liefern. Die Konfabulation bei Split-Brain-Patienten ist eine Extremform Ihrer eigenen Neigung, zu nahezu allem, was Sie tun, ein Märchen zu erdichten, an das Sie selbst glauben. Diese Tendenz ist Ihnen von Natur aus eigen! Sie sind ständig damit beschäftigt, sich selbst Begründungen für Ihr Handeln und für die Ereignisse, die in Ihrem Leben stattfinden, zu liefern, und wenn Sie die tatsächlichen Ursachen nicht kennen, erfinden Sie welche, ohne es zu merken. Im Lauf der Zeit fügen sich diese Erklärungen zu Ihrer Vorstellung von Ihrer Identität und Ihrem Platz in der Welt zusammen. Sie werden zu dem, was Sie für Ihr Ich halten und was Ihr Selbst konstituiert. Sie finden Erklärungen und Entstehungsgeschichten Ihrer Symptome und Ihrer Krankheitsgeschichte, wenn Sie welche brauchen, und sind sich nicht bewusst, dass es vielleicht gerade Ihr Wille zur Lückenfüllung ist, der aus Ihnen spricht.

Der Neurowissenschaftler V. S. Ramachandran hatte einmal mit einem Split-Brain-Patienten zu tun, dessen linke Gehirnhälfte an Gott glaubte, während die rechte dem Atheismus anhing. Ramachandran formulierte die Ansicht, dass in diesem Fall zwei Menschen in einem Körper wohnten, zwei Seelen in einer Brust. Der Wissenschaftler führt unser Selbstempfinden zum Teil auf das Wirken von Spiegelneuronen zurück. Diese komplexen Bündel von Gehirnzellen sprechen an, wenn sie sehen, wie jemand sich verletzt oder weint, sich am Arm kratzt oder lacht. Sie ermöglichen es einem Menschen, sich in die andere Person hineinzuversetzen und deren Schmerzen oder Juckreiz beinahe selbst zu spüren. Spiegelneuronen befähigen zur Empathie und helfen zu lernen. Eine der großartigsten Entdeckungen der letzten Jahre ist, dass diese Spiegelneuronen auch reagieren, wenn man etwas tut. Es ist, als beobachte ein Teil Ihres Gehirns Sie von außen.

Sie sind eine Geschichte, die Sie sich selbst erzählen. Sie widmen sich der Innenschau und blicken auf Ihre Lebensgeschichte mit all den wechselnden Figuren und Kulissen – und auf Ihre eigene Person als dem Protagonisten im Zentrum des Geschehens. Und Sie glauben unumstößlich an die Wahrheit dieser Fiktion. Tatsächlich ist das alles aber ein wunderbarer Akt der Konfabulation, ohne den Sie nicht funktionieren könnten.«

David Mc Raney zählt in seinem Buch insgesamt 48 solcher Selbsttäuschungen auf. Die Konfabulation ist für unser Thema eines der spannendsten. Rufen wir uns diesen Satz von McRaney ins Gedächtnis:

»Sie sind ständig damit beschäftigt, sich selbst Begründungen für Ihr Handeln und für die Ereignisse, die in Ihrem Leben stattfinden, zu liefern, und wenn Sie die tatsächlichen Ursachen nicht kennen, erfinden Sie welche, ohne es zu merken.«

In diesem Sinne ist es doch nicht weiter verwunderlich, wenn wir nach organischen Ursachen für unsere Beschwerden suchen, auch wenn diese irgendwo anders in uns verborgen liegen. Zum Beispiel in unserer frühen Kindheit, in lange vergessenen oder verdrängten Konflikten, Ereignissen, Erlebnissen, Enttäuschungen, Kränkungen oder Traumatisierungen. In alten Wunden, die nur oberflächlich verheilt, aber in der Tiefe noch frisch und offen sind – und wer mag sich schon wieder dorthin bewegen? Wer mag schon gern zugeben, dass die Ehe schon lange nicht mehr funktioniert, man dem Alltag im Beruf nicht mehr gewachsen ist oder man sich das Leben generell einfach ganz anders vorgestellt hat. Und vielleicht kann man sich auch nicht mehr erinnern an den Beinahe-Unfall, der einem einen Mordsschrecken eingejagt hat, oder an den Zwist mit dem Bruder, der einem seitdem wie ein Stein im Magen liegt, oder an die Träume und Lebensentwürfe, die man einmal hatte. Alles Ursachen, die eine Somatoforme Störung nach sich ziehen können.

## Warum Ihr Arzt da wahrscheinlich nicht draufkommt

Vor dem Hintergrund, dass ein Viertel bis die Hälfte aller Patienten mit der Diagnose »Ohne Befund« im Wartezimmer des Hausarztes sitzen, muss man sich schon fragen, warum der Allgemeinarzt die Somatoformen Störungen nicht stärker in Betracht zieht.

Dazu ist zu sagen, dass Patienten mitunter nicht die Behandlung erhalten, die sie bräuchten, weil der Arzt schlicht nicht erkennt, dass es sich um eine Somatoforme Störung handelt. Allgemeinmediziner, in der Regel erste Ansprechpartner bei Gesundheitsproblemen, sofern sie keine weitere Zusatzweiterbildung absolviert haben, durchlaufen eine weitgehend körperlich orientierte Ausbildung. Die klassische Medizin beginnt sich langsam in bestimmten Bereichen zu öffnen, und es gibt viele engagierte Ärzte und Fachärzte mit einem Bewusstsein für die psychischen Komponenten von Krankheiten. Auch hat die Einführung des 50-stündigen Curriculums »Psychosomatische Grundversorgung – Basisdiagnostik und Basisversorgung bei Patienten mit psychischen und psychosomatischen Störungen einschließlich Aspekte der Qualitätssicherung« durch die zuständigen Landesärztekammern dafür gesorgt, dass interessierte Ärzte zumindest ein »kleiner Psychotherapeut« werden können. Als Anreiz können die Absolventen übrigens dann auch mehr Abrechnungsziffern, eben psychologische Ziffern, zur Geltung bringen.

Allerdings herrscht doch noch bei einem großen Teil der Ärzte der Irrglaube, dass Beschwerden nur dann ernst zu nehmen seien, wenn man ihre Ursache bei der Ultraschall-, Röntgen- oder Laboruntersuchung finden kann. Es herrscht mitunter ein regelrechter Widerstand gegen nicht körperlich erklärbare Beschwerden und ein großes Defizit in entsprechender professioneller Kommunikationsbereitschaft und -fähigkeit. Es fällt vielen Ärzten schwer, diese Patienten in ihrer Patientenrolle ernst zu nehmen und ihnen zu signalisieren, dass auch sie legitime Kranke sind.

Je nach persönlicher Überzeugung des zuständigen Arztes kann ein Patient ohne Befund dann als lästig, als Simulant oder als Aufmerksamkeitshascher empfunden werden, was zu einer negativen Einstellung dem Patienten gegenüber führt – was vom Patienten natürlich nicht unbemerkt bleibt, geschweige denn dass ihm angemessen geholfen wird. Im Bestfall wechselt er den Arzt. Und selbst wenn er dann einen Arzt mit soliden Kenntnissen in der Psychosomatik gefunden haben sollte, kann es schwierig werden, denn der Umgang mit Somatoformen Störungen gilt sogar bei psychotherapeutischen Profis als »emotionsgeladen«. Jene sprechen in diesem Zusammenhang von »interaktiven Verstrickungen in der Arzt-Patient-Beziehung« und von »großen Schwierigkeiten, mit dem Patienten ein anhaltendes Arbeitsbündnis aufzubauen«.[29]

Ein anderer Grund für eine ausbleibende hilfreiche Behandlung kann beim Patienten selbst liegen: Der Arzt erkennt in diesem Fall sehr wohl die zugrunde liegende psychische, seelische, geistige Komponente der Beschwerden, der Patient will dies aber nicht wahrhaben und pocht auf weitere Untersuchungen. Zum einen, weil psychisch, seelisch oder geistig bedingte Beschwerden immer noch ein stigmatisierendes Image haben, das am besten mit einem kreisenden Zeigefinger neben der Schläfe symbolisiert und nicht ganz ernst genommen wird. – Wer will sich schon mit so etwas identifizieren? Zum anderen ist eventuell eine Änderung der problembehafteten Situation für den Betroffenen ganz und gar undenkbar und wird nicht selten als Bedrohung der eigenen Identität erlebt.

---

29  Waller E. Scheidt CE: *Somatoforme Störungen und Bindungstheorie*. Psychotherapeut. 47/2001: 157–164.

Ein Beispiel: Im Nachtdienst einer Universitäts-Frauenklinik stellt sich eine 33-jährige Frau mit starken Unterbauchschmerzen und brennenden Schmerzen im Genitalbereich vor. Sie ist in der Klinik bereits bekannt und ihre Krankenakte schon recht gut gefüllt. Immer wieder kommt sie mit der gleichen Symptomatik: Schmerzen im Unterbauch. Sie hat bereits zahlreiche Frauenärzte und Internisten aufgesucht. Keiner konnte bisher einen krankhaften körperlichen Befund erheben, obwohl Ultraschall-, Röntgen-, Laboruntersuchungen und sogar eine Bauchspiegelung durchgeführt worden waren. Im Nachtdienst wird sie von der diensthabenden Ärztin untersucht. Wieder ist kein krankhafter Befund zu erheben. Die junge Ärztin nimmt sich ein wenig Zeit, setzt sich mit der Patientin zusammen und führt ein Gespräch, in dem sie die Symptome der jungen Frau sehr ernst und Anteil daran nimmt. Sie sprechen darüber, dass die junge Frau auch seit einigen Monaten an Schlafstörungen leidet, sich immer wieder energielos und müde fühlt. Zudem berichtet sie über Stimmungsschwankungen und häufige grundlose Traurigkeit. Darunter leide schon ihre Beziehung, auch ihre beiden Kinder haben die Veränderung der Mutter bemerkt. Die junge Frau weint, fragt verzweifelt nach Hilfe. Die junge Ärztin erklärt, dass ihrer Meinung nach alle genannten Beschwerden, auch die Unterbauchschmerzen, zu einem »großen Paket« gehören. Sie schlägt der Patientin vor, eine psychotherapeutische Behandlung zu beginnen, um dort das »Paket aufzuschnüren« und zu suchen, welche Ursachen und Auswege darin stecken. Dies sei ein ganz wichtiger Schritt. Sie gibt ihr die Adresse einer ihr bekannten Psychotherapeutin mit, die sich in diesem Bereich gut auskennt. Mit dieser Empfehlung hatte die Ärztin wohl ins Schwarze getroffen, zum ersten Mal fühlte sich die junge Patientin angenommen, verstanden und verließ mitten in der Nacht die Klinik mit Hoffnung.

Meist verläuft der Arztbesuch jedoch so, dass die Kompetenz des Arztes angezweifelt wird, wenn er wiederholt nichts Pathologisches finden kann (»Da muss doch etwas sein!«). Dieser reagiert dann mit der Killer-Aussage: »Sie haben doch nichts!« Die Situation eskaliert nicht selten, und es kommt immer wieder zu dem Kreislauf von neuer Hoffnung und Enttäuschung oder Kränkung und zum Arztwechsel. Man könnte also sagen, häufige Arztwechsel sind ebenfalls geradezu ein Kennzeichen für eine Somatoforme Störung. So zieht der Patient von Arzt zu Arzt zu Facharzt zu Spezialklinik zu Empfehlung von Freunden, und jeder Arzt wird eine Reihe von Untersuchungen unternehmen, um dem Betroffenen zu helfen. In Fachkreisen ist dies auch als das »Syndrom der dicken Akte« oder als »Doctor-hopping« bekannt. Sieben Jahre dauert es im Schnitt, bis einem solchen Patienten geholfen wird. Und so kommt es, dass laut Manfred Stelzig auf die Patienten »Ohne Befund« 14-fach höhere Kosten entfallen als auf jeden anderen Patienten in unserem Gesundheitssystem. 20 Prozent der Versicherten verursachen so 50 Prozent der Kosten – kraft ihres Geistes, ihrer Seele, ihrer unerkannten Psyche.

Die Psyche ist verantwortlich für eine Vielzahl von Erkrankungen – für welche und wie sich diese äußern, ist ein spannendes Feld. Das Wissen um das Phänomen der Somatoformen Störung wird Ihnen helfen, die Anleitungen im zweiten Teil des Buches zu verstehen.

Wenn Sie glauben, an solch einer somatoformen Erkrankung zu leiden oder Anteile davon in sich entdeckt haben, dann scheuen Sie sich nicht, professionelle Hilfe zu suchen. Wir kommen im praktischen zweiten Teil dieses Buches auf die Somatoformen Störungen zurück, im Netz hat der Berufsverband der Fachärzte für Psychosomatische Medizin und Psychotherapie Deutschland e.V. eine Arztsuche eingerichtet, wo Sie nach Spezialisten in Ihrer Region suchen können: http://www.bpm-ev.de/

# Placebos, Konditionierung und Nocebos

Genauso erstaunlich wie Krankheiten, die ohne nachweisbare Ursachen auftauchen, sind Medikamente, die ohne nachweisbare Inhaltsstoffe wirken: Placebos. Doch als Placebos werden nicht nur Scheinmedikamente im eigentlichen Sinn bezeichnet, sondern auch alle Scheinbehandlungen wie ärztliche Rituale, das Geben von Spritzen, Untersuchungshandlungen wie Ultraschalluntersuchungen oder Tastuntersuchungen, ja sogar Schein-Operationen. Placebo kommt von dem lateinischen Wort »placere« und bedeutet: »Ich werde gefallen.«

Müsste man der Placebo-Forschung eine Geburtsurkunde ausstellen, so wäre es das Jahr 1927. In diesem Jahr stellte Iwan Petrowitsch Pawlow fest, dass ein Hund, den er regelmäßig mit einer Morphiumspritze dazu brachte, sich zu übergeben, sich auch dann erbrach, wenn er diesem lediglich eine harmlose Kochsalzlösung spritzte.

Inzwischen ist unbestritten und bewiesen, dass ein Placebo, also ein Scheinmedikament, wirkt, und zwar auch beim Menschen:

Etwa 30.000 kontrollierte Placebo-Studien werden weltweit pro Jahr durchgeführt, die bestätigen: Auch wenn der Patient nicht weiß, ob er ein wirksames Medikament oder ein Placebo bekommt, und vor allem, auch wenn der Arzt dies ebenfalls nicht weiß, so erfolgt doch stets eine Besserung der Symptome. Eine der ersten umfangreichen Studien zu dem Thema erfolgte 1955 von Henry K. Beecher: Dabei handelt es sich eigentlich um 15 verschiedene Studien mit 1000 Patienten, wobei der Placebo-Effekt an einer breiten Auswahl von Beschwerden untersucht wurde: bei Wundschmerz und Angina Pectoris[30], Kopfschmerzen, Übelkeit, Husten und bei drogeninduzierten Stimmungsschwankungen, bei Angstzuständen und Verspannung, Erkältung und einer Vielzahl mehr. Beecher kam auf einen Durchschnitt der Wirksamkeit der Placebo-Behandlungen von 35,2 ± 2,2 Prozent.

Beschränkt man die Behandlungen auf Schmerzbehandlungen, erhöht sich die Zahl: Gemäß Paul Enck, Professor für Psychosomatische Medizin und Psychotherapie an der Uni-Klinik Tübingen, liegt die Prozentzahl dann bei 40 Prozent. Das heißt, 40 Prozent der Patienten mit Erkrankungen, die mit Schmerzen assoziiert werden (Kopfschmerzen, Rückenschmerzen, Bauchschmerzen), fühlen sich nach der Einnahme von Placebos besser.[31]

Wenn irgendein Medikament existieren würde, das 40 Prozent aller Patienten von allen möglichen Gebrechen heilen könnte, würden wir da nicht von einem wahren Wunderheilmittel sprechen?

Die Haltung zum Placebo hat sich stark gewandelt. War es früher ein Mittel, das vermeintliche Simulanten, Schwindler und Hypochonder entlarvte, stellt man heute fest: Ebenso wie Beschwerden, für die man keine organische Ursache findet, »echt« sind, wirken Placebos »echt« und bei fast jedem.[32] Da-

---

30  Angina-pectoris-Patienten haben Schmerzen im Brustraum, die häufig als dumpf, einschnürend oder drückend oder als brennend empfunden werden. Sie beruhen auf einer Minderversorgung des Herzmuskels mit sauerstoffreichem Blut. Die Beschwerden können in andere Körperteile, z. B. in Arm oder Unterkiefer, ausstrahlen. (Die Halsbeschwerden, an die man bei dem Namen oft denkt, heißen umgangssprachlich »Angina«. Medizinisch spricht man bei Halsbeschwerden jedoch von der Angina tonsillaris. Der Begriff Angina kommt von lateinisch »angina«, was »Enge« bedeutet.)

31  Thomas Wagner: *Pillen ohne Wirkstoff*. Deutschlandfunk, Beitrag vom 29.01.2013.

32  Es gibt zwar Menschen, die empfänglicher auf Placebos reagieren als andere, eine besondere Placebo-Persönlichkeit jedoch ist noch nicht entdeckt worden. Auch sehr rationale und kritische Menschen sprechen auf Placebos an. Besonders empfänglich sind Kinder für Placebos, vermutlich weil sie ein großes Vertrauen in Eltern und Behandler haben.

bei nutzen wir ein altes Programm in unserem Gehirn, das es uns schon zu Zeiten der Steinzeitmenschen möglich machte, verletzt und angeschlagen unsere Reserven zu mobilisieren und die Flucht zu ergreifen. Aus dem persönlichen Alltag kennt den Effekt so gut wie jeder: Man kann sich selbst hervorragend in einen Schmerz hineinsteigern oder ihn herunterregulieren. Wenn Sie sich zum Beispiel beim Brombeerenpflücken an einer der Dornen richtig fest in die Haut ritzen, haben Sie zwei Möglichkeiten: Sie können sich darauf konzentrieren, etwas jammern, das Blut austreten sehen, und prompt tut es gleich doppelt so weh. Oder Sie können sich »zusammenreißen«, Augen zu und durch, wenn nötig gleich durch die Hecke. Hilfreich ist auch, wenn neben uns jemand steht, der uns sagt: »Ach, das ist nicht so schlimm. Komm, wir machen weiter.«

»Was wäre ich für ein Arzt, wenn ich den Placebo-Effekt für meine Patienten nicht nutzen würde?«, fragte uns ein Arzt, den wir für die Recherchen zu diesem Buch interviewten. Wir sprachen über homöopathische Produkte und deren »bewiesene« Wirkung im Placebo-Prozentbereich. »Ich versuche, meinen Patienten mit allen Mitteln zu helfen, da kann ich doch nicht etwas auslassen, nur weil es meiner Überzeugung widerspricht!«
Das klingt einleuchtend, aber tatsächlich hat man den Eindruck, der Placebo-Effekt wird, zumindest offiziell, so gut wie gar nicht genutzt. Wahrscheinlicher ist, dass wir alle schon einmal Placebos bekommen haben, darauf lässt zumindest eine Querschnittuntersuchung der Medizinischen Hochschule Hannover schließen, die eine Befragung von 177 Klinikmitarbeitern zur Verwendung von Scheinmedikamenten durchführte. Demnach setzten 53 Prozent der Mediziner und 88 Prozent der Pflegekräfte Placebos zur Linderung von Schmerzen und Schlaflosigkeit ein. 35 Prozent gaben an, dass Placebos manchmal helfen, 62 Prozent hielten sie für oft wirksam und 3 Prozent der Anwender waren überzeugt, dass sie immer helfen. Keiner der Befragten hielt Placebos für völlig wirkungslos.[33]
Inoffiziell gehen Schätzungen davon aus, dass zwei Drittel aller behandelnden Ärzte regelmäßig Placebos verschreiben – ohne den Patienten davon in Kenntnis zu setzen. Dieser käme im Fall einer Besserung eventuell sogar in

---

[33]  http://www.medical-tribune.de/home/news/artikeldetail.html?no_cache=1&tx_ttnews%5Btt_news%5D=14171

Erklärungsnot vor Angehörigen und Freunden. Zu verwurzelt ist der Trugschluss, dass derjenige, dem ein Placebo hilft, gar nicht wirklich erkrankt sein kann.

Die Wirksamkeit der Placebos ist ein Beweis dafür, dass der menschliche Geist zu viel mehr fähig ist, als wir bis jetzt ahnen: nämlich, den Körper zu heilen. Der Placebo-Effekt ist das wirksamste Verfahren, über das wir verfügen. Diese wertvolle Möglichkeit kann der innere Arzt in uns nutzen: durch Suggestion und Autosuggestion heilend auf uns selbst einzuwirken, wenn es notwendig ist.

## Wie funktioniert der Placebo-Effekt?

Die Annahme, dass es sich um einen rein psychologischen Effekt handelt, ist inzwischen überholt. Vielmehr geht man von einem Mix aus psycho-neuro-biologischen Effekten aus. Zum Beispiel von der Ausschüttung körpereigener Substanzen, die morphinartige Eigenschaften aufweisen, welche wiederum eine Rolle bei der Schmerzunterdrückung spielen. Zum einen wird dies durch Studien zum Placebo-Effekt wie zum Beispiel die der oben erwähnten Hirnforscher nachgewiesen, es existieren aber schon Forschungsergebnisse aus den 70er-Jahren, in denen eindrucksvoll gezeigt wird, wie ein Placebo-Effekt in der Schmerztherapie außer Kraft gesetzt werden kann. Dies wurde durch die Gabe von Naloxon[34] erreicht, das die Wirkung von körpereigenen und chemisch hergestellten Opioiden (dem Opium ähnliche Stoffe) und somit auch die Wirkung des Placebos hemmt. Anscheinend ist die positive Erwartungshaltung der Patienten ein wesentlicher Bestandteil des Placebo-Effekts. Die Aussicht auf ein schmerzstillendes Mittel setzt bei vielen Menschen die körpereigenen Opioide frei, und der Betroffene fühlt sich besser. Die Erwartung, die irgendwo in unserem Hirn entsteht, wirkt also auf unser Nervensystem. Positive Erwartung lässt auch die Endorphine strömen, die an bestimmte Erkennungseiweiße auf Nervenzellen andocken und so die Weiterleitung des Schmerzreizes blockieren. Endorphine können aber auch *T-Lymphozyten*, kurz *T-Zellen*, aktivieren.

---

34   Naloxon wird aufgrund seiner Wirkung auch in der Notfallmedizin bei Überdosierung durch Drogen und Medikamente, wie Heroin und Methadon, verwendet.

Warum das eine positive Eigenschaft ist, wird klar, wenn wir uns ansehen, was die Aufgabe von T-Zellen in unserem Körper ist: T-Zellen patrouillieren durch unseren Organismus auf der Suche nach kranken Körperzellen und töten diejenigen Zellen, die von Erregern befallen wurden. Erkennen die T-Zellen eine kranke Zelle, aktivieren sie sich und setzen verschiedene Mechanismen in Gang:

- T-Killerzellen töten die kranke Zelle.
- T-Helferzellen schlagen Alarm und holen andere Immunzellen zu Hilfe.
- Regulierende T-Zellen verhindern, dass gesunde Zellen mit angegriffen werden.

Positive Erwartung scheint die wichtigste Voraussetzung für einen positiven Effekt zu sein, wobei die Wortwahl des Arztes, sein Auftreten und unser Vertrauen in ihn eine große Rolle spielen; aber auch der Preis des Placebos ist wichtig, das Aussehen der Medikamente und die Art der Behandlung. Die funktioniert nach dem Prinzip des »Viel hilft viel«. Je mehr Brimborium, desto besser; Operationen und Spritzen helfen besser als Tabletten, und auch bei denen machen große, bunte Kapseln wesentlich mehr her als kleine, unauffällige Pillen; Kapseln schlagen wiederum Tabletten. So berichtete ein Arzt, der in Afghanistan kranke Menschen behandelte, dass er die Schmerzen der Menschen nur lindern konnte und seine Patienten nur dann zufrieden waren, wenn er ihnen eine Spritze gab – auch wenn nur Kochsalz in den Ampullen enthalten war.

Galeniker, also diejenigen, die medizinische Wirkstoffe in ihre verabreichungsbereite Form bringen, müssen denn auch die Erwartungshaltung der Patienten bei der Herstellung von Placebos berücksichtigen:

- Weiße, mittelgroße Placebo-Pillen werden beispielsweise zur Schmerzbehandlung, bei Fieber und Rheuma eingesetzt. Sie sind uns in Form und Farbe durch Aspirin und Thomapyrin vertraut, deswegen müssen sie in der Mitte auch die charakteristische Kerbe haben. Für den leicht bitteren Geschmack werden Bitterstoffe zugemischt.
- Kleine weiße Pillen machen einen hochkonzentrierten Eindruck, und wir trauen ihnen mehr zu als den großen. Vielleicht liegt das daran, dass Herztabletten sehr klein und weiß sind. Sie helfen zum Beispiel bei Allergien, Asthma, Rheuma und bei Herzbeschwerden.

- Rote und orange Tabletten vermitteln einen stärkenden Effekt, sie werden daher bei Rheuma, Herz-Kreislauf-Beschwerden, Schwäche und Depressionen eingesetzt.
- Rosa hingegen findet in der Psychiatrie großen Anklang und dann auch besser in glänzender als in matter Form.
- Einen guten Schlaf bringen wir mit der Farbe Blau in Verbindung. Gemäß Harald Willenbrock ist das wissenschaftlich belegt: Probanden, die eine blaue Tablette als Schlaftablette schluckten, schliefen viel länger als die Vergleichsgruppe, die denselben Wirkstoff in einer Tablette mit anderer Farbe zu sich nahm.[35]

Wer überlegt, woher man wohl weiß, dass sogar Placebo-Operationen helfen: Es wurden tatsächlich Schein-OPs durchgeführt, um das herauszufinden. Dabei sticht eine Studie über Knie-Operationen heraus, die häufig bei Patienten mit Kniearthrose durchgeführt werden:
Der verantwortliche Arzt war Dr. Bruce Moseley, Arzt der amerikanischen Basketballnationalmannschaft und Orthopäde am Houston Veterans Affairs Medical Center in Texas. Dort behandelte er rheumatische Kniegelenke der (vorwiegend älteren) Patienten mit den üblichen Methoden. Er operierte und spülte dabei die Gelenke durch und glättete die inwendigen Kanten. Als Moseley in einer Studie ergründen wollte, ob die Spülung allein ausreiche oder ob die Glättung des Knorpels unverzichtbar für den Erfolg der Operation ist, schlug ihm eine Kollegin vor, eine dritte Variante zu berücksichtigen: die Schein-Operation. Die Ärztin hegte den Verdacht, dass allein das Ritual der Operation einen Placebo-Effekt haben könnte. Damit begann eine der umfangreichsten Studien zum Thema Scheinoperation: 180 Patienten mit mittelschwerer Kniearthrose wurden nach dem Zufallsprinzip unterschiedlichen Gruppen zugeteilt. Wer in welcher Gruppe war, erfuhr Bruce Moseley aus versiegelten Briefen, die er erst unmittelbar vor der Operation öffnete. Bei einer Gruppe wurde nach der Vollnarkose das Kniegelenk gespült, bei einer zweiten Gruppe wurde es gespült und geglättet, und die Patienten der dritten Gruppe wurden in Dämmerschlaf versetzt, bekamen ein Schmerzmittel und eine Sauerstoffmaske aufs Gesicht. Moseley gestaltete die Schein-Operation so echt wie möglich: Er machte drei kleine Schnitte in die Haut

---

35 Harald Willenbrock: *Die Zauberformel*, brand eins Wissen, https://www.brandeins.de/wissen/hilfe-das-pharmamagazin/die-zauberformel.html

am Knie, genau wie bei einer Operation, und bewegte auch das Bein wie bei einer richtigen Operation. Sogar die Geräusche der Gelenkspülung wurden nachgeahmt: Ein Assistent goss Wasser in einen Eimer. Alle Patienten erfuhren die gleiche Nachsorge und wurden entlassen, ohne zu erfahren, was an ihrem Knie geschehen war. Die große Überraschung kam bei der Auswertung der Befunde: Fast alle Patienten, unabhängig davon, in welcher Gruppe sie gewesen waren, waren sehr zufrieden mit dem Eingriff, und die meisten hatten weniger Schmerzen – egal ob sie nun eine fünftausend Dollar teure Operation hinter sich hatten oder die Scheinoperation ...[36]

Eine Studie von Dr. Dingeman Swank aus den Niederlanden brachte ähnlich erstaunliche Resultate. Dafür wurden 200 Patienten mit chronischen Bauchschmerzen behandelt, bei denen die Ärzte davon ausgingen, dass die Schmerzen auf Verwachsungen im Bauchraum zurückzuführen waren. Diese Verwachsungen werden normalerweise in einer Operation chirurgisch getrennt. In der Studie wurde nun nach einer Bauchspiegelung unter Vollnarkose per Los entschieden, ob der Patient operiert wurde – oder nicht. Der Arzt hatte durch das Losverfahren keinen Einfluss auf die Entscheidung, und auch den Patienten wurde ein Jahr lang nicht verraten, ob sie operiert wurden oder ob bei ihnen lediglich eine Bauchspiegelung durchgeführt worden war. Die (minimalen) Narben waren in diesem Fall die gleichen, es war also den Patienten auch anhand der Narben nicht möglich herauszufinden, ob sie operiert worden waren oder nicht.
Im Folgejahr wurden die Patienten alle drei Monate nach ihrem Befinden befragt und es stellte sich heraus, dass sich die Ergebnisse der 200 Teilnehmer so gut wie nicht unterschieden! Ungefähr die Hälfte der Operierten wie der Nicht-Operierten fühlte sich besser, brauchte weniger Schmerzmittel und hatte bessere Laborwerte!

Auch Operationen können also einen Placebo Effekt haben – es gibt weltweit ungefähr zwanzig klinische Studien in der Chirurgie mit Patienten, die eine Scheinbehandlung erhalten haben.
Wie ethisch korrekt dieses Schauspiel ist, darüber kann natürlich diskutiert werden. Professor Hartwig Bauer, Generalsekretär der Deutschen Gesellschaft für Chirurgie, hält es nur dann für vertretbar, wenn die Risiken

---

36   Jörg Blech: *Schattenseiten der Medizin,* Spiegel 35/2005.

des Placebo-Eingriffs vernachlässigbar klein sind, der Patient über Risiken sorgfältig aufgeklärt ist und keine Alternative dazu besteht, die Frage, welchen Nutzen das Verfahren hat, zu klären. Andere versuchen, das Dilemma mit der Ethik ganz zu umgehen: Sie sagen ihren Patienten einfach Bescheid. Man möchte meinen, der heilende Effekt löst sich in Luft auf, wenn man vom zuständigen Arzt gesagt bekommt: »Wir geben Ihnen jetzt ein Scheinmedikament, das keinerlei Arzneistoff enthält.« Das Gegenteil ist der Fall. Ted Kaptchuk, Professor an der Harvard Medical School und einer der führenden Spezialisten in Sachen Placebo-Forschung, ist zwar von der Wirkungsweise verschiedener Placebo-Behandlungen überzeugt, riet aber von deren Anwendung ab: All diese Behandlungen beinhalteten schließlich eine Täuschung des Patienten – auch wenn dies zu seinem Wohl geschehe. Kaptchuk wollte sich damit nicht abfinden. Nach jahrelanger Auseinandersetzung mit dem Thema begann er schließlich einen aufsehenerregenden Versuch: Was, so die Frage, geschieht eigentlich, wenn er den Patienten mitteilte, dass sie lediglich Scheinmedikamente zu sich nahmen? Diese Frage wurde zu einer Pilotstudie, veröffentlicht in der wissenschaftlich hochseriösen, renommierten und von einem strengen Gremium von Fachleuten geprüften Wissenschafts- und Medizin Zeitschrift *PLOS ONE*.[37] Kaptchuk und sein Team verglichen dafür zwei verschiedene Gruppen von Patienten mit Reizdarmsyndrom. Die eine Gruppe erhielt überhaupt keine Behandlung, der anderen Gruppe wurde gesagt, sie bekämen wirkungslose Scheinmedikamente, die auch noch in Behältern mit der Aufschrift »Placebos« ausgehändigt wurden. Es wurde ihnen aber auch mitgeteilt, dass Placebos manchmal einen Behandlungserfolg erzielten.

Die Ergebnisse der Studie verblüfften selbst die Forscher. Obwohl die Patienten wussten, dass sie Placebos nahmen, bemerkten sie eine deutliche Verbesserung! Die Rate derjenigen, die über ein Nachlassen der Symptome berichteten, war in der Gruppe der Placebo-Teilnehmer doppelt so hoch wie in der Gruppe, die nichts bekam!

Um jedoch von der herkömmlichen, klassischen Medizin ernsthaft wahrgenommen zu werden, fehlte es der Placebo-Forschung lange am handfesten, biologischen Beweis, dass Placebos wirkliche, physische Veränderungen im Hirn hervorrufen können. Dank der Entwicklung bildgebender Verfahren,

---

37   http://www.plosone.org/

die in den letzten Jahren weiterentwickelt wurden, wie PET (Positronen-Emissions-Tomografie), Ultraschall und fMRI (funktionelle Magnetresonanztomografie), ist dies heute möglich.

Ted Kaptchuk gelang es in Zusammenarbeit mit dem *Martinos Center for Biomedical Imaging at Massachusetts General Hospital* in zwei Studien nachzuweisen, dass Placebo-Behandlungen den Bereich des Gehirns beeinflussen, der für das Schmerzempfinden zuständig ist. Einem anderen Pionier auf dem Gebiet, Fabrizio Benedetti aus Turin, gelang der Nachweis, dass die Nervenzellen im Gehirn auf Placebos reagieren können. Er unternahm einen Test mit Parkinson-Patienten. Patienten, die an Morbus Parkinson erkrankt sind, fehlt der Botenstoff Dopamin im Gehirn, was ihre krankheitsspezifischen Symptome hervorruft und unter anderem verantwortlich ist für das charakteristische Zittern der Patienten. Dabei flackern die Nervenzellen der Betroffenen nicht chaotisch auf, wie dies bei gesunden Menschen der Fall ist, sondern alle gleichzeitig. Eine mögliche Behandlungsmethode ist, den Parkinson-Patienten ein Medikament direkt ins Gehirn zu injizieren, das zu einer Erhöhung des Dopamin-Angebots im Gehirn führt oder das fehlende Dopamin ersetzt. Daraufhin fangen die Nervenzellen wieder an, in wilden, chaotischen Mustern zu feuern, und die Symptome lassen nach. Benedetti behandelte die Patienten nun statt mit dem gewohnten Medikament mit einer Kochsalzlösung, also einer völlig wirkungslosen Flüssigkeit, verabreichte sie jedoch in der gleichen Weise, wie die Patienten dies gewohnt waren. Sofort nach der Behandlung ließ das charakteristische Zittern der Patienten nach. Offenbar wurde auch nach Gabe des Placebos in den Gehirnen der Patienten das fehlende Dopamin freigesetzt. Benedetti fand unter anderem auch heraus, dass allein der Anblick einer Spritze eine schmerzstillende und beruhigende Wirkung auf Patienten hat!

Benedetti schrieb in einer E-Mail: »Was wir ›Placebo-Gehirnforscher‹ gelernt haben, ist, dass Behandlungsrituale eine Menge Moleküle im Gehirn des Patienten bewegen, und diese Moleküle sind die gleichen, die von den Medikamenten angesprochen werden, die wir täglich verschreiben. In anderen Worten, Rituale und Medikamente benutzen die gleichen biochemischen Pfade, um das Gehirn der Patienten zu beeinflussen. Es sind diese Fortschritte auf dem Gebiet der ›harten Wissenschaft‹, die der Placebo-Forschung eine Legitimität verleihen, die sie vorher nicht hatte.«[38]

---

38   http://harvardmagazine.com/2013/01/the-placebo-phenomenon

Auch die deutschen Hirnforscher Ulrike Bingel und Christian Büchel vom Universitätsklinikum Hamburg-Eppendorf starteten dazu einen Versuch, und zwar mit einer extrem schmerzstillende Salbe – das glaubten die Teilnehmer zumindest. Tatsächlich wurde ihnen eine vollkommen wirkungslose Salbe auf die Hand aufgetragen. Dann wurde mittels eines Lasers den Versuchsteilnehmern auf jede Hand ein kurzer Schmerzimpuls zugefügt. Die Teilnehmer sollten per Handzeichen die Intensität des Schmerzes anzeigen, gleichzeitig wurde ihre Gehirnaktivität in einem Kernspintomografen beobachtet. Die Versuchspersonen gaben an, an der Hand mit der angeblich schmerzstillenden Salbe deutlich weniger Schmerzen zu verspüren. Was dabei im Gehirn geschah, zeigte später die Auswertung der Kernspinbilder: Der Schmerz kam gar nicht erst an der Großhirnrinde an, er wurde vorher, im Bereich des Frontalhirns, gestoppt. Der Placebo-Effekt entsteht also tatsächlich im Kopf, er ist keine Einbildung, sondern führt zu echten, messbaren Veränderungen im Gehirn.[39]

Eine Durchsicht älterer placebokontrollierter Studien mit verschiedenen Antidepressiva offenbarte einen minimalen Unterschied zwischen den Heilungserfolgen von Antidepressiva gegenüber Placebos, nämlich 2 Prozent! Dank bildgebender Verfahren sind die positiven Veränderungen in den Gehirnen der Patienten zu sehen – egal ob diese durch Antidepressiva oder durch Placebo verursacht wurden.

Es deutet alles darauf hin, dass der Placebo-Effekt nicht auf einer einzigen bestimmten Wirkungsweise beruht, sondern auf vielen verschiedenen. Signifikant ist auch, dass Placebos, die im Rahmen von klinischen Studien verabreicht werden, allem Anschein nach einen größeren Effekt erzielen, als wenn sie einfach so eingenommen werden. Unter Umständen bewirkt schon die gesteigerte Aufmerksamkeit, die Versuchsteilnehmer in einer Studie erfahren, eine gewissen Effekt. Sie werden befragt, unterstützt und betreut von freundlichen, kompetenten Ärzten in vertrauenserweckenden weißen Kitteln, die sich um sie kümmern. – Das allein kann schon eine Besserung bewirken.

---

39   http://www.gesundheitsforschung-bmbf.de/de/1274.php

Die Studien der Placebo-Forschung liefern verblüffende Resultate. Wie und wo sie eingesetzt werden können, bleibt hingegen noch zu klären. Neben der positiven Erwartungshaltung stellt die Konditionierung die zweite Erklärungsmöglichkeit für den Mechanismus des Placebo-Effekts dar.

## Die Konditionierung

Das Begründungsbeispiel der klassischen Konditionierung ist das Experiment des russischen Physiologen Iwan Petrowitsch Pawlow, das oft nur noch »Pawlowscher Hund« genannt wird. Pawlow hatte beobachtet, dass Zwingerhunden schon der Speichel aus dem Maul troff, wenn sie nur die Schritte ihres Besitzers hörten. Er ging davon aus, dass die Tiere die Schritte in Zusammenhang mit dem Akt des Fütterns brachten, das stets auf das Geräusch der Schritte folgte. Ein Reiz also, der nicht das Geringste mit Futter zu tun hatte, wurde plötzlich zum Schlüsselreiz. Zur Überprüfung stellte er die Situation unter Laborbedingungen nach: Er konfrontierte die Laborhunde bei jeder Futtergabe mit einem ursprünglich neutralen Reiz, dem Ertönen einer Glocke. Wurde dieser wiederholt in engem zeitlichen Zusammenhang mit dem Futter geboten, fing der Speichelfluss der Hunde bereits beim Ertönen der Glocke an.

Ebenso leicht sind wir Menschen zu konditionieren – beziehungsweise unser Immunsystem. Professor Manfred Schedlowski vom Institut für Medizinische Psychologie und Verhaltensimmunologie des Universitätsklinikums Essen ersetzte die Hunde durch Studenten, das Futter durch das Medikament Cyclosporin A und den Glockenton durch eine grün eingefärbte Erdbeermilch mit einem Schuss Lavendel. Die Versuchspersonen bekamen die Erdbeermilch drei Tage lang alle zwölf Stunden zusammen mit dem Immunsupressivum Cyclosporin A verabreicht. Dieses hat eine suppressive Wirkung, das heißt, sie schwächt das Immunsystem (zum Beispiel im Fall von Transplantationen, damit ein neues Organ nicht vom Körper abgestoßen wird). Als die Studenten das nächste Mal das Getränk zu sich nahmen, wurde das Medikament bei der Hälfte von ihnen durch ein Placebo ersetzt. Eine anschließende Blutuntersuchung bewies, dass ihr Immunsystem trotzdem beinahe komplett unterdrückt wurde. Die Studenten waren konditioniert. Bei einer Kontrollgruppe, die von Anfang an lediglich ein

Placebo bekam, mit der Information, um welches Medikament es sich handelt, hatte das hingegen keine Auswirkung auf das Immunsystem. Es war hier nicht die Erwartung, die den Effekt erzielte, sondern das Erlernte, das der Körper gespeichert hatte. Er hatte eine Verbindung hergestellt zwischen Geschmack und Wirkung!

Eine andere Studie mit Hausstauballergikern kam zu dem Ergebnis, dass eine Konditionierung auf das grüne Getränk, das die Probanden verabreicht bekamen, nicht nur dazu führte, dass die Beschwerden besser wurden, es hatte sich auch das Blutbild der Probanden verändert.

Mit diesen experimentellen Arbeiten zu den Placebo-Effekten auf das Immunsystem soll eine Basis für den systematischen Einsatz von Konditionierungsprotokollen in klinischen Behandlungsansätzen geschaffen werden. Vielleicht lässt sich so die Dosis von Medikamenten verringern. Just das Cyclosporin zum Beispiel erzeugt nämlich etliche schwere Nebenwirkungen. Jede Verringerung der Dosis – und sei es durch die planmäßige Nutzung des Placebo-Effekts – wäre willkommen.

Die Resultate von Schedlowski sind vor allem für Transplantationspatienten von Bedeutung. Eine Reduzierung ihrer Medikamentenmenge wäre ein Segen und nicht nur das, Schedlowski ist es in Versuchen mit Tieren gelungen, dass diese Spenderorgane gar nicht mehr abstoßen – und zwar ganz ohne Medikamente. Sie entwickelten nach und nach eine totale Toleranz, allein durch Konditionierung. Der Effekt steigerte sich von Mal zu Mal, sodass am Ende gar nicht mehr konditioniert werden musste.[40]

Depressive Menschen, die durch Zuckerpillen geheilt werden, vorgetäuschte Operationen, die Kniepatienten schmerzfrei gehen lassen – ist es vielleicht der Kraft des eigenen Geistes zu verdanken, dass »Wunder« in Wallfahrtsorten geschehen oder Heiler durch Handauflegen Beschwerden lindern?

Auf jeden Fall ist der Placebo-Effekt ein Schlüssel zu einem neuen Weg, Krankheiten zu behandeln, der die herkömmliche Medizin verändern wird. Für den inneren Arzt in jedem Menschen eröffnet er ein weites Feld von Möglichkeiten, sich in bedrohlichen Gesundheitszuständen in positiver Weise selbst zu beeinflussen oder beeinflussen zu lassen. Vom Arzt verlangt dieser Effekt, dem Patienten noch viel mehr das Gefühl der persönlichen Aufgehobenheit zu vermitteln, ihn bei der Aufklärung positiv zu rahmen –

---

40     Klaus Wilhelm: *Die Heilkraft des Nichts*. In: Bild der Wissenschaft, Ausgabe: 3/2010, S. 18.

man bezeichnet dies als »framing« – und sich der offenen vertrauensvollen Kommunikation mit dem Patienten zu stellen.

## Der Nocebo-Effekt

Der Placebo-Effekt ist ein erstaunliches Beispiel dafür, wie der Geist mit dem Körper interagiert. Nicht minder erstaunlich ist der gegenteilige Effekt, der »Nocebo«-Effekt. Während mit der Bezeichnung »Placebo«-Effekt die positiven gesundheitlichen Auswirkungen einer Scheinbehandlung oder einer Information gemeint sind, bezeichnet der Nocebo-Effekt die negativen Wirkungen der Scheinbehandlung. »Nocebo« kommt von dem lateinischen Wort »nocere«, das »schaden« heißt und bedeutet: »Ich werde schaden.« Dieser Schaden entsteht durch die Macht der Imagination, durch das Wissen, dass ein bestimmtes Medikament oder eine Therapie eine gesundheitliche Gefahr darstellen. Es kann sich dabei auch im erweiterten Sinne um unerwünschte Wirkungen von Umwelteinflüssen oder um Fehldiagnosen und rechtliche Informationen, diagnostisch ungerechtfertigte Maßnahmen und therapeutische Eingriffe handeln, die den Patienten glauben lassen, dass er an einer schweren Erkrankung leide. Dann wird dieser Patient aufgrund seiner negativen Erwartungshaltung diese Erkrankung beziehungsweise die entsprechenden Symptome mit großer Wahrscheinlichkeit entwickeln. Magnus Heier bringt den Inhalt des Nocebo-Effekts in seinem Buchtitel auf den Punkt: »*Nocebo: Wer's glaubt, wird krank.*«

Im Oktober 2012 fand in Hamburg ein Symposium zum Thema »Was Sie schon immer über Placebos wissen wollten« statt. Die Schmerzforscherin Ulrike Bingel eröffnete ihren Vortrag mit einem eindrucksvollen realen Beispiel zum Nocebo-Effekt: Ein 26-jähriger Mann wird in die Notaufnahme eines Krankenhauses eingeliefert. Er zittert stark, schwitzt heftig. Der Blutdruck ist auf 80/40 mmHg abgesunken, der Ruhepuls rast bei 110 Schlägen pro Minute. Er wird von seiner Freundin begleitet, die angibt, dass er sich mit Antidepressiva vergiften wollte, er habe 29 Tabletten geschluckt. Daraufhin bemühen sich die Ärzte der Notaufnahme, möglichst schnell den Namen und den zugrunde liegenden Wirkstoff des geschluckten Antidepressivums herauszufinden. Dabei stellt sich heraus, dass der junge Mann als Proband an einer Medikamentenstudie teilgenommen hat. Der Clou an der Geschichte: Der junge Mann hat Tabletten ohne Wirkstoff erhalten, er befindet sich in der Placebogruppe der Untersuchung. Seine lebensbedrohlichen Symptome sind aus der Kraft der Imagination entstanden. Das ist ein Paradebeispiel für einen Nocebo-Effekt.

Seit es placebokontrollierte Doppelblindstudien gibt, in denen die Neuzulassung von Medikamenten am Menschen getestet wird, stellen die beteiligten Forscher fest, dass auch die Gruppe der Versuchsteilnehmer, die lediglich das Placebo erhalten, über unerwünschte Nebenwirkungen klagt. Das muss man sich vor Augen führen: Die Teilnehmer leiden unter Nebenwirkungen von Medikamenten, die von anderen Leuten eingenommen werden! Sie haben die Wirkstoffe, die die Nebenwirkungen auslösen können, noch nicht mal von Weitem gesehen!

Vermutlich kennt jeder das Phänomen: Kaum liest man die Nebenwirkungen auf dem Beipackzettel des eben eingenommenen Medikaments, fängt es auch schon an, leicht im Magen zu ziehen – das muss die beschriebene Übelkeit sein! Keine fünf Minuten später ist einem auch schon so richtig schlecht – und ein leichter Schwindel stellt sich ebenfalls ein, der stand nämlich gleich darunter. Meist tun wir automatisch das Richtige und legen den Zettel mit den Nebenwirkungen einfach beiseite.
»Das Phänomen kenne ich«, bestätigt ein befreundeter Kinderarzt, »seitdem ich bei den homöopathischen Mitteln die Erstverschlimmerung nicht mehr erwähne, taucht sie viel seltener auf!«[41]
Die Placebo-Forscherin Bingel geht sogar noch weiter: Beipackzettel machen krank! »Beipackzettel sind aus Sicht der Nocebo-Forschung eine Katastrophe. Sie machen Patienten flächendeckend krank, indem sie vermehrt jene Nebenwirkungen hervorrufen, die dort aufgelistet sind.«[42] Diese Tatsache hat heftige Debatten darüber ausgelöst, ob ein Arzt im Aufklärungsgespräch oder ob der Beipackzettel unerwünschte Wirkungen einer Therapie verschweigen darf, um den Nocebo-Effekt zu verhindern. Die Antwort: Auf gar keinen Fall darf das passieren! Laut Gerichtsurteilen müssen Ärzte ihre Patienten vollständig über die Risiken von Behandlungen aufklären,

---

41  In der Homöopathie geht man davon aus, dass eine homöopathische Behandlung eine vorübergehende Verstärkung der Symptome hervorrufen kann, auch *homöopathische Verschlimmerung* oder *Erstverschlimmerung* genannt.
42  http://www.dgn.org/pressemitteilungen/schmerztherapie-und-placebo.html

da Menschen in ihrer Entscheidungsfindung autonom sind, auch wenn sie krank sind. Auch Beipackzettel dürfen laut Prof. Harald Schweik, dem Präsidenten des Bundesinstituts für Arzneimittel und Medizinprodukte, keine unerwünschten Wirkungen unter den Tisch fallen lassen, weil deren Nennung Haftungsausschlüsse für den Hersteller des Arzneimittels bedeutet. Als einen möglichen Ausweg schlägt Prof. Wolf-Dieter Ludwig, der Präsident der Arzneimittelkommission der deutschen Ärzteschaft, vor, die Packungsbeilage von Medikamenten zu verbessern. Zum Beispiel, indem man eine »Drug Facts Box« einfügt, in der grafisch die wichtigsten Wirkungen und Nebenwirkungen in einer für Patienten verständlichen Weise dargestellt werden.

Das wäre doch eine gute Idee, besser jedenfalls als diese Beipackzettel, die beinahe schon im Zeitungsformat vor uns liegen und eine überbordende Fülle von furchterregenden unerwünschten Wirkungen präsentieren – vorausgesetzt, man kann die Ameisenschrift ohne Brille überhaupt lesen. Da wird es selbst einem Menschen mit Nerven wie Drahtseilen mulmig zumute: Wenn das mit diesem Medikament nur mal gut geht …

Doch hier weitere Studien zum Nocebo-Effekt:
Die Sendung »Quarks & Co« des WDR berichtete von einem Versuch aus den 60er-Jahren, in dem Ärzte ihren Patienten sagten, sie würden ein neues Brechmittel testen. Die Versuchsteilnehmer erhielten zwar nur Zuckerwasser, aber prompt mussten sich 80 Prozent der Beteiligten übergeben.[43] 80 Prozent! Sie denken, Ihnen würde das nicht passieren? Denken Sie nur einen Moment daran, wie Sie in eine saure Zitronenscheibe beißen – allein ein kurzer Gedanke genügt, um Ihren Speichelfluss in Gang zu bringen. Und wenn Ihnen jemand von Flöhen oder Ameisen erzählt, spüren Sie dann nicht auch fast unmittelbar ein leichtes Jucken irgendwo?
Ted Kaptchuk, der Placebo-Forscher, wollte ursprünglich zwei verschiedene Placebo-Therapien vergleichen, deshalb startete er eine Studie mit 270 Personen, die über schwere Schmerzen im Arm klagten. In der Hoffnung, die Studie würde ihnen Erleichterung verschaffen, nahmen Patienten mit Karpaltunnel-Syndrom und Sehnenentzündung sowie chronischen Schmerzen in Ellenbogen, Schulter und Handgelenk teil. Die Hälfte von ihnen bekam schmerzstillende Tabletten, die andere Hälfte wurde mit Akupunktur be-

---

43   http://www.wdr.de/tv/quarks/global/pdf/Q_Placebo.pdf

handelt – das war es wenigstens, was die Patienten glaubten. In Wirklichkeit bestanden die Tabletten aus Stärke und die »Akupunkturnadeln« waren klappbare Fälschungen, die nie die Haut durchbohrten. »Die Nebenwirkungen waren wirklich verblüffend«, so Ted Kaptchuk. Die Teilnehmer riefen an und klagten, sie könnten kaum das Bett verlassen: Die Tabletten machten sie träge, die Akupunktur verursachte Schwellungen und Hautrötungen, der Schmerz einzelner Teilnehmer steigerte sich gar ins Albtraumhafte. Es waren just die Nebenwirkungen, von denen die Versuchsleiter gesagt hatten, dass sie auftreten könnten.[44]

Man ist geneigt, die Probanden als Simulanten und als eingebildete Kranke zu sehen, ein naheliegender, aber völlig verkehrter Ansatz. Wenn Sie die Hirnaktivität dieser Menschen beobachten, sind ihre Schmerzen sogar sichtbar, sie sind ganz und gar real.

Es ist nicht nur so, dass wir eine Nebenwirkung herbei*denken* können – unser Geist ist so mächtig, dass er die Wirkung echter Medikamente auch zunichtemachen kann. Prof. Ulrike Bingel vom Universitätsklinikum Hamburg-Eppendorf setzte ihren Probanden zu, indem sie ihnen sagte, sie würden nun keine Schmerzmittel mehr bekommen und müssten sich auf eine Verschlimmerung des Schmerzes einstellen. In Wirklichkeit bekamen sie jedoch weiterhin Schmerzmittel – trotzdem wurden die Schmerzen der Probanden so stark, als hätten sie keines bekommen!

Der Nocebo-Effekt ist ein faszinierendes Phänomen. Immer wieder tauchen Berichte über sogenannte »Voodoo«-Tote auf, Menschen, die von Voodoo-Priestern mit einem Todesurteil verflucht und tatsächlich gestorben sind – wie wissenschaftlich jedoch diese Berichte sind, sei dahingestellt. Gerade noch einmal gut ging es für Vance Vanders aus, auch dies eine Geschichte aus den Dreißigerjahren:
Vance Vanders ging eines späten Abends im Frühjahr 1938 über den kleinen Friedhof seines Heimatortes in Alabama. Unerwartet traf er dort auf einen Mann, der im Ruf stand, ein Hexendoktor zu sein. Dieser schwenkte eine Flasche mit einer stinkenden Flüssigkeit vor Vance Vanders' Gesicht hin und her, murmelte Beschwörungen und prophezeite schließlich:

---

44   http://harvardmagazine.com/2013/01/the-placebo-phenomenon

»Nichts – aber auch rein gar nichts – kann dich retten. Der Tod wird dich schon bald ereilen.«

Vance Vanders ging es rapide schlechter. Wenige Tage später war er sogar so ausgezehrt, dass er ins Krankenhaus musste. Sein behandelnder Arzt, Drayton Doherty, konnte jedoch keine Ursache für Vanders' Zustand finden, bis dessen Frau ihm von dem Fluch erzählte. Der Mediziner fasste daraufhin einen außergewöhnlichen Entschluss: Er beschloss, Voodoo mit Voodo zu heilen. Dazu ließ er sich von einer Schwester eine große Spritze bringen, deren Inhalt er in den Arm seines Patienten injizierte. Es handelte sich dabei um Brechmittel, und prompt fing der Patient kurz darauf an, sich heftig zu übergeben. Unbemerkt gelang es Dr. Doherty, eine Eidechse im Erbrochenen zu platzieren. Der Arzt zeigte seinem Patienten die Echse und erklärte ihm, dass diese für seine Symptome verantwortlich war, sie hätte ihn von innen aufgefressen.

Kurz darauf fiel Vance Vanders in einen erholsamen Schlaf und konnte zwei Tage später das Krankenhaus verlassen – völlig gesund, wie mehrere Ärzte bezeugten.[45] Nennen Sie es Voodoo? – Wir nennen es Nocebo.

Sieht man sich Studien und Forschung der letzten Zeit an, so kann man generell sagen: Circa ein Viertel aller Probanden, die Placebos verabreicht bekommen, klagen über Nebenwirkungen.

Die negative Erwartung hat einen so starken Einfluss, dass es manchmal lediglich eines Berichts im Fernsehen oder eines Artikels in einer Zeitung bedarf, um Angst und körperliche Symptome entstehen zu lassen.

Davor warnt der Psychologe Keith J. Petrie von der Medizinischen Hochschule in Auckland. Er ersann ein Experiment mit 54 Studenten. Der Hälfte der Gruppe zeigte er ein Video über die schädlichen Auswirkungen von Infraschall auf die Gesundheit, gemischt mit ein paar platzierten Internetberichten. Verschiedene vermeintliche Betroffene berichteten darin über ihr Leiden am »Windturbinen-Syndrom«. Die andere Hälfte wurde von Forschern aufgeklärt, dass Infraschall unbedenklich sei und uns im Alltag ständig begleite – als Autoverkehr, Donnergrollen, Herzschlag, Wellen, die ans Ufer schwappen oder sogar wenn Tiere miteinander kommunizieren.[46]

---

45  Werner Bartens: *Das falsche Signal Zu Risiken und Nebenwirkungen fragen Sie Ihren Arzt besser nicht. Denn wenn Sie ihn falsch verstehen, könnte das tödlich enden.* Süddeutsche Zeitung Magazin, Heft 04/ 2013.

46  Z. B. Elefanten, Giraffen und Blauwale.

Anschließend wurden beide Gruppen in einem Raum mit Infraschall beschallt – so glaubten die Studenten. Die Forscher beschallten sie tatsächlich nur die Hälfte der Zeit mit echtem Infraschall (zehn Minuten), die restliche Zeit mit einem gefälschten Sound (ebenfalls zehn Minuten). Wer durch das vorangegangene Video Angst vor dem Infraschall hatte, fühlte sich durchgehend unwohl in dem Raum und bemerkte körperliche Symptome – just jene Symptome, über die die vermeintlichen Betroffenen vorher im Video geklagt hatten. Die Gruppe hingegen, die positiv über den Infraschall informiert worden war, fühlte sich wohl und konnte keine Symptome feststellen.[47]

Erkenntnisse wie diese sind von großem Nutzen, nicht nur in etwaigen Klagen und Rechtsprechungen, sie sind auch für einen Prozess der Lösungsfindung wichtig: Unter Umständen ist Betroffenen gar nicht geholfen, wenn eine Windkraftanlage lediglich einige Hundert Meter weiter entfernt versetzt wird. Das Beispiel der Windkraftanlagen macht das Dilemma deutlich, an dem viele Diskussionen scheitern: Alle Parteien fühlen sich im Recht – und haben recht: die Betroffenen, die über echte, körperliche Symptome klagen, und die Betreiber, die argumentieren, dass es bis heute keine nachgewiesenen Schäden für den Menschen durch diese Anlagen gibt.

Oftmals scheint uns etwas auch so offensichtlich, naheliegend und logisch, dass wir einer Erklärung, die zwar nicht ganz wissenschaftlich ist, dafür aber gut in unser Weltbild passt, mehr Bedeutung beimessen, als sie es vielleicht verdient hat. Denken Sie nur an die Sache mit dem Elektrosmog. Eventuell ein etwas zu reißerisches Wort, aber im Vertrauen – wer ahnt nicht, dass die ganzen elektromagnetischen Wellen, die Sendemasten und Strahlen von Mobilfunk, Radio, WLAN, Radar und Funk, sich schädlich auf den menschlichen Organismus auswirken? Wenn dann noch ein Bericht in den Medien auf diese dunkle Ahnung trifft, haben wir bereits die besten Vorraussetzungen für einen weitreichenden Nocebo-Effekt. Dr. Michael Witthöft vom Psychologischen Institut der Johannes Gutenberg-Universität in Mainz und G. James Rubin vom King's College in London gehen sogar so weit zu sagen: Medienberichte können Krankheiten auslösen. In einer Pressemitteilung der Universität heißt es:

---

47  http://www.tagesspiegel.de/weltspiegel/windkraft-gegner-infraschall-das-brummen-das-keiner-hoert/7983370.html

»Medienberichte über vermeintlich gesundheitsgefährdende Substanzen können dazu führen, dass empfindliche Menschen Krankheitssymptome entwickeln, obwohl es objektiv keinen Anlass dafür gibt.«[48]
Denken Sie nur an die Studie von Witthöft und Rubie, die wir eingangs erwähnten: Darin wurde 147 Testpersonen ein Fernsehbericht gezeigt. Dabei bekam eine Gruppe der Teilnehmer einen Dokumentarfilm zu sehen, in dem eindrücklich vor den Gefahren von Mobilfunk- und WLAN-Strahlung gewarnt wurde. Die andere Gruppe schaute einen Beitrag über die Sicherheit von Internet- und Handy-Daten an. Im Anschluss wurden alle Testpersonen einem scheinbaren WLAN-Signal ausgesetzt, das in Wirklichkeit nicht vorhanden war. Und obwohl sie keiner Strahlung ausgesetzt waren, klagten 54 Prozent der Teilnehmer über körperliche Symptome.
Anhand dieser Studie ist zu sehen, welche fatalen Auswirkungen Medienberichte haben können. Wenn man bedenkt, dass sich die Medien nicht nur selten an die wissenschaftlichen Fakten eines Themas gebunden fühlen, sondern diese sogar für einen möglichst reißerischen Effekt verbiegen, dann haben die Medien einen wesentlich größeren Einfluss auf das Wohlbefinden der Allgemeinheit als bis jetzt angenommen: Sie können dafür sorgen, dass Menschen krank werden. »Die Wissenschaft und die Medien müssen unbedingt stärker zusammenarbeiten und sich darum bemühen, dass Berichte beispielsweise über mögliche Gesundheitsrisiken neuer Technologien so wahrheitsgetreu wie möglich und nach bestem Wissensstand an die Öffentlichkeit gelangen«, folgert Witthöft aus den Ergebnissen der Studie.[49]
Diese macht deutlich, dass die Warnung vor Gesundheitsrisiken durch die Medien den Nocebo-Effekt auslösen oder verstärken kann. Berichte über elektromagnetische Felder (EMF) und die daraus möglicherweise entstehenden Gesundheitsrisiken erscheinen immer wieder in den Medien, speziell wird auf die Sendeleistung von Mobilfunkmasten, Handys, Hochspannungsleitungen und WLAN hingewiesen. Die körperlichen Symptome, die Menschen entwickeln, die von einer Gefährdung durch diese Strahlung ausgehen, reichen von Kopfschmerzen und Schwindel bis zu Herzrasen, Müdigkeit und brennender oder kribbelnder Haut. In Extremfällen sind die Betroffenen sogar bereit, in abgeschiedene Regionen zu ziehen, wo die Strahlung sie nicht erreichen kann.

---

48    http://www.uni-mainz.de/presse/56071.php
49    http://www.uni-mainz.de/presse/56071.php

»Tests haben allerdings gezeigt, dass Betroffene nicht unterscheiden konnten, ob sie tatsächlich elektromagnetischen Feldern ausgesetzt sind und dass ihre Symptome genauso von einer Scheinexposition ausgelöst werden können wie von realer Strahlung«, so Witthöft.

Genannt wird das Phänomen *elektromagnetische Hypersensitivität*: Die Betroffenen berichten dabei über körperliche Symptome aufgrund von elektromagnetischen Wellen wie zum Beispiel die Handy-Strahlung. Die körperlichen Beschwerden sind im Kernspintomografen »nachweisbar«: Die Hirnregionen, die für Schmerzverarbeitung zuständig sind, sind bei den Betroffenen aktiviert.

»Es spricht allerdings vieles dafür, dass es sich bei der elektromagnetischen Hypersensitivität um einen sogenannten Nocebo-Effekt handelt«, erklärt Dr. Michael Witthöft von der Johannes Gutenberg-Universität Mainz (JGU). »Allein die Erwartung einer Schädigung kann tatsächlich Schmerzen oder Beschwerden auslösen, wie wir es umgekehrt im Bereich schmerzlindernder Wirkungen auch von Placebo-Effekten kennen.«

Dass Berichte in den Medien über vermeintliche Gefahren einen Einfluss auf die Gesundheit der Bevölkerung haben, ist schon bemerkenswert. Dass eine einmal heraufbeschworene Palette an Symptomen ohne erkennbare Ursache aber auch noch ansteckend sein kann, mutet nahezu unglaublich an. Ein gut dokumentiertes Beispiel dafür, dass dies möglich ist, stammt aus dem Westjordanland. Es handelt sich um die sogenannte *Arjenyattah-Epidemie*:

Es ist der 21. März 1983, acht Uhr morgens. In einer Mittelschule einer kleinen Stadt im Westjordanland klagt eine Schülerin über Atemnot und Schwindel. So weit, so unspektakulär, aber innerhalb weniger Stunden erkranken weitere Schülerinnen, und so wird die Gesundheitsbehörde in Bereitschaft versetzt. Die betroffenen Schülerinnen hatten von einem üblen Geruch berichtet, woraufhin (im Westjordanland) der Gedanke an einen Giftgasanschlag der Israelis möglich erscheint. Die Schule wird um elf Uhr geschlossen, nachdem weitere Schülerinnen über die gleichen Symptome klagen: Atembeschwerden, Bauch- und Kopfschmerz, Brechreiz, verschwommenes Sehen, Myalgie (Muskelschmerz), Ohnmacht und Schwindelgefühl. Giftgas wird keines gefunden und auch ein verdächtiges, gelbes Pulver auf einer Fensterbank der Schule stellt sich als ungefährlicher Blütenstaub heraus. Trotzdem greift die geheimnisvolle Krankheit in den folgenden Tagen weiter um sich, sogar die Nachbarstadt wird angesteckt, und am Ende werden mehr als 900 Patienten in Krankenhäuser eingewiesen. Bei einigen wird leichtes Fieber und mangelnde Blutzirkulation diagnostiziert, ansonsten sind die Symptome weder durch körperliche Anzeichen noch durch andere diagnostische Methoden nachweisbar. Untersuchungen auf Umweltschädigungen oder Gift liefern keine Ergebnisse, und auch die Blut- und Urinuntersuchungen zeigen keine Auffälligkeiten. Nach zwei Wochen endet die geheimnisvolle Epidemie genauso schnell, wie sie gekommen ist. – In der Zwischenzeit jedoch richtet sie in der spannungsgeladenen Region einen enormen politischen Schaden an. So berichtete der *Spiegel* damals:

- Als in einem Schulhof von Tulkarem zwei Coca-Cola-Flaschen mit Resten von Mitteln zur Schädlingsbekämpfung gefunden wurden, ging in der Stadt sogleich die Mahnung um: »Die Juden wollen uns ausrotten.«
- In Jatta meldeten 100 Schülerinnen Übelkeit. In Anabta, Nablus und Hebron ließen sich Hunderte mit akuten Beschwerden in Krankenhäuser einweisen. Eine Mutter in Nablus: »Die zionistischen Verschwörer vergiften unsere Kinder.«
- Der Bürgermeister von Hebron, Mustafa Nadsche, fuhr durch seine Stadt und warnte: »Trinkt kein Wasser, die Juden haben es vergiftet.«
- In Dschenin entdeckte der 17-jährige Nisami Rijadh eine weitere Giftquelle: »Die Auspuffgase eines israelischen Autos haben wie faule Eier gestunken.«
- In Tulkarem meldeten palästinensische Mediziner, Ziel der Aktion sei es, die Menstruation der Mädchen zu stören, »um bei ihnen Sterilität zu erzeugen«.
- Überall auf dem besetzten Jordan-Westufer demonstrierten Jugendliche gegen israelische Polizeikräfte. Hauptenor: »Ihr wollt uns mit Giftgas ausrotten.«
- Alle staatlichen Krankenhäuser und sogar das berühmte Weizman-Institut wurden eingeschaltet. Kriegslist der PLO, wie die Israelis glaubten, oder Kriegstat fanatischer Juden, wie die PLO meinte? Oder schlichtweg eine Krankheit – das war die Frage.[50]

---

50   *Gelbes Pulver*, DER SPIEGEL, Heft 15/1983.

Verschiedene Stellen untersuchten die merkwürdigen Ereignisse, kamen jedoch zum gleichen Ergebnis: Es konnten keine Anzeichen für eine Vergiftung gefunden werden. Dass der Generaldirektor des israelischen Gesundheitsministeriums zu diesem Schluss kam, mag für kritische Geister noch einigermaßen naheliegend erscheinen, zum gleichen Ergebnis kamen aber auch zwei Ärzte der »United States Centers for Disease Control« sowie ein Team der WHO, bestehend aus dem australischen Epidemiologen Dr. Ian Carter und dem italienischen Toxikologen Dr. Gastone Vettorazzi. Auch extra hinzugezogene arabische Ärzte konnten keine Indizien für Gift finden, und der arabische Leiter der Gesundheitsdienste fasste schließlich zusammen: »80 Prozent der Fälle sind Folge von Panik, bei 20 Prozent handelt es sich um völlig normale Krankheiten.«[51]

80 Prozent fielen also sich selbst zum Opfer. Bei 900 Patienten sind das 720 Personen! Das ist ein schier unglaubliches Ergebnis – selbst wenn man noch ein paar abzieht, die sich vor der Schule drücken wollten.

Die französische Zeitung *Liberation* diagnostizierte denn auch: »Die Mädchen vom Westufer waren nicht klinisch krank. Sie leiden unter der israelischen Besatzung.«

Das war eine weise Begründung für die Beschwerden, auch wenn man natürlich nicht mit Sicherheit sagen kann, dass es die richtige ist.

Die Begründung oder die Motive der Betroffenen sind auch ein schwieriges Kapitel für Außenstehende, Freunde und Familie: Viel zu schnell werden die Erkrankten als Simulanten gesehen. »Der hat ja gar nichts,« heißt es dann oder, am bekanntesten: »Die will ja nur Aufmerksamkeit.« Oft wird ein bewusstes Handeln derjenigen unterstellt, die selbst am meisten unter ihren Symptomen leiden, was einer Gesundung wahrlich nicht dienlich ist. Es ist für die Betroffenen selbst schwer genug, mit ihrer Erkrankung fertig zu werden – und sich Gedanken um ihren Ursprung zu machen. Und damit kann man ganz schön danebenliegen.

## Der Zielscheibenfehler

Wie bereits oben erwähnt, ist es nicht nur so, dass wir eine Nebenwirkung herbeidenken können – unser Geist ist so mächtig, dass er die Wirkung echter Medikamente auch zunichtemachen kann. Der bekannte Forscher

---

51   Ebd.

Ron Eccles aus Großbritannien geht sogar so weit, den Placebo- und No-cebo-Effekt als den jeweils größten Effekt jeder Behandlung zu bezeichnen. Dies ist wissenschaftlich vielfach untermauert. Er fordert die moderne Medizin und die Ärzte auf, diese Effekte zum Wohle der Patienten zu nutzen. Und wir möchten Sie, die Leserin und den Leser, auffordern, aktiv auf die Kraft Ihrer Imagination zu vertrauen. Im positiven Sinne, wenn es darum geht, Hoffnung, Mut und Liebe in die Heilung einer Erkrankung zu investieren. Im negativen Sinne: Erkennen Sie, dass nicht jede Medienmeldung über neue mögliche Gefahren für unsere Gesundheit aus der Substanz XY oder einem neu entdeckten Bakterium eine tatsächliche Gefahr darstellen. Lassen Sie sich nicht unnötig in Panik versetzen, setzen Sie den Nocebo-Effekt in sich selbst schachmatt.

Dass wir prinzipiell geneigt sind, schnell Gründe für gewisse Phänomene und eben auch für Krankheitssymptome zu suchen, festzulegen und daran zu glauben, egal was dagegenspricht, ist uns angeboren. Wir versuchen lediglich, Muster zu erkennen. Für unsere Urahnen war diese Fähigkeit wichtig, um zu überleben. Auf diese Weise konnten sie Nahrung finden und Gefahren erkennen. Nur sind wir eben auch geneigt, Muster zu erkennen, wo sich keine befinden, und genauso schnell, wie man für eine Reihe von Symptomen einen vermeintlichen kriegerischen Ursprung herbeizaubert, sitzt man dem Glauben auf, man könne wichtige Zusammenhänge ohne Weiteres erkennen und von unwichtigen unterscheiden. Das ist falsch, wir unterliegen alle dem Zielscheibenfehler – und der ist eng mit dem Nocebo-Effekt verwoben.

Der Zielscheibenfehler (*Texas sharpshooter fallacy*) ist ein menschlicher Wahrnehmungsfehler und hat seinen Namen von einer bildlichen Erklärung des Phänomens. Stellen Sie sich einen Schützen vor, der wild auf ein Scheunentor schießt. Wenn das Magazin leer ist, nimmt er die Umrandung einer Zielscheibe zur Hand und hängt sie einfach über eine Stelle, an der besonders viele Einschusslöcher zu sehen sind – so hat es den Anschein, als wäre er ein recht guter Schütze. Unser Gehirn tut genau das Gleiche: Es ist permanent damit beschäftigt, Zielscheiben über zufällige Ereignisse zu hängen.

Ein wunderbares Beispiel für den Zielscheibenfehler beschreibt David McRaney in seinem Buch *Ich denke, also irre ich*:[52]

---

52   David MacRaney: *Ich denke, also irre ich: Wie unser Gehirn uns jeden Tag täuscht.* mvg-Verlag, München 2012.

»Abraham Lincoln und John F. Kennedy waren beide Präsidenten der USA. Sie hatten das Amt in einem zeitlichen Abstand von 100 Jahren inne. Beide wurden von Attentätern erschossen, die drei Namen mit jeweils 15 Buchstaben hatten: John Wilkes Booth und Lee Harvey Oswald. Beide Mörder wurden getötet, noch bevor ihnen der Prozess gemacht werden konnte. Unheimlich, nicht wahr? Aber es kommt noch besser: Kennedy hatte einen Sekretär namens Lincoln! Beide Präsidenten wurden an einem Freitag ermordet, als sie neben ihren Ehefrauen saßen: Lincoln im Ford Theater, Kennedy in einem von der Ford Motor Company hergestellten Lincoln. Beide Präsidenten hatten einen Nachfolger namens Johnson: Nach Abraham Lincoln wurde Andrew Johnson gewählt, nach John F. Kennedy zog Lyndon B. Johnson ins Weiße Haus ein. Andrew Johnson wurde im Jahr 1808 geboren, Lyndon B. Johnson erblickte 1908 das Licht der Welt. Das kann doch kein Zufall sein, oder?«

Da kommt man glatt ins Grübeln, nicht?

Erst als McRaney die Geschichte auflöst, fällt es uns auch auf: So erstaunlich, wie wir dachten, ist die Geschichte gar nicht:

»Erachten Sie die Parallelen zwischen Lincoln und Kennedy als verblüffend, lassen Sie unberücksichtigt, dass Kennedy Katholik war und Lincoln als Baptist geboren wurde. Kennedy wurde mit einem Gewehr erschossen, Lincoln mit einer Pistole. Kennedy wurde in Texas ermordet, Lincoln in Washington D. C. Kennedy hatte glänzendes, rotbraunes Haar, Lincoln trug stets einen eleganten Hut.«

In den Beispielen gibt es also nahezu eine Unmengen von Fakten, die nicht berücksichtigt werden.

Es kommt immer darauf an, welchen Fakten einer Geschichte wir Bedeutung zumessen, an welche wir uns erinnern, welche wir hervorheben – und welche nicht. Jede Krankheitsgeschichte, wenn sie sich zu einer Geschichte zusammenfügt, besteht aus Bestandteilen, die wir für relevant erachten. Ebenso wichtig sind diejenigen Dinge, die wir nicht erwähnen, weil wir sie vielleicht für unwichtig halten. Wir präsentieren also ein höchst subjektives Bild und legen die Zielscheibe um ein paar »Einschusslöcher«, die wir nach unserer individuellen Sichtweise aussuchen.

Stellen wir uns beispielsweise vor, es wird ein Mobilfunkmast aufgestellt, eine richtig große, eindrucksvolle Anlage, direkt auf dem Dach Ihres Nachbarhauses. Kurz darauf erkranken die Kinder einer Familie im Nachbarhaus, der Hund einer alten Dame in Ihrem Haus dreht plötzlich durch und bellt ununterbrochen, und bei der alten Dame selbst wird Krebs diagnostiziert. Im Fernsehen sehen Sie eine Meldung über Leute, die sich gegen die Strahlung von Mobilfunkmasten schützen, indem sie in ein Funkloch ziehen, und ein Artikel in Ihrer Lieblingszeitung rät, das Handy lieber nicht zu nah ans Ohr zu halten und nicht auf den Nachttisch zu legen – vorsichtshalber. Wenn Sie nun Kopfweh bekommen, Ihnen morgens schwindlig ist, sich Ihre Haare weiß zu färben beginnen, oder Sie einen empfindlichen Magen bekommen – wäre das nicht eigenartig? Liegt da nicht ein gewaltiger Trugschluss nahe?

Wer eine große Furcht vor der Strahlung entwickelt, wird mit ziemlicher Sicherheit auch krank. Das kann sogar bis zur Berufsunfähigkeit gehen und ist kein böser Wille. Die Betroffenen sind auch keine Verrückten, so wie es in den Medien gern mal hingestellt wird.

Wie aber funktioniert das? Wie kann unsere Furcht oder unsere Überzeugung uns körperlich krank machen? Seit einiger Zeit versuchen Forscher nun, dieses Wie zu ergründen und fassbar zu machen.

Negative Gedanken oder Erwartungen, so hat man inzwischen herausgefunden, dämpfen das Dopamin-System im Gehirn. Dopamin, umgangssprachlich auch »Glückshormon« genannt, ist ein Botenstoff für Nervenzellen im Gehirn und unter anderem zuständig für euphorische Gefühle. Erschöpfung, Konzentrationsstörungen, Vergesslichkeit, Motivationsverlust bis hin zu Depressionen sind nur einige der typischen Symptome eines Mangels an Dopamin. Auch RLS, das *Restless Legs Syndrom*, wird damit in Zusammenhang gebracht.

Dopamin ist erforderlich für:
- körperliche und seelische Aktivität, Lebensenergie und inneren Antrieb
- das allgemeine Wohlbefinden, Grundgelassenheit und Lebensfreude
- kraftvolle, harmonische Bewegungsabläufe
- effektive und effiziente Feinmotorik
- Konzentrations- und Reaktionsfähigkeit, Überwindung von diffusen inneren Ängsten
- Funktion der Eingeweideorgane, Herz und Kreislauf
- Aktivierung des Immunsystems

Gibt man einem Menschen ein Placebo, dann wird ein »Belohnungssystem« im Gehirn aktiviert, indem aktiv der Neurotransmitter Dopamin ausgeschüttet wird; zusätzlich kommt es zur vermehrten Produktion von endogenen Opiaten in einem Gehirnareal, das Nucleus accumbens genannt wird.

Es gibt Hinweise darauf, dass beim Nocebo-Effekt ein anderer Botenstoff, Cholecystokinin genannt, eine Rolle spielt. Er wird in der Darmschleimhaut gebildet und kann durch Angst vor Schmerz entwickelt werden. Der Botenstoff löst dann im Gehirn eine echte Schmerzreaktion aus. Bei einem Nocebo-Effekt wird aber auch der Hippocampus aktiviert, eine der ältesten Strukturen des Gehirns, der mit dem Erinnerungsspeicher-Vermögen, dem Orientierungssinn, aber auch mit Angstzuständen und Panikattacken in Verbindung gebracht wird. Die Beschwerden der *Patienten* mit Nocebo-Effekt haben also wissenschaftlich nachweisbare, messbare Korrelate im Zentralnervensystem und sind keine Fiktion.

Paradoxerweise wird der Nocebo-Effekt nicht selten von jenen ausgelöst, die wir eigentlich mit unserer Gesundung beauftragen: von Ärzten. Welch machtvolles Instrument sie mit dem Placebo- und dem Nocebo-Effekt in den Händen halten! Welch ungeheuren Chancen in der Entwicklung von Therapien sich hier auftun! Wie viel ungenutztes Potenzial, das Ärzten durch Nichtbeachtung durch die Lappen geht. – Aber die sind ein Kapitel für sich:

# Ärzte

Man kann *Ärzte* natürlich genauso wenig über einen Kamm scheren wie *Patienten*. (Lassen Sie uns der Einfachheit halber hier bei männlichen und weiblichen Ärzten ganz allgemein von »Ärzten« sprechen.) Es gibt aufgeschlossene, großartige, engagierte und mutige Ärzte. Es gibt aber auch Ärzte, die immer noch dem Glauben anhängen, dass jede Erkrankung eine organische Ursache haben muss und nur Arzneien wirksame Therapien sind. Dabei übersehen sie, dass ihr eigenes Verhalten, ihre Mimik, ihre Gestik und ihre spürbare Zuwendung und Einstellung zum Patienten ihre wichtigsten Attribute sind. Denn tatsächlich ist es in vielen Fällen die ehrliche Überzeugung des Arztes von einem bestimmten Medikament oder einer Therapie, die uns gesunden lässt, und seine Prognose, die über den Heilungserfolg entscheidet. Sogar die Körpersprache des Arztes kann entscheidend sein:

Ein Arzt der University of Oklahoma berichtete in diesem Zusammenhang über ein Asthmamittel, das er als neues und vielversprechendes Medikament von einer Pharmafirma als Probe bekommen hatte. Dieses gab er an einen seiner Patienten, der auf andere Medikamente nicht angesprochen hatte. Das Medikament schien zu helfen, die Symptome verschwanden, aber als das Medikament aufgebraucht war, kamen sie wieder. Placebos, die der Arzt seinem Patienten gab, nützten nichts. Aber kaum bekam der Patient wieder das neuartige Medikament, trat sofort eine Besserung ein. Nachdem dieser Wechsel einige Male einen gleichbleibenden Effekt hatte, war der Arzt davon überzeugt, ein wirksames Medikament für diesen Patienten gefunden zu haben. Er wollte also beim Hersteller eine Bestellung aufgeben, erfuhr dann aber erstaunt, dass der Hersteller ihm wegen fälschlich gemeldeter Bedenklichkeiten ein Placebo geschickt hatte.

Die »Droge Arzt« hat der ungarisch-englische Psychoanalytiker und Biochemiker Michael Balint bereits 1957 als das eigentlich Menschliche beim Heilen dargestellt. Heutzutage rät ein britischer Mediziner namens J. N. Blau seinen Standeskollegen in der Fachzeitschrift *Lancet*: »Der Arzt, der keinen Placebo-Effekt bei seinen Patienten bewirkt, sollte lieber Pathologe oder Anästhesist werden.«[53]

Dass wir Ärzten so viel Bedeutung zumessen, liegt in unserer Kultur begründet. Hier wird der Wissenschaft und dem Fortschritt größte Bedeutung beigemessen, deshalb ist es auch ein Arzt oder eine Ärztin mit Studium in einem weißen Arztkittel, der/die uns behandelt. Wer weiß, hingen wir dem Glauben an eine andere Welt an, wäre es vielleicht ein Schamane mit Adlerfedern im Haar oder eine Medizinfrau mit Knochenwürfeln, die wir konsultieren würden. Von einem Arzt, dem wir vertrauen, oder einem als besondere Koryphäe angekündigten Chefarzt versprechen wir uns den größten Heilungserfolg – was mitunter schon ausreicht. Oft genügt der Weg zum Arzt, damit es uns besser geht; in uns macht sich nämlich eine positive Erwartung breit, dass uns geholfen wird.

Wie groß der Einfluss von positiver und auch negativer Erwartung ist, haben wir durch die Placebo- und die Nocebo-Forschung erfahren. Wenige Faktoren bestimmen diese Erwartung so sehr wie die behandelnden Ärzte.

---

53  *Wundersames Nichts*, in: DER SPIEGEL 45/1994;
    http://www.spiegel.de/spiegel/print/d-13693323.html

Denken Sie nur an die Studie mit dem Infraschall: Worte können die Hirn-chemie verändern – dieser Verantwortung müssen sich viele Ärzte erst noch bewusst werden.

Dies zeigt auch eine aktuelle Untersuchung an 300 Frauen, die gerade einen Kaiserschnitt hinter sich hatten. Fragte man die Frauen zu Beginn der Visite »Haben Sie Schmerzen?«, gaben sie auf einer Schmerzskala deutlich höhere Werte für ihren Wundschmerz und ihre Beunruhigung darüber an als die andere Gruppe der Frauen. In dieser zweiten Gruppe wurde nicht nach Schmerzen gefragt, sondern die erste Frage lautete: »Fühlen Sie sich wohl?« Die Autoren der Studie folgerten daraus, dass negativ besetzte Begriffe, die Ärzte verwenden, negative Auswirkungen auf das Schmerzempfinden und die Schmerzversorgung der Mütter haben können.[54]

Dass die Worte eines Arztes sogar lebensbedrohliche Auswirkungen haben können, davon erzählt Bernard Lown, einer der streitbarsten Ärzte unserer Zeit, Kardiologe, Träger des Friedensnobelpreises und Erfinder des Defibrillators in seinem Buch *Die verlorene Kunst des Heilens*.[55] In seiner Zeit als Assistenzarzt, das muss in den 50-ern gewesen sein, begleitete er einen Chefarzt auf Visite. Dieser, mürrisch und in Eile, erklärte am Krankenbett einer Patientin den Kollegen, dass es sich bei dem Fall nur um TS handeln könnte. TS ist ein Kürzel für Trikuspidalklappen-Stenose, eine Verengung der Herzklappe, die in der Regel harmlos verläuft.

Die Patientin hingegen interpretierte TS als Kürzel für »*terminale Situation*« und war fortan davon überzeugt, ihr Ende sei nahe. Lown, dem sich die Dame offenbarte, versuchte sie zu beruhigen, und erklärte ihr die wahre Diagnose des Chefarztes, doch ohne Erfolg. Atemprobleme und Wasseransammlungen in der Lunge verschlechterten ihren Zustand drastisch, und als der herbeigerufene Chefarzt nach einigen Stunden kam, um die Frau aufzuklären, war sie an einem Lungenödem gestorben.

Ist die Frau an der Diagnose gestorben? Mit Sicherheit lässt sich das heute kaum sagen. Was man aber mit absoluter Sicherheit sagen kann, ist, dass es immer noch mürrische, hastige Chefärzte gibt, die bei Visiten am Kranken-bett mehr mit den begleitenden Medizinern kommunizieren als mit dem

---

54 Chooi CSL: Pain vs comfort scores after Caesarean Section: a randomised trial. Br J Anaest 2013, online 5. Februar.

55 Bernard Lown: *Die verlorene Kunst des Heilens*. Frankfurt a.M. 2004.

Patienten selbst. Von einem Arzt, und besonders wenn wir uns im Krankenhaus befinden, lassen wir uns erstaunlich schlecht behandeln – auch wer sich sonst nicht die Butter vom Brot nehmen lässt. Es ist eine der wenigen Situationen, wo man sich als Erwachsener vorkommen kann wie ein unmündiges Kleinkind. Das geht übrigens auch Ärzten nicht anders, wenn sie selbst einmal Patienten sind.

Gemessen am Einfluss der Wortwahl des Arztes auf unser Wohlergehen ist die Rücksicht, die Ärzte darauf nehmen, verschwindend gering. Einer, der die Wichtigkeit der Worte und Gesten erkannt hat, ist der Arzt Emil Hansen von der Klinik für Anästhesiologie des Universitätsklinikums Regensburg. Er ist überzeugt von der Macht der Worte. Auf der Suche nach den Gründen weist er darauf hin, dass Patienten für negative Suggestionen, vor allem in existenziell bedrohlich empfundenen Situationen wie einer Operation oder bei einer schweren Krankheit, sehr empfänglich sind. Es bestehe dann eine Art von »natürlichem Trancezustand«, in dem sie anfällig für Missverständnisse durch negative Suggestionen seien. Der vom Narkosearzt gesprochene Satz »Wir schläfern Sie jetzt ein, bald ist alles vorbei« kann vom Patienten auf diese Weise eine fatale falsche Bedeutungszuweisung erhalten.[56]

Dabei eröffnet die positive Suggestion doch so große Möglichkeiten der positiven Einflussnahme: Die Wortwahl, die Umgebung, die Stimmung, das alles kann dazu beitragen, eine positive Erwartungshaltung zu generieren. Und eine positive Erwartung ist die halbe Genesung.

In ihrem Buch *Mind over Medicine* berichtet Lissa Rankin[57] von einer Veröffentlichung im *New England Journal of Medicine*. Darin wird eine Studie von Dr. Lawrence Egbert beschrieben, durchgeführt an der Harvard Medical School: Dr. Lawrence Egbert teilte Patienten, denen ein chirurgischer Eingriff bevorstand, in zwei Gruppen. Der ersten Gruppe vermittelten die zuständigen Anästhesisten gut gelaunt, dass die Operation ein Klacks sei, dass es den Patienten gut gehen werde, sie keine Schmerzen haben würden und alles gar kein Problem sei. Der zweiten Gruppe begegneten sie hingegen mürrisch, hastig und undeutlich. Interessanterweise brauchte die erste Gruppe nur die

56  Christian Gruber: Nocebo-Effekt: »*Wir schläfern Sie jetzt ein, bald ist alles vorbei.*« Spiegel online 2012.

57  Lissa Rankin: *Mind over Medicine. Scientific Proof That You Can Heal Yourself.* Hay House, UK, 2013.

Hälfte der schmerzstillenden Medikamente im Vergleich zur zweiten, und ihre Mitglieder konnten im Schnitt 2,6 Tage früher entlassen werden.

Es war nichts weiter nötig als ein wenig freundliche Zuwendung und das Erwecken einer positiven Erwartung, was der ersten Gruppe den erfreulicheren Verlauf beschert hat. Ein großer Faktor in Bezug auf positive Erwartungen ist die Variable *Zeit*. »Was hat sich der Doktor viel Zeit genommen« ist eines der größten Komplimente, das Patienten, fast schon erstaunt, über ihre Ärzte machen können. Es ist auch das erste, was einem vom Besuch beim Heilpraktiker berichtet wird: Was hat sich der Heilpraktiker Zeit genommen. Das wertvolle Gut Zeit.

Welchen großen Anteil die aufmerksame Zuwendung des Arztes hat, wurde Ted Kaptchuk klar, der vor seiner Forschungstätigkeit lange Jahre seine Patienten als praktizierender Arzt unter anderem mit Akupunktur behandelt hatte. Er bemerkte, dass es den Patienten besser ging, und zwar manchmal sogar schon bevor er mit der Behandlung begonnen hatte. Das ließ ihn vermuten, dass außer den Nadeln noch etwas anderes am Werk war – die intensive Interaktion mit dem Patienten.

Um den wissenschaftlichen Beweis für seine Theorie zu erbringen, arbeitete er mit Patienten, die am Reizdarmsyndrom litten. 262 Patienten wurden in drei Gruppen aufgeteilt: eine Gruppe, die als Kontrollgruppe diente und zunächst keinerlei Behandlung bekam, eine zweite Gruppe, die mit den gefälschten, klappbaren Akupunkturnadeln behandelt wurde, wobei die dort Behandelnden nicht weiter mit den Patienten interagierten, Gruppe Nummer drei kam in den Genuss von mindestens zwanzig Minuten ausführlicher und besonders liebevoller Zuwendung: Die Behandler waren einfühlsam und berührten die Patienten an Schulter oder Hand, und sie verbrachten weitere zwanzig Minuten mit ihnen in nachdenklicher Stille. Und die Schein-Akupunkturnadeln, die bekamen sie auch.

Die Ergebnisse sprechen für sich: Die Patienten, welche die meiste Aufmerksamkeit bekommen hatten, konnten auch den größten Heilungserfolg verbuchen – obwohl die Behandlung nur eine Täuschung war.[58] Eine große Überraschung ist das vielleicht nicht – aber in Zeiten der überfüllten Wartezimmer und hastiger Visiten ist dieser Beweis für »*Mehr Behandlung hilft mehr*« eine gute Unterstützung bei einer Darlegung dieses Standpunktes. Auch wenn es um die Honorierung des Arzt-Patienten-Gesprächs geht.

---

58  http://harvardmagazine.com/2013/01/the-placebo-phenomenon

Wenn alles optimal läuft, ist der Arzt unseres Vertrauens nicht nur jemand, der sein Studium erfolgreich gemeistert hat, sondern der auch ein guter Heiler ist. Weil er zuhört und seinen Patienten das Gefühl gibt, für sie da zu sein, weil er Zeit hat, sich um sie zu kümmern, und zwar um den ganzen Menschen, nicht nur um seinen Körper.

Ted Kaptchuk, den Sie nun schon kennen, ist Wissenschaftler und gleichzeitig ein großer Verfechter der Traditionellen Chinesischen Medizin (TCM) und Anwender der Akupunktur. Gefragt, wie er als Wissenschaftler es begründe, Akupunktur als Behandlungsmethode zu verwenden, wo doch die meisten randomisierten klinischen Studien dieser Methode keinen nennenswerten Effekt beimessen, antwortete Kaptchuk:

»Weil ich ein echt guter Heiler bin. Das ist die schwierige Wahrheit. Wenn Sie Hilfe brauchen und zu mir kommen, wird es Ihnen besser gehen. Tausenden von Leuten ging es so. Im Endeffekt geht es nicht wirklich um die Nadeln. Es geht um den, der Sie behandelt.« [59]

So wie Ted Kaptchuk geht es vielen Ärzten, auch hier in Deutschland. Sie bieten alternative Heilmethoden an, weil sie in der Praxis erleben, dass diese eine positive Wirkung haben können. Ob es am Ende des Tages die Heilmethode oder der Behandler ist, der dem Patienten hilft, ist dabei zweitrangig. Dies meint auch der unter Medizinern weitverbreitete Ausspruch: »Wer heilt, hat recht!«

Was alternative Heilmethoden betrifft, stehen sich Befürworter und Gegner nicht selten extrem feindlich gegenüber. Die einen sagen: »Es hilft, das ist im Alltag zu sehen«; die anderen entgegnen: »Sie sind wissenschaftlich gesehen wirkungslos« – Und wenn wir an Ted Kaptchuks Worte denken, haben beide recht. Je nachdem, wie viel Bedeutung Patienten dem Arzt oder seinen Worten beimessen, kann die gleiche Behandlung bei verschiedenen Patienten unterschiedliche Erfolge erzielen.

»Lebewesen funktionieren nicht wie Maschinen, hier gibt es neben Ursache und Wirkung mindestens noch die Ebene der Bedeutungserteilung«, sagt der Frankfurter Chirurg Bernd Hontschik. So verbinde der eine Patient mit einer Chemotherapie eine helle, stärkende Kraft, die ihn heilt. Der andere denkt, dass er durch die Behandlung vergiftet wird, und überträgt allem, was

---

59   Lissa Rankin: *Mind over Medicine. Scientific Proof That You Can Heal Yourself.* Hay House, UK, 2013.

der Arzt anstellt, eine negative Bedeutung. Für einen Arzt gehöre die Kenntnis der physikalischen und chemischen Wirkungen einer Therapie zwar zur Grundausrüstung, »ärztliche Kunst besteht aber darin, die Bedeutungserteilung durch den Patienten zu kennen und zu nutzen – alles andere kann auch ein Handwerker«, sagt Hontschik.[60]

Ein Glück für alle, die einen Arzt wie Ted Kaptchuk oder Bernd Hontschik haben – solche Ärzte stellen aber (noch) die Ausnahme dar. Bei unserem Hausarzt um die Ecke herrscht zu oft das Bild der rein körperlichen Erkrankung vor. Und immer wieder erzählen Patienten enttäuscht, dass sich die Ärzte im Krankenhaus nicht einmal namentlich vorgestellt haben und dass es kein Entlassungsgespräch am Ende des Krankenhausaufenthalts gegeben habe. Ein ganz anderes Problem, das sich zukünftig noch verstärken wird, stellen die vielen Ärzte dar, für die Deutsch eine Fremdsprache ist. Kürzlich fragte ich eine Patientin, ob denn in der Klinik kein Arzt mit ihr gesprochen habe. Darauf erwiderte sie: »Doch, ich weiß aber nicht, in welcher Sprache.«

Bis heute folgt die Medizin dem französischen Philosophen René Descartes, der die »Maschine unseres Körpers« losgelöst vom Geist zu erforschen und zu verstehen trachtete. Damit verbannte er die Seele gleichsam aus dem Leib und machte Spiritualität zum reinen Spuk. Die Medizin hat in den letzten hundert Jahren so großartige Fortschritte gemacht, dass sie über ihre Triumphe hinweg den Menschen aus dem Auge verloren hat. »Reparaturmedizin« wird sie auch genannt, seelenlos wie eine Autowerkstatt. Selbst in der Psychiatrie werden psychische Erkrankungen heute als »Störungen« klassifiziert, ein Begriff wie für eine defekte Maschine, nicht für einen kranken Menschen. Nicht einmal die Erkenntnisse der Psychosomatik, dass körperliche Erkrankungen psychische Ursachen haben können, konnten diesem Prinzip etwas anhaben.

Daran hat sich bis heute nicht viel geändert: Im Studium lernen die Mediziner im Verhältnis wenig über die psychischen Faktoren von Erkrankungen. Die Ausbildung zum Facharzt für Allgemeinmedizin dauert 60 Monate, wovon 50 Stunden (!) zum Curriculum in psychosomatischer Grundversorgung aufgewendet werden können. Zwei Monate verbringen die angehen-

---

60    Werner Bartens: »Das falsche Signal.« Süddeutsche Zeitung Magazin 04/2013, Seite 2.

den Ärzte in der Neurologie oder in der Psychiatrie, was nahezu bestürzend wenig ist.

Somit ist es auch nicht so unerklärlich, dass es bis zu sieben Jahre dauern kann, bis eine somatische Störung richtig diagnostiziert und behandelt wird. Wir erinnern uns an das »Syndrom der dicken Akte«: Diese Patienten bekommen jede Menge falsche Medikamente, unzählige Untersuchungen und verursachen so Kosten in Milliardenhöhe.

Manfred Stelzig verweist in seinem Buch *Krank ohne Befund* besonders auf das Beispiel Rückenschmerzen, die eine der kostenintensivsten Erkrankungen darstellen.[61] Vier von fünf Deutschen haben demnach mindestens einmal im Leben Rückenbeschwerden, und bei mehr als 80 Prozent davon sind keine körperlichen Ursachen feststellbar. Der Schmerz wird dabei unterschiedlich stark empfunden: Wer unter Stress oder Konflikten leidet, wird Schmerz eventuell stärker wahrnehmen, oder Depressive beispielsweise können ein »leichtes Piksen« als unangenehmen Schmerz empfinden.[62]

Der Körper kann sich auch an einen Schmerz »erinnern«. Das heißt, es können Ihnen Stellen wehtun, die mit dem Ausgangspunkt des Schmerzes überhaupt nichts zu tun haben, Sie können sogar die Symptome Ihrer verlorenen Liebe »nachmachen«, ohne es zu wissen, oder Herzschmerzen bekommen, weil ein naher Verwandter vor Kurzem an einem Herzinfarkt gestorben ist. Was das Zusammenspiel von Geist und Körper alles vermag, ist wundersamer, vielfältiger und kreativer, als wir das jemals für möglich gehalten hätten. Kein Wunder, wenn der Hausarzt vor einem Rätsel steht – obwohl ihm, das muss man auch sagen, ein Standardinstrument zur Diagnostik zur Verfügung steht, das international erfolgreich ist und in seiner Kurzversion gerade mal drei Minuten in Anspruch nimmt: der PHQ-D.

Der PHQ-D ist die deutsche Version des Patient Health Questionnaire (PHQ), entwickelt von einer Arbeitsgruppe um Bernd Löwe (damals Universität Heidelberg, jetzt Universität Hamburg) in Kooperation mit den Autoren der amerikanischen Originalversion. Dabei handelt es sich um einen Fragebogen, den Patienten selbstständig ausfüllen. In seiner Langversion sind das 78 Fragen, anhand derer ein Arzt oder Psychologe eine vorläufige Diagnose stellen kann – welche dann durch ein Gespräch geprüft wird. Die

---

61  Manfred Stelzig: *Krank ohne Befund*. ecowin Verlag, Salzburg 2013.
62  So der Rostocker Hausarzt Thomas Maibaum, der im Hausärzteverband Mecklenburg-Vorpommern für Fort- und Weiterbildung zuständig ist, in einem Artikel der ZEIT vom 7. Juni 2013: *Körper und Seele – nur gemeinsam stark.*

Kurzform des PHQ-D, für depressive Störungen, Panikstörungen und psychosoziale Funktionsfähigkeit, umfasst lediglich 15 Fragen. Patienten benötigen für die Bearbeitung der einseitigen Kurzversion etwa drei Minuten. Die Auswertung durch den Arzt ist in weniger als einer Minute abgeschlossen. Persönlich abgeklärt werden muss zum Beispiel die Familienanamnese – also ob es ähnliche Fälle vielleicht schon in der Familie gab, ob der Patient die Beschwerden schon einmal hatte und wie diese behandelt wurden, ob er sich aktuell einer Behandlung unterzieht und welche Rolle psychosoziale Faktoren spielen: Gibt es finanzielle Probleme, familiäre Schwierigkeiten, Stress in der Arbeit, sorgt sich der Patient sehr um seine Gesundheit, hat er Freude am Geschlechtsverkehr? Kann er mit irgendjemandem über seine Sorgen reden? Das alles ist persönlich zu besprechen und nicht Teil des Fragebogens.

Der Fragebogen ist in verschiedene Teilbereiche gegliedert und dient zur Erfassung somatoformer Störungen, depressiver Störungen, Angststörungen, Essstörungen und Alkoholmissbrauch. Ergänzend enthalten sind Fragen zur psychosozialen Funktionsfähigkeit, zu Stressoren, kritischen Lebensereignissen und – für Frauen – zu Menstruation, Schwangerschaft und Geburt. Falls Sie das interessiert, finden Sie rechts den Fragebogen und können ihn zur Messung der Symptomschwere probeweise ausfüllen. Dieser richtet sich nach den 15 häufigsten körperlichen Beschwerden und den wichtigsten Kriterien für die Somatisierungsstörung. Beantworten Sie hierfür die Fragen 1a-1m sowie die zwei Fragen 2c und 2d.

Den richtigen Arzt zu finden, der einem im Krankheitsfall helfend die Hand reicht, dem wir vertrauen und der dieses Vertrauen nicht verletzt, ist eine grundlegende Notwendigkeit für unsere Gesundung – einen Arzt, der Sie ins Boot holt und zum Partner macht in Ihrer Genesung, denn Sie selbst sind der Spezialist, wenn es um Ihre Gesundheit geht. Ärzte sind dafür verantwortlich, ob wir positive oder negative Erwartungen generieren, ob wir an unsere Heilung glauben, an das Medikament, die Therapie – oder nicht. Sie selbst haben zwar mittels Ihres Geistes einen großen Einfluss auf Ihren Körper, aber Ihr Arzt hat großen Einfluss auf Ihren Geist. Also: Der Arzt Ihres Vertrauens ist wichtig. Geben Sie sich nicht zufrieden mit einem Arzt, bei dem Sie sich nicht in umfassender Art und Weise gut aufgehoben fühlen. Eine Checkliste für Ihren Arzt und eine Hilfestellung für Ihren Arztbesuch hängen wir Ihnen gleich auch noch mit dran.

## Gesundheitsfragebogen für Patienten (PHQ-D)[63]

Dieser Fragebogen ist ein wichtiges Hilfsmittel, um Ihnen die bestmögliche Behandlung zukommen zu lassen. Ihre Antworten können Ihrem Arzt helfen, Ihre Beschwerden besser zu verstehen. Bitte beantworten Sie jede Frage so gut Sie können. Überspringen Sie Fragen bitte nur, wenn Sie dazu aufgefordert werden.

**1. Wie stark fühlten Sie sich im Verlauf der letzten 4 Wochen durch die folgenden Beschwerden beeinträchtigt?**

| | Nicht be- einträchtigt | Wenig be- einträchtigt | Stark be- einträchtigt |
|---|---|---|---|
| a. Bauchschmerzen | ☐ | ☐ | ☐ |
| b. Rückenschmerzen | ☐ | ☐ | ☐ |
| c. Schmerzen in Armen, Beinen oder Gelenken (Knie, Hüften usw.) | ☐ | ☐ | ☐ |
| d. Menstruationsschmerzen oder andere Probleme mit der Menstruation | ☐ | ☐ | ☐ |
| e. Schmerzen oder Probleme beim Geschlechtsverkehr | ☐ | ☐ | ☐ |
| f. Kopfschmerzen | ☐ | ☐ | ☐ |
| g. Schmerzen im Brustbereich | ☐ | ☐ | ☐ |
| h. Schwindel | ☐ | ☐ | ☐ |
| i. Ohnmachtsanfälle | ☐ | ☐ | ☐ |
| j. Herzklopfen oder Herzrasen | ☐ | ☐ | ☐ |
| k. Kurzatmigkeit | ☐ | ☐ | ☐ |
| l. Verstopfung, nervöser Darm oder Durchfall | ☐ | ☐ | ☐ |
| m. Übelkeit, Blähungen oder Verdauungsbeschwerden | ☐ | ☐ | ☐ |

**2. Wie oft fühlten Sie sich im Verlauf der letzten 2 Wochen durch die folgenden Beschwerden beeinträchtigt?**

| | Überhaupt nicht | An einzelnen Tagen | An mehr als der Hälfte der Tage | Beinahe jeden Tag |
|---|---|---|---|---|
| a. Wenig Interesse oder Freude an Ihren Tätigkeiten | ☐ | ☐ | ☐ | ☐ |
| b. Niedergeschlagenheit, Schwermut oder Hoffnungslosigkeit | ☐ | ☐ | ☐ | ☐ |
| c. Schwierigkeiten ein- oder durchzuschlafen oder vermehrter Schlaf | ☐ | ☐ | ☐ | ☐ |
| d. Müdigkeit oder Gefühl, keine Energie zu haben | ☐ | ☐ | ☐ | ☐ |
| e. Verminderter Appetit oder übermäßiges Bedürfnis zu essen. | ☐ | ☐ | ☐ | ☐ |
| f. Schlechte Meinung von sich selbst; Gefühl, ein Versager zu sein oder die Familie enttäuscht zu haben | ☐ | ☐ | ☐ | ☐ |
| g. Schwierigkeiten, sich auf etwas zu konzentrieren, z.B. beim Zeitunglesen oder Fernsehen | ☐ | ☐ | ☐ | ☐ |
| h. Waren Ihre Bewegungen oder Ihre Sprache so verlangsamt, dass es auch anderen auffallen würde? Oder waren Sie im Gegenteil „zappelig" oder ruhelos und hatten dadurch einen stärkeren Bewegungsdrang als sonst? | ☐ | ☐ | ☐ | ☐ |
| i. Gedanken, dass Sie lieber tot wären oder sich Leid zufügen möchten | ☐ | ☐ | ☐ | ☐ |

Deutsche Übersetzung und Validierung des „Patient Health Questionnaire (PHQ)" durch B. Löwe, S. Zipfel und W. Herzog, Universitätsklinikum Hamburg-Eppendorf und Universitätsklinikum Heidelberg (Englische Originalversion: Spitzer, Kroenke & Williams, JAMA, 1999). Deutsche Übersetzung und Validierung der „Generalized Anxiety Disorder Scale (GAD-7)" durch B. Löwe et al., Hamburg-Eppendorf (Englische Originalversion: Spitzer, Kroenke, Williams & Löwe, Arch Intern Med, 2006)
Seite 1

63 Löwe B, Spitzer RL, Zipfel S, Herzog W.: Gesundheitsfragebogen für Patienten (PHQ D). Komplettversion und Kurzform. Testmappe mit Manual, Fragebögen, Schablonen. 2. Auflage. Pfizer, Karlsruhe 2002.

## Für die Auswertung entspricht:

»*Nicht beeinträchtigt*«             *0 Punkte*
»*Wenig beeinträchtigt*«            *1 Punkt*
»*Stark beeinträchtigt*«             *2 Punkte*

## Für die beiden Fragen aus Sektion 2 gilt:

»*Überhaupt nicht*« *sind 0 Punkte,*
»*An einzelnen Tagen*« *1 Punkt und*
»*An mehr als der Hälfte der Tage*« *und* »*Beinahe jeden Tag*« *geben 2 Punkte.*

Die Punktesumme aus beiden Teilen ergibt Ihren »Skalennummernwert«:

| Berechneter Skalensummenwert | Symptomstärke/Somatisierung |
|---|---|
| 0–4 | Minimale somatische Symptomstärke/Somatisierung |
| 5–9 | Milde somatische Symptomstärke/Somatisierung |
| 10–14 | Mittelgradig ausgeprägte Symptomstärke/Somatisierung |
| 15–30 | Schwer ausgeprägte Symptomstärke/Somatisierung |

Wohlgemerkt geht es hier um den Schweregrad somatischer Symptome, nicht darum, ob Sie an einem somatischen Symptom leiden.

## Der Ärzte-Test

Die AWMF (Arbeitsgemeinschaft der Wissenschaftlichen Medizinischen Fachgesellschaften e.V.) hat zum Thema »Nicht-spezifische, funktionelle und somatoforme Körperbeschwerden« eine informative Patientenleitlinie herausgegeben.[64] Darin ist unter anderem eine Checkliste zu finden, mit der Sie herausfinden können, ob Ihr Arzt für Sie der Richtige ist, wenn Sie vermuten, an einer funktionellen oder Somatoformen Störung zu leiden. Sie gibt auch Anregungen, wie Sie sich als Patient verhalten können, um eine Zusammenarbeit mit Ihrem Arzt zu erleichtern:

Wenn die meisten der folgenden Aspekte zutreffen, haben Sie wahrscheinlich einen Arzt gefunden, bei dem Sie mit Ihren Problemen gut aufgehoben sind:

## Ärzte-Checkliste

☐ Ich erlebe meinen Arzt als gelassen und einfühlsam.

☐ Mein Arzt fragt mich nach weiteren Beschwerden, danach, wie es mir *mit* meinen Beschwerden geht und wie ich im Alltag mit ihnen zurechtkomme.

☐ Ich kann meine Krankengeschichte und eventuelle Sorgen und Nöte einigermaßen ausführlich erzählen.

☐ Ich werde sorgfältig körperlich untersucht.

☐ Mein Arzt erklärt mir den Zusammenhang zwischen körperlichen und seelischen Vorgängen so, dass ich sie verstehe und mich ernst genommen fühle.

☐ Mein Arzt erklärt mir Untersuchungen und Untersuchungsergebnisse so, dass ich sie verstehe.

☐ Ich habe den Eindruck, dass eventuell durchgeführte Zusatzuntersuchungen gut durchdacht und organisiert sind.

☐ Mein Arzt fragt, inwieweit ich bei Entscheidungen (z. B. im Hinblick auf Überweisungen oder Medikamentenverordnungen) einbezogen werden möchte, und ist auch bereit, mich daran zu beteiligen.

☐ Bei Behandlungen bevorzugen wir aktivierende und schonende Maßnahmen, die ich später auch selbst durchführen kann.

☐ Sowohl bei Untersuchungen als auch bei Behandlungen klärt mich mein Arzt über mögliche Risiken und Nebenwirkungen auf.

☐ Ich kann mich – mit regelmäßigen, festen (Gesprächs-)Terminen – auch ohne akute Beschwerden bei meinem Arzt vorstellen.

---

64   Online einzusehen ist die gesamte Patientenleitlinie auf der frei zugänglichen Internetseite der AWMF: http://www.awmf.org/leitlinien/detail/ll/051-001.html. Für Behandler ist vielleicht die Buchform interessant: ISBN-10: 3794529081, ISBN-13: 978-3794529087.

## Checkliste: Mein Arzt-Gespräch

Wenn Sie in Ihrem Arztgespräch Folgendes ansprechen, kann sich Ihr Arzt ein besseres Bild von Ihnen und Ihren Beschwerden machen:

- ☐ Ich bereite mich auf das Gespräch gut vor.
- ☐ Ich berichte von allen Beschwerden, Sorgen und Nöten, die mich belasten.
- ☐ Ich erzähle, ob und, wenn ja, wie sich die Beschwerden auf meinen Alltag auswirken und wie sie mein Verhalten verändert haben, z. B. im Hinblick auf Schonung und Vermeidung.
- ☐ Ich erzähle, wann meine Beschwerden das erste Mal auftraten, was sie verschlechtert und verbessert.
- ☐ Ich berichte von früheren Untersuchungen und Behandlungen, Vor- und Begleiterkrankungen.
- ☐ Wenn ich schon eine längere Krankengeschichte habe, bringe ich eine schriftliche Zusammenfassung meiner Beschwerden sowie der bisher erfolgten Untersuchungen und Behandlungen mit.

Das könnten Sie Ihren Arzt fragen:

- ☐ Wie würden Sie meine Beschwerden einordnen?
- ☐ Welche (weiteren) Untersuchungen sind sinnvoll und notwendig? Was sind die Vor- und Nachteile bzw. Risiken, Nebenwirkungen und Kosten der verschiedenen Untersuchungen?
- ☐ Welche Behandlungsmöglichkeiten gibt es? Welche kommen für mich infrage? Was sind die Behandlungsziele?
- ☐ Was sind die Vor- und Nachteile bzw. Risiken, Nebenwirkungen und Kosten der verschiedenen Behandlungsmöglichkeiten?
- ☐ Wann und wie oft kann bzw. soll ich wiederkommen? Kann ich auch kommen, wenn ich keine akuten Beschwerden habe? Kann ich feste, etwas längere Gesprächstermine bekommen?
- ☐ Was kann ich selbst zur Verbesserung meiner Situation beitragen?
- ☐ Was kann ich meinen Angehörigen, Freunden und Kollegen sagen? Wie können sie mich unterstützen?
- ☐ Wo kann ich weitere Hilfe bekommen (Physio- und Psychotherapeuten, Selbsthilfegruppen, Anlaufstellen im Notfall etc.)?

# Ist legitim, was hilft? – Das Esoterik-Problem

Der Umstand, dass viele Ärzte den Bedürfnissen ihrer Patienten nicht gerecht werden, trägt dazu bei, dass sich so mancher Patient in anderen Gefilden nach Trost und Beistand umsieht.

So wie Frau M. Vor einigen Wochen wurde bei ihr Brustkrebs diagnostiziert. Nun kommt sie gerade aus dem Krankenhaus und berichtet über die Erfahrungen, die sie dort gemacht hat. Die Operation ist problemlos verlaufen, und dennoch ist sie ein wenig enttäuscht über die ärztliche Behandlung. Bereits beim Aufklärungsgespräch vor der Operation, aber auch in der Besprechung der geplanten Chemotherapie fiel ihr auf, dass die Ärzte von »wir müssen die Tumorzellen zerstören«, »den Krebs ausrotten« und von der »Vernichtung des bösartigen Gewebes bei der Bestrahlung« sprachen. Als dann eine Ärztin aufmunternd zu ihr meinte, sie solle »den Kampf gegen den Krebs antreten«, fragte Frau M. die Ärztin: »Also, Frau Doktor, befinden wir uns eigentlich im Krieg?«

Damit hat Frau M. das wesentliche Element der schulmedizinischen Krebstherapie, der Onkologie, entlarvt. Diese Behandlung ist zutiefst destruktiv, auf Zerstörung ausgerichtet. Die martialischen Metaphern der Ärzte kommen nicht von ungefähr. Alles in der Onkologie ist auf den Kampf gegen den Krebs ausgerichtet. Ihre »Waffen« sind Operation, Bestrahlung, Chemotherapie und Immuntherapien. Das tut seine Wirkung, denn die Heilungsraten bei vielen Krebserkrankungen sind sehr gut und werden zunehmend besser. Aber: Das heilende, stärkende, wohltuende Element der Medizin kommt dabei viel zu kurz. Keiner kümmert sich im Krankenhaus um die Genesung, um die Stärkung der schützenden Kräfte, um die bohrenden Fragen, warum dieser Krebs gekommen ist und was man tun kann, damit er nicht wieder kommt. Auch Fachärzte und auf Krebserkrankungen spezialisierte Onkologen interessieren sich nicht für diese Themen. Damit ist der Kranke dann allein.

Frau M. hat sich im Internet umgesehen und sich an Freundinnen und Verwandte gewandt, gefragt, wo man ihr helfen kann gegen Müdigkeit, Nervenschmerzen, gegen abbrechende Fingernägel und die Scham wegen der ausfallenden Haare. Sie suchte Informationen zur Ernährung und zu einer wirksamen Umstellung ihrer Lebensweise und jemanden, der ein offenes Ohr hat für ihre große Angst. Sie ist schließlich zu einem Heilpraktiker gegangen, dessen Besuch ihr sehr wohlgetan hat. Sie hat einen Heiler gesucht, nicht nur einen destruktiven Arzt, der sie ohne Einfühlung mithilfe von nüchternen Statistiken über ihre Erkrankung informiert. Sie hat auf eine »ganzheitliche Medizin« gehofft. Ganzheitlich, das ist heute leider ein abgedroschenes Schlagwort für eine umfassende Medizin, die den ganzen Menschen ins Auge fasst und die wir uns wünschen würden. Aber das Wort »ganzheitlich« reflektiert auch, was die Schulmedizin heute zu großen Teilen ist: eine destruktive und einseitig rationale Bruchstückmedizin. Viele Kranke sind davon enttäuscht und fühlen sich verlassen.

So ergeht es sehr vielen Krebskranken, aber auch anderen an schweren chronischen Erkrankungen leidenden Menschen. Sie wenden sich der komplementären oder alternativen Medizin zu. Das zeigt auch eine Studie der Universität Freiburg, nach der 63 Prozent von 170 befragten Frauen mit Brustkrebs komplementärmedizinische Methoden nutzen; in fortgeschrittenen Stadien sind dies sogar 80 Prozent der Patientinnen. 66 Prozent von ihnen nahmen Nahrungsergänzungsmittel, 51 Prozent wendeten Mistelpräparate an, 43 Prozent bauten auf Yoga und Entspannungstechniken. 33 Prozent der Frauen nahmen pflanzliche Medikamente ein und 29 Prozent vertrauten auf die Homöopathie. Ein weiteres wichtiges Ergebnis dieser Untersuchung war, dass 93 Prozent der befragten Frauen gern noch im Krankenhaus Informationen über »helfende« alternativ- und komplementärmedizinische Behandlungsformen erhalten hätten.[65]

Wichtig ist an dieser Stelle die Unterscheidung von »Alternativmedizin« und »Komplementärmedizin«. Die Alternativmedizin sieht sich als echte Alternative *anstelle* der herkömmlichen Schulmedizin. Sie steht dem Krankheitskonzepten der wissenschaftlichen Medizin entgegen und hat eigene Konzepte für Ursachen und Behandlungsmöglichkeiten von Krankheiten. Die »Komplementärmedizin« hingegen akzeptiert grundlegend die Krankheitskonzepte der wissenschaftlichen Medizin und versteht sich *als Ergänzung* dieser konventionellen Medizin.

Sehr viele Menschen vertrauen in Deutschland auf die Komplementär- und Alternativmedizin. In der Schweiz gab es sogar im Jahr 2010 einen Volksentscheid, bei dem 67 Prozent der Schweizer Bürger dafür votierten, dass Behandlungen der Homöopathie, anthroposophischen Medizin, Neural-

---

65   Tautz E.: *Use of Complementary and Alternative Medicine in breast cancer patients and their experiences: A cross-sctional study.* European Journal of Cancer (2012) 48, 3133–3139.

therapie, Phytotherapie und der Traditionellen Chinesischen Medizin ab 2012 Leistungen der obligatorischen Krankenversicherung sein sollen. Allerdings ist dieser Beschluss auf sechs Jahre befristet, innerhalb dieser Zeit sollen die Verfahren im Hinblick auf ihre Wirksamkeit, Zweckmäßigkeit und Wirtschaftlichkeit wissenschaftlich überprüft werden.

Auch der frühere Präsident der Deutschen Bundesärztekammer Jörg-Dietrich Hoppe sprach sich vor einigen Jahren dafür aus, die Komplementärmedizin zu stärken.[66] Sein Argument: »Medizin braucht Vielfalt.« Er kritisierte, dass sich Schulmediziner und Komplementärmediziner noch sehr schwer damit täten, »zum Wohle des Patienten zusammenzuarbeiten«. Dabei gibt es immer mehr Studien, die auf die Vorteile bestimmter komplementärmedizinischer Verfahren hinweisen. Eine US-Forschergruppe untersuchte beispielsweise 100 Patienten mit einer schweren Herzinsuffizienz, also einer fortgeschrittenen Herzschwäche, von denen die Hälfte regelmäßig ein meditatives Bewegungstraining (Tai-Chi-Übungen) unter Anleitung durchführte. Die andere Hälfte erhielt stattdessen nur eine Gesundheitsberatung. Das Ergebnis war, dass das Tai-Chi-Programm mit einer wesentlich höheren Lebensqualität und einer besseren emotionalen Befindlichkeit einherging. Anerkannte oder teilweise wissenschaftlich anerkannte unterstützende, komplementärmedizinische Methoden mit erwiesenem Nutzen für den Kranken sind Ernährungstherapie, Vitamin- und Spurenelementtherapie, Enzym- und Hyperthermie sowie die Psychoonkologie, also die psychotherapeutische Betreuung krebskranker Menschen.

Hier ein klares Wort zu allen paramedizinischen Methoden, deren Nutzen bisher nicht wissenschaftlich nachgewiesen wurde, die vielen schwerkranken Menschen Heilung versprechen und dabei die wissenschaftlich begründete Schulmedizin ersetzen, ja übertrumpfen wollen: Diese Methoden können dem Menschen durch Nebenwirkungen oder Wechselwirkungen Schaden zufügen. Dies gilt beispielsweise bei der »Neuen Germanischen Therapie« nach Hamer, bei der wissenschaftlich nachgewiesenermaßen unwirksamen »Di-Bella-Multitherapie«, der »Dr. Hulda-Clark-Therapie«, bei Fernheilung, Geistheilung, bei insulinpotenzierter Therapie, der »Ukrain-Therapie« sowie der »Laetrile: Vitamin B17-Therapie« und noch vielen mehr ... [67]

---

66   Ärztezeitung 05.11.2010.
67   Münstedt K. Hübner J.: *Alternative Medizin bei Tumorerkrankungen*. Onkologe 19/2013: 117–124.

Es droht dann die Gefahr, dass sich die Heilungschancen reduzieren, selbst wenn der Kranke später doch noch die Hilfe der konventionellen Medizin beansprucht. Manche alternativmedizinische Methoden verwenden zudem Kräuter mit teilweise giftigen Inhaltsstoffen oder Inhaltsstoffe mit nicht deklarierten Hormonen. Nicht zu vergessen, dass manch ein selbst ernannter »Heiler« sich finanziell an der Not der Menschen bereichert und hohe Summen für medizinisch fragwürdige Behandlungen verlangt.

Die *Süddeutsche Zeitung* berichtete vor einiger Zeit in dem Artikel »Quacksalber und Scharlatane – Heilsame Geschäfte«, dass es im deutschsprachigen Raum derzeit etwa 10.000 Geistheiler gibt, die jährlich 90 bis 120 Millionen »geistige Heilsitzungen« absolvieren. Im Schnitt kostet eine derartige Sitzung 40 Euro. Man schätzt, dass jährlich etwa 4,8 Milliarden Euro für eine »Kontaktaufnahme mit der geistigen Welt« bezahlt werden. Diese Geistheiler sind selbst ernannte Heiler und verfügen über keinerlei Ausbildung. Von ihnen gibt es immer mehr, es ist ein regelrechter Boom. Darunter sind Exemplare wie der geschäftstüchtige »Wunderheiler von Warendorf«, ein ehemaliger Koch und Kneipenbesitzer. Für zehnmal Handauflegen verlangt er 1100 Euro. Mindestens 25.000 Menschen sollen bei ihm in den vergangenen Jahren Hilfe gesucht haben.[68]

Warum vertrauen so viele Menschen auf derart dubiose Methoden? Eine belgische Studie wies wissenschaftlich nach, dass vor allem Menschen, die an das Übernatürliche glauben, auch der Komplementär- und Alternativmedizin vertrauen.[69] Die Menschen fühlen sich von der reinen wissenschaftlichen Evidenz nicht angezogen, sie suchen das religiöse-faszinierende Irrationale in der Heilerbranche.

Ein scharfer Gegner und Analytiker der Alternativmedizin ist der wortgewaltige ehemalige Direktor der Marburger Universitäts-Hautklinik Rudolph Happle. In einem Vortrag prangert er den fehlenden Wirknachweis bei vielen alternativmedizinischen Methoden und Medikamenten am Beispiel der Misteltherapie an. Diese Misteltherapie basiert auf reiner Symbolik. Da die Mistelpflanze als ein Schmarotzer auf anderem Leben wu-

---

68  Reinhold Rühl: *Heilsame Geschäfte.* www.sueddeutsche.de vom 21. Mai 2010.
69  Bulck J. van den: *Belief in complementary and alternativw medicine is relate to age and paranormal beliifs in adults.* Eur J Public Health 2009 Jul 8. Epub.

chern muss und in kugeliger Form an Bäumen wächst, ist sie aus anthroposophischer Sicht ein Symbol für Krebswachstum. Zudem ist sie immer grün, auch im Winter. Sie ist also ohne Zeitbeziehung wie der Krebs – und auch deswegen ein Symbol für Krebswachstum. Allein daraus hat der Begründer der anthroposophischen Medizin, Rudolf Steiner, die Heilkraft der Mistel für Krebserkrankungen abgeleitet. Einen Wirknachweis in wissenschaftlicher Sicht gibt es bis heute nicht für die Misteltherapie. Deswegen wettert Happle gegen den »orakelnden Irrationalismus« einer solchen Therapieform. Als Antwort auf die Frage, warum heute so viele Menschen nach den Angeboten der Komplementärmedizin suchen, stellt er eine sehr kluge Hypothese auf: Bereits vor 200 Jahren haben sich die Menschen von der kalten Berechnung der Naturwissenschaften abgewandt und nach Ganzheitlichkeit, nach mystischem Wissen, nach Magie und Natürlichkeit gesehnt. Das war die Bewegung der Romantik. Damals entstand übrigens auch der Begriff der »Schulmedizin« – und zwar als Schimpfwort für die weltfremden Mediziner-Gelehrten, die nichts von echter Heilung verstanden. Der Mensch habe einen Hang zur Romantik, und wir erlebten heute eine Neoromantik in der Medizinlandschaft.[70]

Die meisten pseudomedizinischen und esoterischen Auswüchse sehen auf den ersten Blick nicht ganz unlogisch aus: Warum sollte es keine Energiebahnen im Körper geben? Warum sollte Wasser keine Information speichern können? Was halten Sie für wahrscheinlicher: dass Mönche nasse Laken in einem eiskalten Raum durch Meditation zum Trocknen bringen oder dass die Algenart *Chlorella* entgiftend wirkt, weil sie Schwermetalle aufnehmen kann?[71]

Sehen Sie, es ist nicht so leicht. Nicht selten werden unerforschte Bereiche der Wissenschaften als Beleg für das Funktionieren der Pseudowissenschaft herangezogen, wir benutzen unseren »gesunden Menschenverstand«, und schon finden wir uns im esoterischen Dschungel wieder.

Oft befinden sich Betroffene in einer persönlichen Lebenskrise und haben mit familiären und beruflichen Problemen zu kämpfen. Anstatt einer

---

70  Happle R.: *Alternativmedizin: Wirklich eine Alternative zur Schulmedizin?* Hautarzt 51/2000: 439–443.

71  Chlorella-Algen können zwar prinzipiell Schwermetalle aufnehmen, die angebotenen Chlorella-Tabletten enthalten jedoch keine lebendigen Algen. Die getrockneten Chlorella-Präparate können auch Schwermetalle enthalten, die vor der Verarbeitung aufgenommen wurden.

hilfreichen, differentialdiagnostischen Abklärung bieten unseriöse Heiler dann Diagnosen wie »Immunschwäche«, »Vergiftung«, »Verpilzung«, oder »Herdbelastung« oder behaupten, etwas wäre ,»aus dem Gleichgewicht geraten«. Meist werden gedachte Wege und Bahnen im Körper skizziert, die es zu beeinflussen gilt und deren Nicht-Funktionieren die Schuld allen Übels ist. Als nötige Behandlungsmaßnahme sind dann sowohl zeitlich als auch finanziell aufwendige »Ausleitungs- und Entgiftungsbehandlungen« nötig, der Körper muss wieder »ins Gleichgewicht« oder »Energien zum Fließen« gebracht werden.

Die »Behandler« machen sich dabei den Nocebo-Effekt zunutze: wenn die Betroffenen im Vorfeld durch die fragwürdigen Informationen verunsichert werden und Angst vor einer potenziellen Belastung bekommen, vielleicht sogar körperliche Symptome entwickeln, (denken Sie nur an die Probanden, die das nicht vorhandene WLAN-Signal nicht aushielten), dann kann die propagierte Heilmethode durchaus Wirkung haben.

Eine derartige »Linderung« eines eigens dafür generierten Nocebo-Effekts wird dann als Beweis für die Wirksamkeit der Methode gedeutet, was den Medizingedanken ad absurdum führt.[72]

Der amerikanische Psychiater Stephen Barrett, Betreiber der Website www.quackwatch.org, hat »Zehn Indizien für Quacksalberei« veröffentlicht:[73]

- Quacksalberei kommt nur selten schrullig daher. Die Ausdrucksweise von Quacksalbern ist wissenschaftlich, sie ziehen wissenschaftliche Quellen heran, oft sind sie wissenschaftlich ausgebildet, haben dann aber einen anderen Weg eingeschlagen.

- Quacksalber erzählen, dass die meisten Krankheiten durch falsche Ernährung entstehen oder dass man Krankheiten durch die Einnahme von nahrungsergänzenden Stoffen heilen kann. Es gibt zwar ernährungsbedingte Krankheiten, aber doch nur wenige. Wenn Ernährung bei Krank-

---

72   Dr. Markus Thoma, Folgeschäden nach alternativmedizinisch motivierten zahnärztlichen Eingriffen, Allgemeinmedizinische, psychosoziale und forensische Aspekte, Zahnärzte in Bayern, http://www.blzk.de/archiv/zbay/12_99/9912s53.html

73   Stephen Barrett, M.D.: *Ten Ways to Avoid Being Quacked*, www.quackwatch.com. Quackwatch.org wurde 1969 von Stephen Barrett gegründet und gehört zur Verbrauchervereinigung in den USA. Es ist eine gemeinnützige Organisation, deren Zweck es ist, Gesundheitsbetrug, medizinische Mythen, Sagen und Irrtümer sowie irreführende Werbung (im Internet) zu bekämpfen.

heiten ein Faktor ist, sollte man sie nicht durch die Gabe von Vitaminpräparaten behandeln, sondern durch eine Umstellung der Ernährung. [Anm.: Dies gilt besonders für die USA, wo nahrungsergänzende Vitamine einen hohen Stellenwert einnehmen.]

- Passen Sie auf bei Anekdoten, Empfehlungen und Referenzen. Wenn jemand kundtut, er sei durch unorthodoxe Methoden geheilt worden, suchen Sie oder Ihr Arzt nach einer anderen Erklärung für diese Genesung. Die meisten nicht chronischen, einmalig auftretenden Krankheiten verschwinden im Laufe der Zeit selbst, auch die meisten chronischen Krankheiten haben symptomfreie Perioden. Die meisten Menschen, die von Krebs geheilt wurden, wurden sowohl seriös als auch unorthodox behandelt, führen ihre Genesung jedoch auf letztere Behandlungsform zurück. Manche Beweise sind schlichtweg erfunden.

- Passen Sie auf bei pseudomedizinischer Ausdrucksweise. Ein Quacksalber wird Ihnen vorschlagen, Ihren Körper zu »entgiften«, ihn »chemisch ins Gleichgewicht zu bringen«, seine »nervliche Energie« freizusetzen, ihn »in Harmonie mit der Natur zu bringen« oder angebliche »Schwächen« verschiedener Organe zu korrigieren. Nicht messbare Methoden können von Erfolgen sprechen, obwohl eigentlich nichts getan und erreicht wurde.

- Hören Sie nicht auf paranoide Behauptungen. Quacksalber unken oft, dass sich Schulmedizin, Arzneimittelhersteller und der Staat gegen sie verschworen haben, um alles, was sie vertreten, zu unterdrücken. Solche Theorien wurden noch nie bewiesen. Es erscheint auch unlogisch, dass Menschen die Entwicklung von Behandlungsmethoden bekämpfen würden, die eines Tages für sie selbst oder einen Menschen, den sie lieben, hilfreich sein könnten.

- Vergessen Sie »Geheimkuren«. Richtige Wissenschaftler stellen ihr Wissen als Teil des wissenschaftlichen Fortschritts zur Verfügung. Quacksalber halten ihre Methoden eher geheim, damit andere nicht ihre Nutzlosigkeit beweisen können. Für keinen, der tatsächlich eine Heilmethode entdeckt hat, gäbe es einen vernünftigen Grund, diese geheim zu halten. Im Gegenteil, eine wirksame Heilmethode, vor allem für schwere Krankheiten, würde ihrem Entdecker großen Ruhm, Vermögen und persönliche Befriedigung bringen.

- Hüten Sie sich vor den irrtümlichen Meinungen über Kräutermedizin. Sanft, natürlich, nebenwirkungsfrei – das Bild von pflanzlichen Arzneimitteln ist durchweg positiv. Fast zu gut, meinen viele Apotheker und Ärzte, denn dadurch werden Kräuter unkritisch angewendet. Hier die drei häufigsten Irrmeinungen über pflanzliche Arzneimittel: Irrtum 1: Pflanzliche Arzneimittel kann jeder einnehmen. Falsch. Wer ein Magengeschwür hat oder hatte, für den sind beispielsweise Magenmittel oder Magentees mit Bitterstoffen tabu. Irrtum 2: Alle pflanzlichen Arzneimittel kann man dauerhaft einnehmen. Gegenbeispiele: Pfefferminze kann bei Dauergabe den Magenschließmuskel erschlaffen lassen und dadurch Sodbrennen auslösen. Wacholderbeeren können die Nieren schädigen, wenn sie jahrelang in hohen Dosen konsumiert werden. So gut diese Heilpflanzen über einen kurzen Zeitraum vertragen werden, für die Einnahme über Jahre sind sie nicht geeignet. Bedenken Sie, dass auch pflanzliche Präparate echte Arzneimittel sind, die Sie ohne den Rat von Apotheker oder Arzt nicht über längere Zeit anwenden sollten. Irrtum 3: Pflanzliche Arzneimittel sind ideal für Schwangere. Gegenbeispiele gibt es viele.

- Seien Sie kritisch gegenüber Produkten, die gegen eine Vielzahl von Krankheiten helfen sollen, die nichts miteinander zu tun haben, vor allem wenn es sich um schwere Krankheiten handelt. Es gibt kein Allheilmittel oder keine Wunderkur für jede Krankheit.
- Ignorieren Sie Appelle an Ihre Eitelkeit. Quacksalber fordern gern dazu auf, »selbst zu denken«, anstatt den kollektiven Weisheiten der Wissenschaftler-Gesellschaft zu folgen. Quacksalber überlegen auch gern laut, dass ein Heilmittel, dessen Wirksamkeit bei anderen Menschen noch nicht festgestellt werden konnte, bei Ihnen sehr wohl wirken könne.
- Lassen Sie Ihr Urteilsvermögen nicht durch Verzweiflung trüben! Wenn Sie glauben, dass sich Ihr Arzt nicht genug bemüht, oder wenn Sie die Diagnose bekommen haben, dass Ihre Krankheit unheilbar ist, und Sie diese Tatsache nicht widerstandslos akzeptieren können, kommen Sie bei Ihrer verzweifelten Suche nach einer Lösung nicht vom Weg der wissenschaftlichen Heilkunst ab. Sprechen Sie lieber mit Ihrem Arzt über Ihre Gefühle und ziehen Sie in Erwägung, einen anerkannten Spezialisten aufzusuchen.

Stephen Barrett bezieht sich hauptsächlich auf pseudomedizinische Produkte und Therapien. Häufig wird jedoch nicht nach einer medizinischen Behandlung gesucht, sondern nach einer Lösung für ganz andere Probleme, nämlich Probleme persönlicher Art – deren Auswirkungen sich nicht selten als körperliches Symptom äußern. Dabei kann es sich um alle möglichen Arten der persönlichen Krise handeln. Leider ist eine Art ganzheitlicher Arzt und Heiler nicht der geeignete Ansprechpartner in solchen Fällen. Viele Menschen suchen in Seminaren und Wochenend-Workshops instinktiv völlig das Richtige: Sie suchen Sinn. Eine Art Sinn des Lebens, Sinn ihrer Existenz und besonders den Sinn hinter der Unbill, die einem im Leben zustößt. Dieses Verlangen nach einem Sinn ist nicht nur ein zutiefst menschliches Bedürfnis, der Wiener Psychiater Viktor Frankl hielt den »Willen zum Sinn« sogar für noch tiefer im Menschen verwurzelt als den »Willen zur Lust« und den »Willen zur Macht«. Und er ist auch das Kernstück der Salutogenese.

## Salutogenese – Was uns gesund hält

Der amerikanisch-israelische Professor der Soziologie Aaron Antonovsky stellte sich irgendwann in den 70er-Jahren eine ganz und gar ungewöhnliche Frage. Sie war gleichzeitig so einfach, dass man sich danach stets wunderte, dass sie nicht schon früher gestellt wurde. Während sich die gesamte medizinische Welt damit beschäftigte zu ergründen, warum Menschen krank werden, stellte Antonovsky die Frage: Warum bleiben Menschen (trotz widriger Umstände) gesund? Im Umfeld einer ausschließlich pathogenetischen Betrachtungsweise, die sich mit Beschwerden, Symptomen und Krankheiten der Patienten beschäftigt, war das eine spektakulär neue Sichtweise. Er nannte sie Salutogenese: *Gesundheitsentstehung*, abgeleitet von dem lateinischen Wort *salus*, das Heil bedeutet, und ergänzend zur herkömmlichen *Pathogenese*, die sich mit der Entstehung des Leids beschäftigt. Antonovsky, der 1960 nach Israel gezogen war, arbeitete am Institut für Angewandte Sozialforschung in Jerusalem. Dort stieß er zur Medizinsoziologie und arbeitete an verschiedenen Forschungsprojekten über den Zusammenhang zwischen Stressfaktoren und Gesundheit beziehungsweise Krankheit. Im Rahmen dieser Forschungen beschäftige sich Antonovsky mit Frauen, die sich in ihrer Jugend in nationalsozialistischen Konzentrationslagern befunden hatten. Er stellte fest, dass fast dreißig Prozent dieser Frauen unter keinerlei psychischer Beeinträchtigung litten. Dies waren zwar, wie zu erwarten, weniger Frauen als in einer Kontrollgruppe, die keinerlei traumatische Erfahrungen gemacht hatte, aber das Ergebnis wurde zum Anlass für seinen Perspektivwechsel. Was Antonovsky faszinierte, war nicht der Unterschied zwischen der Kontrollgruppe und der Gruppe der KZ-Überlebenden. Was ihn faszinierte, war die Frage: Wie konnte es sein, dass diese knapp dreißig Prozent gesund waren – trotz des unmenschlichen Leids und der traumatischen Erfahrungen, die sie durchgemacht hatten? Was hatte sie, im Unterschied zu ihren Leidensgenossinnen, gesund gehalten? Was war an diesen Frauen so besonders, dass sie trotz der extremen Belastung nicht krank wurden?

Wenn die stressauslösenden Faktoren nur bei einem Teil der Betroffenen zu Symptomen führe, dann bedeutet das, dass nicht der Stressfaktor an sich die Reaktionen provoziert, sondern dieser Faktor vom jeweiligen Menschen verschieden interpretiert wird. Von den Gesunden anders als von den Erkrankten. Antonovsky begann, Stressfaktoren als eine Art Stimulation zu sehen, die lediglich Anspannung auslösten; wie jeder Mensch diese verarbeite, machte den Unterschied. Dem Menschen kommt demnach eine aktive Rolle zu: Anstatt einfach nur passiv »krank zu werden«, kann er wesentlich zu seiner Gesundwerdung und auch zur Erhaltung seiner Gesundheit beitragen.

Dies steht im Gegensatz zur herkömmlichen Sicht auf den menschlichen Körper als eine Art Maschine, die es im Krankheitsfall zu reparieren gilt. Je besser man die Organsysteme und Prozesse im Körper kennt, so die Annahme, desto besser könne man die Defekte derselben verstehen und behandeln. Als Ursache gelten Krankheitserreger: Viren, Bakterien, Risikofaktoren etc. Diese Sicht hat zweifellos der Medizin große Fortschritte und dem Menschen großen Nutzen beschert.

Antonovsky hingegen vervollständigt diese Sichtweise, indem er den Menschen und seine Fähigkeiten, nicht seine Organsysteme und Körperprozesse in den Mittelpunkt seiner Betrachtung stellt. Er vergleicht dazu die herkömmliche (pathogenetische) Sichtweise der Medizin mit dem Bild, einen Ertrinkenden aus dem Fluss zu retten: Sie unternimmt enorme Anstrengung, um den Menschen aus den reißenden Fluten zu retten – ohne sich jedoch zu fragen, wie er da hineingeraten ist oder warum er nicht besser schwimmen kann.

Antonovsky geht davon aus, dass es sich bei dem Fluss um den Fluss des Lebens handelt. Wir befinden uns alle in diesem Fluss, denn »ganz gesund« ist laut Antonovsky niemand. Ging man bis dato davon aus, dass es sich bei krank und gesund um ein *Entweder-Oder* handelt, das sich gegenseitig ausschließt, war seine Hypothese, dass »die Mehrheit in einer modernen Industriegesellschaft an irgendeiner Erkrankung leidet«.

Laut WHO ist Gesundheit folgendermaßen definiert: »Die Gesundheit ist ein Zustand des vollständigen körperlichen, geistigen und sozialen Wohlergehens und nicht nur das Fehlen von Krankheit oder Gebrechen.«[74]

Die traditionelle Medizin sieht die Widrigkeiten des Lebens, Stress, Krisen, Krankheiten als schädlich an und versucht, den Menschen herauszuretten, damit er den schädlichen Faktoren nicht ausgesetzt ist. Das ist utopisch. Unser ganzes Leben lang widerfahren uns Widrigkeiten, Krisen, Schicksalsschläge und Krankheiten. Frei nach der Redewendung »Irgendwas ist immer« bewegen wir uns stets irgendwo zwischen den beiden Extremen *gesund* und *krank*, wobei das Pendel mal mehr in die eine oder in die andere Richtung ausschlägt. Diese Auffassung von Gesundheit als einem steten Prozess führt Antonovsky zu seinem Schluss, dass wir letztendlich alle Schwimmer im Fluss sind:

»Niemand geht sicher am Ufer entlang. Darüber hinaus ist für mich klar, dass ein Großteil des Flusses sowohl im wörtlichen wie auch im herkömmlichen Sinn verschmutzt ist. Es gibt Gabelungen im Fluss, die zu leichten Strömungen oder in gefährliche Stromschnellen und Strudel führen. Meine Arbeit ist der Auseinandersetzung mit folgender Frage gewidmet: Wie wird man, wo immer man sich in dem Fluss befindet, dessen Natur von historischen, soziokulturellen und physikalischen Umweltbedingungen bestimmt wird, ein guter Schwimmer?«[75]

Antonovskys Vorstellung, dass wir uns alle in einem mal mehr, mal weniger gefährlichen Fluss des Lebens befinden, gibt sehr gut seine Philosophie wider. Seine Forschung beschäftigt sich mit den Schwimmern – andere Forschungen gehen der Frage auf den Grund, mit welchen Mitteln man den Menschen am besten aus dem Wasser zieht, ob sich der Flusslauf oder die eine oder andere Stromschnelle begradigen lässt oder wer warum ertrunken ist.

---

74  Verfassung der Weltgesundheitsorganisation (WHO), 1948:
    http://www.admin.ch/opc/de/classified-compilation/19460131/200906250000/0.810.1.pdf
75  A. Antonovsky: *Salutogenese. Zur Entmystifizierung der Gesundheit.* erweiterte Herausgabe von
    A. Franke (Tübingen, dgvt Verlag), H.H. Bartsch & J. Bengel (Hrsg.), 1997, S. 92.

Antonovskys Vergleich mit dem Schwimmer im Fluss verweist auf wichtige Merkmale der Salutogenese:

- Es geht nicht um die Behandlung einzelner Symptome, sondern um den ganzen Menschen und seine Fähigkeiten.
- Das einzelne Symptom an sich ist nicht wichtig, sondern die Tatsache, dass der ganze Organismus einknickt.
- Der Betroffene verfügt über entscheidende Kräfte, die zu seiner Gesundung beitragen.

Anstatt ausschließlich die krank machenden Einflüsse zu bekämpfen, wendet sich die Salutogenese den Fähigkeiten des Menschen zu: Wie können die Ressourcen eines Menschen so gestärkt werden, dass er den Kopf über Wasser halten kann? Wie werden Menschen nicht krank? Um darauf eine Antwort zu finden, muss die ganze Person in ihrem Umfeld und einschließlich all ihrer Lebensumstände gesehen werden. Wächst zum Beispiel ein Kind in einer von Armut gezeichneten Familie auf, sieht die Pathogenese die Armut als Risikofaktor (was sie auch ist) und versucht entweder präventiv das Abrutschen zu verhindern oder den Folgen, etwa geringeren Bildungschancen, entgegenzuwirken. Der salutogenetische Ansatz wäre, die individuellen Widerstandsressourcen des Kindes zu entdecken und zu fördern, das könnten zum Beispiel ein Zusammengehörigkeitsgefühl in der Gruppe oder ein erhöhter Selbstwert sein. – Der ganzheitliche Ansatz, hier ist er.
Antonovsky kommt zu dem Schluss, dass der große Unterschied zwischen denjenigen, die den Kopf oben behalten, und denjenigen, die vom Fluss fortgerissen werden, eine bestimmte Grundeinstellung zum Leben ist. Eine *Weltanschauung*, wie er einmal auf Deutsch sagte. Er nannte es »Kohärenzgefühl«. In der Psychologie bedeutet Kohärenz so viel wie »Zusammenhang, Stimmigkeit«. Antonovsky definiert dieses Kohärenzgefühl folgendermaßen:
»Das Kohärenzgefühl ist eine globale Orientierung, die ausdrückt, in welchem Ausmaß man ein durchdringendes, andauerndes und dennoch dynamisches Gefühl des Vertrauens hat, dass:

- die Stimuli [Anm.: Reize, Dinge und Widrigkeiten, die einem im Lauf des Lebens widerfahren, ob nun aus der inneren oder äußeren Umgebung) strukturiert, vorhersehbar und erklärbar sind;

- einem die Ressourcen zur Verfügung stehen, um den Anforderungen, die diese Stimuli stellen, zu begegnen;
- diese Anforderungen Herausforderungen sind, die Anstrengung und Engagement lohnen.«[76]

Es sind also drei Komponenten, die dazu beitragen, dass wir die Welt als einen stimmigen und sinnvollen Ort empfinden:

1. Die Fähigkeit, Zusammenhänge im Leben zu verstehen.
2. Die Überzeugung, dass man die Probleme, mit denen man konfrontiert wird, lösen kann. Dies kann zum Beispiel den Glauben an eine höhere, helfende Macht mit einschließen.
3. Der Wunsch, dass die ganze Sache einen Sinn hat. Diese Suche nach dem Sinn ist ein tiefes Bedürfnis der meisten Menschen. Man könnte sagen, der Mensch hat einen Hang zur Spiritualität, worauf wir später noch näher eingehen, denn diese Spiritualität kann sehr nützlich sein.

Menschen ohne diese Eigenschaften sehen Herausforderungen des Lebens stets als neue Qual eines ohnehin von Last beschwerten Lebens an. Wir alle kennen Menschen, die immer davon ausgehen, dass sich alles zum Guten wendet, dass – egal was da komme – sie das schon schaffen werden, und wir kennen auch solche, die bei jeder neuen Herausforderung die Schultern sacken lassen und seufzen: ›Schon wieder ich! Kann ich nicht *einmal* Glück haben?‹ Die Schwierigkeit, die sich stellt, ist folgende: Wie wechsle ich von einem Lager (›Immer ich!‹) zum anderen Lager (›Das wird schon!‹)? Antonovsky ging davon aus, dass die Weichen dafür in der Kindheit und Jugend gestellt werden und dass es ab circa dem 30. Lebensjahr äußerst schwierig ist, die Lager zu wechseln. Schließlich müssen eine komplette Weltanschauung und der eigene Platz in dieser Welt neu besetzt werden. Wie wir aber in den Studien über Meditation gesehen haben und worauf auch die Glücksforschung hinweist: Es ist doch möglich – und bei Weitem nicht so schwer, wie Antonovsky dachte. Und es ist auch nie zu spät dafür!

Wie wirkt sich das Kohärenzgefühl nun direkt auf die Gesundheit aus?

---

76   Aaron Antonovsky: *Salutogenese. Zur Entmystifizierung der Gesundheit.* erweiterte Herausgabe von A. Franke (Tübingen, dgvt Verlag), H.H. Bartsch & J. Bengel (Hrsg.) 1997, S. 36.

Antonovsky geht davon aus, dass das Gefühl ein »Mitentscheider« im Gehirn ist, es also mit dafür verantwortlich ist, ob eine Situation als gefährlich oder nicht gefährlich eingeschätzt wird. Das bedeutet, dass es bei der Bewältigung von Spannung hilft. Vermutet wird auch ein direkter Zusammenhang mit dem Hormonsystem, dem Immunsystem und dem Zentralnervensystem – was gut vorstellbar ist, wenn man an die Psychoneuroimmunologie denkt.[77] Ein Mensch mit einem guten Kohärenzgefühl wird außerdem instinktiv auf seine Ressourcen zurückgreifen und damit zeitnah eine Ent-Spannung herbeiführen. Und schließlich entscheidet er sich eher für einen gesundheitsfördernden Lebensstil, was ebenfalls einen direkten Einfluss auf die Gesundheit darstellt.

# Resilienz

Haben Sie schon einmal gesehen, wie sich ein zartes Löwenzahnpflänzchen mit seinen Blättern durch einen Straßenbelag aus Teer oder Beton ans Licht bohrt? Es ist immer wieder erstaunlich, welche Kraft und welche Durchsetzungskraft solch ein Pflänzchen entwickelt. Diese Widerstandsfähigkeit eines Organismus trotz ungünstiger Umstände wird als »Resilienz« bezeichnet. Das Wort *Resilienz* ist abgeleitet vom lateinischen Begriff *resilire*, was *zurückspringen, abprallen, widerstandsfähig sein* bedeutet, und wurde ursprünglich für den Bereich der Ökologie verwendet.

Dieses Resilienz-Phänomen, das dem Ansatz von Antonovky ähnlich ist, untersuchte Emmy Werner, eine US-amerikanische Entwicklungspsychologin. Sie erlangte internationale Bekanntheit durch ihre Studien mit Kindern aus armen Familien auf der Hawaii-Insel Kauai. Die Kinder lebten dort unter teilweise katastrophalen Verhältnissen. Nicht nur die Armut machte den Kindern zu schaffen, sondern auch gewalttätige Familienstrukturen und die Suchtproblematik bei einem oder beiden Elternteilen. Werner erkannte, dass sich ungefähr ein Drittel dieser Kinder trotz widrigster Vorraussetzungen positiv entwickelte. Sie wuchsen zu unauffälligen, kör-

---

[77] Die Psychoneuroimmunologie ist ein Forschungsgebiet, das die drei Felder Psyche, Nervensystem und Immunsystem in Beziehung setzt und deren Wechselwirkung untereinander untersucht.

perlich und psychisch gesunden, stabilen und kompetenten Menschen heran. Diese Kinder bezeichnete sie als *resilient*.

Wir alle kennen resiliente Menschen: Sie sind nicht so leicht aus der Bahn zu werfen und haben anscheinend eine dickere Haut als andere. Eine der bekanntesten Persönlichkeiten der letzten Jahre ist wohl Natascha Kampusch, die sich nach ihrem acht Jahre andauernden Freiheitsentzug der Welt präsentierte – nicht als Opfer, sondern als starke junge Frau, die sich nicht unterkriegen lässt. Warum gelingt es manchen Menschen, gesund und manchmal sogar gestärkt aus den größten Krisen hervorzugehen, während andere daran zerbrechen? Warum wird das Kind des einen prügelnden, alkoholkranken Vaters zu einem gebrochenen Menschen, das eines anderen zum Präsidenten der Vereinigten Staaten von Amerika (Bill Clinton)?

»Was mich nicht umbringt, macht mich nur noch härter« ist ein bekanntes Sprichwort, es könnte von einem resilienten Menschen stammen; auf resiliente Menschen trifft das auch tatsächlich zu. Sie scheinen auch in der größten Krise die Gewissheit nicht zu verlieren, dass am Ende des Tunnels ein Licht kommen wird. Als Kranke werden sie schneller gesund; mit einer chronischen Krankheit können sie besser umgehen; sie bewältigen den Alltag besser, verspüren weniger Schmerz und sind insgesamt zufriedener. Die Ärztin einer Dialysestation sagte einmal, dass man die Patienten, die zu der langwierigen und anstrengenden Prozedur der Blutwäsche kämen, in zwei Gruppen einteilen könne: in diejenigen, die mit ihrem Schicksal hadern, die unglücklich sind und diese Prozedur jedes Mal von Neuem wie einen schier unüberwindbaren Berg vor sich liegen sehen; und den anderen, die dieses Schicksal als Teil von sich angenommen haben. Die Einstellung, die die Patienten mitbrächten, mache sich direkt bemerkbar, die Letzteren klagten deutlich weniger über Schmerzen, und bei ihnen gebe es weniger Komplikationen.

»Was macht einen Menschen resilient?«, ist die Frage, mit der sich die Forschung beschäftigt. Die Resilienzforschung geht – im Gegensatz zu Antonovsky – nicht von einem entscheidenden Faktor aus, der die Vulnerabilität (Verwundbarkeit) eines Menschen bestimmt, sondern sieht ein Zusammenspiel von angeborenen und umweltbedingten Vorraussetzungen. Als angeborene Eigenschaft ist die Intelligenz zu nennen, aber auch die Fähigkeit, soziale Bindungen einzugehen. Resiliente Menschen sind offen für Veränderungen, sie sind optimistisch und sie haben Sinn für Humor. Diese Eigenschaften sichern ihnen Sympathien bei Mitmenschen und sind förderlich in dem Moment, wenn Unterstützung gebraucht wird. Auch wer mal über sich selbst lachen kann oder in einer negativen Situation das »Lachen der Verzweifelten« lacht, hadert insgesamt weniger mit seinem Schicksal. Resiliente Menschen sind davon überzeugt, dass sie ihr Schicksal selbst in der Hand haben, sie haben eine positive Weltsicht, auch Spiritualität und Glaube können hilfreich sein. Generell sind resiliente Menschen nicht sehr impulsiv oder aufbrausend, sondern ausgeglichener. Resiliente Kinder werden von ihren Erziehern oft beschrieben als anpassungsfähig, belastbar, aufmerksam, tüchtig, gescheit, neugierig und voller Selbstvertrauen. Diese Eigenschaften sind klassische Merkmale zur Persönlichkeitsbestimmung gemäß den »Big Five« der Psychologie.

Die Big Five sind ein Modell, nach dem sich die Persönlichkeit jedes Menschen charakterisieren lässt, basierend auf der Erkenntnis, dass sich alle Eigenschaften eines Menschen auf fünf Überbegriffe zurückführen lassen. Dazu wird folgenden Eigenschaften ein Skalenwert zugeordnet:

- Neurotizismus (emotionale Instabilität)
- Extraversion (Aufgeschlossenheit)
- Offenheit für Erfahrungen
- interpersonelle Verträglichkeit
- Gewissenhaftigkeit

Menschen, die als resilient bezeichnet werden, haben einen niedrigen Neurotizismus-Wert und leicht überdurchschnittliche Werte in den vier übrigen Eigenschaften.

Speziell für das Bewältigen von traumatischen Erlebnissen ist ein lange geschmähter Abwehrmechanismus des Menschen von großem Nutzen: das Verdrängen. Bis vor Kurzem war man der Überzeugung, ein belastendes Erlebnis könne nur dann verarbeitet werden, wenn es in geschützter Umgebung noch einmal bewusst gemacht und somit verarbeitet wird (psychologisches »Debriefing«). Heute geht man davon aus, dass ein »aktives Verdrängen« durchaus eine akzeptable Lösung sein kann. Deswegen wird es heutzutage auch nicht mehr als unverzichtbar angesehen, dass Seelsorger oder Psychologen nach einer Katastrophe oder nach Unfällen die Betroffenen erneut mit den Erlebnissen konfrontieren – die WHO warnte 2004 nach dem Tsunami sogar explizit davor, das zu tun. Vielmehr wird dazu übergegangen, erst mal abzuwarten und die Betroffenen emotional aufzufangen und zu stützen. Schließlich geht jeder Mensch unterschiedlich mit einem Trauma um, genauso wie auch Art und Ausmaß jedes Traumas unterschiedlich sind. Dabei handelt es sich vor allem darum, belastende Details zu vergessen – nicht das Erlebnis an sich zu leugnen. Die Kunst der Verdrängung kann also durchaus eine Selbstheilungskraft sein.

Auch äußere Einflüsse bestimmen den Grad an Resilienz, die ein Mensch besitzt. Da davon ausgegangen werden kann, dass sich die Grundzüge des Charakters in der frühen Kindheit bilden, ist in dieser Zeit Folgendes besonders wichtig:

- eine stabile, emotional-positive Beziehung zu mindestens einer Bezugsperson, aufgrund der das Kind ein sicheres Bindungsmuster entwickeln kann,
- ein durch Autorität geprägter Erziehungsstil, der durch Wertschätzung und Akzeptanz dem Kind gegenüber sowie durch ein unterstützendes und strukturierendes Erziehungsverhalten gekennzeichnet ist,
- Vorbilder für ein konstruktives Problemlösen und für prosoziale Handlungsweisen[78]
- positive Peer-Kontakte[79] und Freundschaftsbeziehungen,
- positive Erfahrungen in den Bildungseinrichtungen.[80]

Die Bezugsperson, die von größter Wichtigkeit ist, muss dabei nicht unbedingt ein Elternteil sein. Es kann genauso gut ein Großelternteil sein, ein Onkel, eine Tante oder irgendeine Person, die mit der Familie ansonsten überhaupt nichts zu tun hat. Wichtig ist lediglich, dass diese Person auf die Bedürfnisse des Kindes reagiert, es bedingungslos (nicht leistungsabhän-

---

78  Prosoziale Handlungsweisen sind Hilfeleistungen zugunsten anderer Menschen, z. B. das »Hineinversetzen« in eine andere Person, um sie besser verstehen zu können.

79  Eine Peergroup ist eine Gruppe von Gleichgestellten. Im Teenageralter heißt die Peergroup auch »Clique«. Siehe S. 112.

80  Rutter, M.: *Resilience reconsidered: Conceptual considerations, empirical findings, and policy implications.* In: Shonkoff, J. P./Meisels, S. J. (Hrsg.): *Handbook of early childhood intervention.* Cambridge: Cambridge University Press 2000. Werner, E. E.: *Protective factors and individual resilience.* In: Shonkoff, J. P./Meisels, S. J. (Hrsg.): *Handbook of early childhood intervention.* Cambridge: Cambridge University Press 2000.

gig) liebt und ihm Orientierung bietet. Eine einzige Person kann den großen Unterschied ausmachen!

Resilienz scheint also eine durchaus wünschenswerte Eigenschaft zu sein –
im Unterschied zum vulnerablen, also dem leicht zu verletzenden, empfindlichen Mensch. Aber ist das wirklich so? Jay Belsky, Psychologe an der
University of California in Davis, nennt dieses Phänomen »differential
susceptibility«, also »unterschiedliche Empfänglichkeit«. Forscher aus Bu-
dapest gehen sogar so weit, ein bestimmtes Gen für diese Unterschiedlich-
keit festzumachen: das Dopamin-Rezeptor-Gen DRD4, das am Stoffwechsel des Gehirnbotenstoffs Dopamin beteiligt ist und auch bei Verhaltensauffälligkeiten (z. B. ADHS) eine Rolle spielt. Dieses Gen weist einen sogenannten Polymorphismus auf, liegt also in verschiedenen Varianten und
verschiedenen Ausprägungen vor. Der niederländische Erziehungswissen-
schaftler Marinus van Ijzendoorn untersuchte die Eltern-Kind-Beziehun-
gen in Zusammenhang mit den verschiedenen Ausprägungen dieses Gens
und stellte fest: Die Kinder mit einer bestimmten Genvariante, dem sogenannten 7-repeat-DRD4-Allel, konnten im Alter von drei Jahren entweder
auffällig aggressiv oder besonders umgänglich sein – je nachdem, wie fein-
fühlig die Eltern auf das Kind eingingen. Dieses Allel scheint also ein In-
dikator dafür zu sein, dass die Kinder generell empfindlicher auf ihre Umgebung reagieren – im Guten wie im Schlechten. Belsky bezeichnet diese
Gene nicht als Risiko- sondern als Plastizitäts- oder Formbarkeitsgene.[81]
Thomas Boyce und sein Kollege Bruce Ellis von der University of Arizona
in Tucson haben für die unterschiedliche Empfänglichkeit von Kindern die
anschaulichen Begriffe »Löwenzahnkinder« und »Orchideenkinder« geprägt. Als Löwenzahnkinder bezeichnen sie diejenigen, die gedeihen können, wo auch immer sie sind. Sie sind robust, unempfindlich und relativ
resistent äußeren Einflüssen gegenüber. Die anderen, die Orchideenkinder, können großartig aufblühen – vorausgesetzt, sie wachsen in einem ge-
schützten, liebevollen Zuhause auf. Im anderen Fall sind sie leichter anfällig
für Depressionen oder Drogenmissbrauch.

---

81  Übersichtsartikel von Jay Belsky und Michael Pluess: *The Nature (and Nurture?) of Plasticity in
Early Human Development.* www.psychologicalscience.org/journals/pps/4_4_pdfs/belsky.pdf

Wer resilient ist, dessen »Gefühlspendel« schlägt weniger aus, weniger in die negative, aber eben auch weniger in die positive Richtung – beides hat seine Vor- und Nachteile. Zählt man sich selbst zu den empfindsameren Pflänzchen, wünscht man sich unter Umständen ein etwas dickeres Fell. Und die gute Nachricht ist: Selbst wenn der Einfluss der Umwelt bis zum Jugendalter am größten ist, so kann man doch als Erwachsener einiges zur eigenen Resilienz beitragen.

Die American Psychological Association nennt in ihrem Artikel *The Road To Resilience* (Der Weg zur Resilienz) einige wichtige Schritte, die wir hier frei übersetzen und Ihrem inneren Arzt an die Hand geben wollen :

- Entwickeln Sie gute soziale Kontakte, besonders zu Menschen, die Sie als Ihre »Unterstützer« sehen können.
- Sehen Sie Krisen nicht als unlösbare Probleme. Lernen Sie stattdessen, mit ihnen umzugehen. (Wenn das Licht am Ende des Tunnels nicht zu sehen ist, machen Sie sich klar: Es kommt eins.)
- Setzen Sie sich realistische Ziele.
- Treffen Sie aktiv Entscheidungen (statt sich z. B. einfach nur zu wünschen, etwas würde aufhören).
- Suchen Sie nach einer Möglichkeit, Erlebtes zur persönlichen Entwicklung zu nutzen.
- Bauen Sie ein positives Selbstbild auf.
- Machen Sie schwierige Situationen nicht größer, als sie sind.
- Bemühen Sie sich um eine hoffnungsvolle Perspektive. (Konzentrieren Sie sich darauf, was Sie wollen, nicht darauf, was Sie nicht wollen.)
- Kümmern Sie sich um Ihre Bedürfnisse und Gefühle.
- Finden Sie individuelle Wege zur Stärkung. (Das kann Meditation sein, Tagebuch schreiben, alles, was Ihnen hilfreich erscheint.)

Wenn Sie an Ihren inneren Arzt denken, dann ist das Konzept der Salutogenese so etwas wie sein Behandlungsraum. Die Resilienz entspräche wiederum seiner Assistentin. Ihn selbst finden wir vermutlich hier:

# Die Selbstheilungskräfte des Körpers

Ihr Körper ist, ohne dass Sie es merken, 24 Stunden am Tag damit beschäftigt, Sie aus dem Gröbsten rauszuhauen. Sollte man diesem Prozess einen Namen geben, wäre es *Vis Medicatrix Naturae*, was *heilende Kraft der Natur* bedeutet. Hippokrates gab der Selbstheilungskraft des Körpers, die uns allen innewohnt, diesen Namen. Wie weit diese Selbstheilungskräfte reichen und welch enormen Einfluss wir auf sie haben, werden wir in diesem Kapitel sehen. Die Heilkraft beruht auf dem Vermögen des Organismus zur Selbstreparatur. Was der Körper dabei zustande bringt, grenzt an ein Wunder.

Wir haben ein Jahrmillionen altes System, das uns (und auch die einfachsten Organismen) vor Krankheitserregern schützt: das *angeborene* Immunsystem. Gegen Eindringlinge sind alle unsere Körperöffnungen mit einer Abwehr ausgestattet: Antimikrobielle Enzyme in den Augen wehren Mikroorganismen ab, Harnstoff und Bakterien im Darm sorgen für eine Infektabwehr, die Salzsäure in der Magensäure und die Eiweiß abbauenden Enzyme zerstören praktisch alle Bakterien und Mikroorganismen, die sich dorthin verirren. Nur ganz wenige Bakterien (wie Helicobacter pylori) haben sich darauf spezialisiert, selbst dort zu überleben. Der Speichel hat den Mikrobenschutz Lysozym, ein Enzym, das ebenso unsere Augen schützt. Die Schleimhäute hüllen etwaige Gegner in Schleim, und unsere Haut mitsamt dem Talg, dem Schweiß und den Mikroben, die eine natürliche Flora bilden, ist die größte Barriere für Angreifer.

Schafft es ein Krankheitserreger trotzdem in den Körper, wird großes Geschütz aufgefahren: Granulozyten, natürliche Killerzellen und T-Lymphozyten fressen die Eindringlinge, schlagen Alarm und rufen andere Abwehrzellen herbei. Makrophagen, auch Riesenfresszellen genannt, können die erworbene Immunabwehr aktivieren, indem sie den Erreger zerteilen und seine Bestandteile den T-Helferzellen zeigen. Die dendritischen Zellen versuchen das Gleiche, nehmen die Bestandteile des Erregers aber mit in den nächsten Lymphknoten und zeigen sie dort vor – was die adaptive Immunabwehr aktiviert. Eine einzelne dendritische Zelle kann bis zu dreitausend T-Zellen aktivieren. Regulatoren sorgen währenddessen dafür, dass das Immunsystem nicht über das Ziel hinausschießt, Antikörper werden gebildet und heften sich direkt an den Erreger, den sie durch Verklebung und Bildung von großen Komplexen bekämpfen. Nach der ersten Infektion mit einem Erreger bleiben die Antikörper und sogenannte Gedächtniszellen erhalten, um bei einer erneuten Infektion wesentlich schneller und effizienter auf den Eindringling reagieren zu können. Mastzellen, Eosinophile und Basophile kommen bei Parasiten zum Einsatz: Sie speichern toxische Substanzen und geben sie in unmittelbarer Nähe der Parasiten wieder ab.

Das angeborene Immunsystem ist ein komplexes System. Es reagiert äußerst schnell, nur Minuten nach dem Eindringen werden die meisten Erreger erkannt und angegriffen, und bereits nach wenigen Stunden sind sie vollständig beseitigt. Es wird aber bei jedem neuen Befall wieder genauso reagieren wie beim ersten Mal. Es lernt nicht. Das *adaptive* Immunsystem, von dem bereits die Rede war, ist dagegen lern- und anpassungsfähig und »merkt sich« die Strategien seiner »Feinde«. Darauf beruht die Wirkung aller Impfungen.

Aber nicht nur gegen Erreger von außen wird gekämpft, auch körpereigene Zellen, die plötzlich entarten, werden angegriffen. Krebsforscher gehen davon aus, dass dies ständig geschieht. In fast 100 Prozent der Fälle erledigt unser Immunsystem das Problem, bevor es zu einem Tumor kommen kann – ohne dass wir es merken. Enzyme beseitigen Defekte in der Erbsubstanz DNA – jeden Tag. Permanent erneuert der Körper Zellen: Allein in der Haut etwa eine Milliarde am Tag. – Eine Art Spontan- und Selbstheilung im Kleinen.

Schneiden Sie sich in die Hand, setzen sich sofort Blutplättchen an die Stelle und versuchen zu verkleben, das zerstörte Blutgefäß wird durch einen Blutpfropf verschlossen. Fremdkörper und Keime werden durch Wundflüssigkeit herausgeschwemmt. Die Zellteilung wird an der betroffenen Stelle angeregt, Zellreste und Blutpfropf werden weggeräumt, Bindegewebe wird gebildet. Die Haut schließt sich, und neue Kollagenfasern polstern die Stelle – nur die Elastizität geht verloren.

Fast genauso gut wie die Haut kann sich übrigens das Knochenmark regenerieren. Auch die Leber ist bekannt für ihre regenerativen Stärken: Bis zu 50 Prozent ihrer selbst kann sie entbehren und trotzdem funktionieren.

Was der Körper selbst heilen kann, ist nahezu unglaublich. Ohne Behandlung von außen heilt er mehr als 90 Prozent aller Krankheiten selbst. Egal, ob Sie sich in die Hand geschnitten haben oder sich das Bein brechen: In jedem Fall kann Ihnen der Arzt nur einen Verband anlegen und die besten Vorraussetzungen schaffen. Das Gewebe und die Knochen zusammenwachsen lassen, das macht Ihr Körper ganz allein. Genau dies meinte Hippokrates, als er sagte: » Medicus curat, natura sanat.« (»Der Arzt behandelt, aber die Natur heilt.«) Das kostet den Körper allerdings viel Kraft. Damit er diese Kraft nicht andauernd verbraucht, reguliert er das Immunsystem manchmal etwas herunter – dabei hilft das Gehirn. Das Gehirn nimmt eine Art Kontrollposten ein, vielleicht ist es dieser Kontrollposten, den wir den inneren Arzt nennen können.

Wir verfügen sogar über eine körpereigene Apotheke: Die wichtigsten Medikamente hat der Körper ständig auf Lager und gibt sie – rezeptfrei – bei Bedarf ab. Das Gehirn arbeitet dabei als eine Art Sensor: Es muss auf den Körper aufpassen und ist die Schnittstelle zwischen Seele und Leib, zwischen Körper und Geist. Dieses System, das ohne unser Wissen die Heilkräfte reguliert, kann auch eindrucksvoll aufdrehen:

So geschehen in einem Krankenhaus in Italien, in dem unter anderem 14 Parkinson-Patienten untergebracht waren. – Bei Parkinson-Patienten fehlt, wie schon erwähnt, das wichtige Dopamin, was die Betroffenen erstarren lässt und ihre Bewegungsfähigkeit in steigendem Maße einschränkt. – Bei einem Erdbeben jedoch, das auch das Krankenhaus erbeben ließ, erkannte das Kontrollsystem die Gefahr und machte mobil: Diese Patienten nahmen die Beine selbst in die Hand und rannten ins Freie![82]

Die Voraussetzungen sind also gegeben: Wir bekommen ein perfektes System mit auf den Weg. Evolutionsmediziner gehen davon aus, dass die Natur genau wusste, was sie tat, als sie uns einen Einfluss auf unsere Heilung mitgegeben hat: Es erhöht die Überlebenschancen! Wenn eine Genesung am wahrscheinlichsten ist, kann auf die Selbsthilfekräfte (und die innere Apotheke) zugegriffen werden. Dabei ist es nicht so wichtig, wie objektiv diese Genesungswahrscheinlichkeit ist, wir selbst müssen davon überzeugt sein.

Wenn Menschen auf die Welt kommen, geht es relativ gut los: Körper und Hirn wissen, was sie zu tun haben, damit sie gesund bleiben. – Was passiert

---

82   Jörg Blech: *Heilen mit dem Geist*. In: Spiegel 21/2013.

also im Laufe der Zeit, dass uns dieses System, je älter wir werden, immer häufiger im Stich lässt?

Wenn wir ein Baby ansehen, wird uns die zuständige Mutter sofort bestätigen, dass dieses Baby lautstark und vehement nach der Befriedigung seiner Bedürfnisse verlangt. Wenn es jetzt Hunger hat, dann will es auch jetzt etwas zu essen. JETZT, und nicht:

- *gleich*
- *wenn wir zu Hause ankommen*
- *wenn der Film vorbei ist*
- *wenn das Restaurant aufmacht*
- *wenn alle anderen auch Hunger haben*
- oder gar: *wenn das Essen fertig ist*

Kleine Kinder passen in diesem Sinne nicht nur gut auf sich auf, sie »können« noch viel mehr. Ungeborene Babys verfügen über eine erstaunliche Regenerationsfähigkeit: Im Mutterleib operiert, kommen sie ohne Narben zur Welt.

Im Laufe der Zeit, wenn Kinder wachsen, werden sie sich mehr und mehr anpassen: dem Elternhaus, der Schulklasse, unserem Kulturkreis und unserer Zeit. Vergleicht man dieses Wachstum mit einem Hausbau, dann entspräche der Start einem stabilen, schönen Fundament. Während des Baus wird das Haus jedoch immer schräger – man lernt, immer mehr Zugeständnisse zu machen und immer weniger auf den Körper zu hören. Alles andere ist einfach wichtiger. Zu der Unachtsamkeit dem Körper gegenüber summieren sich die Schicksalsschläge, die das Leben für einen bereithält, und irgendwann, um bei dem Bild vom Haus zu bleiben, gerät das Haus in Schieflage. Das kann so weit gehen, dass es einfach zusammenbricht. Was dann zusammenbricht, ist die Schwachstelle unseres Körpers; das kann der Rücken sein, die Hüfte, das Knie oder aber der Magen oder das Herz. Was immer es auch ist, es hält der Belastung des schrägen Hauses nicht stand.

In der Regel ist die Medizin, ist Ihr behandelnder Arzt darum bemüht, diese Schwachstelle zu reparieren, bildlich gesprochen: das Haus abzustützen, damit es stehen bleiben kann. Da kommt ein Spezialist für den Rücken oder ein Spezialist für das Knie und versucht, den Schaden zu beheben. Und wenn Sie eine zweite Baustelle irgendwo im Körper haben, dann ist dafür ein anderer Spezialist zuständig. Was die Patienten, besonders chronisch Kranke in diesem Fall bräuchten, wäre ein Generalist, kein Spezialist. Einer, der hilft, den Bau zu untersuchen: Wo fing es an, schief zu werden, und wie viel vom Haus muss wieder abgebaut werden? Deswegen sind Sie so wichtig in diesem Prozess, denn Sie sind Bauherr, Architekt und Bewohner gleichzeitig. Niemand weiß so viel über dieses Haus wie Sie. Oder wie es der Theologe und Arzt Albert Schweitzer sagte:

»Jeder Patient trägt seinen eigenen Arzt innerlich bei sich. Der Patient weiß das noch nicht und kommt zu uns. Das Beste und Wichtigste ist, diesem inneren Arzt im Patienten die Chance zu geben, aktiv zu werden«

Selbstheilungskräfte stecken in uns allen. Viele Menschen wissen darum und machen instinktiv einige Dinge sehr richtig: Sie merken zum Beispiel, was ihnen guttut. Sie haben Hobbys oder Gewohnheiten, die ihre Immunabwehr stärken und den Stoffwechsel stabilisieren. Andere aber haben diesen »Draht« zu ihrem Körper nicht und nehmen ihn erst wahr, wenn ein Teil des Körpers nicht mehr funktioniert. Wie ein Patient, der darüber klagte, dass ihn plötzlich der Körper an Stellen schmerze, von denen er bis dato gar nicht wusste, dass sie Teil seines Körpers sind.

Es passiert leicht, dass man im täglichen Allerlei verlernt, auf seinen Körper zu hören. Ob stressiger Job oder zwei Kinder zu Hause: Wer noch nicht mal dazu kommt, ein Hobby zu haben, ein Buch zu lesen oder sich eine Ausstellung anzusehen (bei Müttern und im Schichtdienst tätigen Menschen auch: mal auszuschlafen), der investiert seine nicht vorhandene Zeit erst recht nicht in das Erlernen von, sagen wir, »Atemtherapie«. Und nicht nur das. Vor lauter bloßem *Funktionieren* beziehungsweise vor lauter *Ignorieren des Körpers* (falsches Sitzen im Büro, falsches Heben der Kinder, das Aufschieben von Essen oder Schlafen etc.) geht auch das Körperbewusstsein verloren, das einmal da war. – Es gibt jedoch verschiedene Methoden, um dieses Bewusstsein zurückzuholen und eine Verbindung zum Körper zu knüpfen.

Sobald Sie dies tun, sind Sie für die meisten Ärzte eine Art Albtraum-Patient. Denn so gesundheitsfördernd es auch ist, dass Sie Verantwortung für Ihren Körper übernehmen, so unbequem ist Ihre Haltung für einen Arzt, der es gewohnt ist, dass er diese Verantwortung übernimmt. Dabei wäre es doch wunderbar, wenn Ihr Arzt Ihren inneren Arzt sozusagen partnerschaftlich als seinen Kollegen anerkennen würde.

»Mit dieser Macht, die in uns allen steckt, lassen sich zwei Drittel aller Krankheiten in ihren Auswirkungen mildern«, sagt Professor Wolfram Schüffel, Leiter der Klinik für Psychosomatik an der Universität Marburg, »wenn nicht gar verhindern.« Lassen Sie sich diese Chance nicht von einem Arzt vermasseln, der einem veralteten autoritären Arzt-Patienten-Verhältnis anhängt.

Denn der innere Arzt bekämpft nicht nur Krankheiten, er kann auch präventiv dafür sorgen, dass diese gar nicht erst aufkommen. Das tut er alltäglich, denn wir sind jeden Tag Belastungen, Stress, Keimen und Viren ausgesetzt, die es auszugleichen gilt. Gar nicht erst krank zu werden, das ist noch besser als zu genesen.

Ein guter Draht zum inneren Arzt ist auch vonnöten, wenn das Immunsystem zwar gute Arbeit leistet, es aber allzu gut meint und dabei übertreibt: Plötzlich hält es beispielsweise Blütenpollen oder Katzenhaare für gefährliche Eindringlinge, gegen die es zu kämpfen gilt. Das Immunsystem entwickelt folgerichtig Antikörper, und beim nächsten Kontakt sind Niesen, tränende Augen oder Hautausschläge die Folge. Oder das Abwehrsystem entgleist fast völlig und beschert eine Autoimmunerkrankung, was heißt, dass der Körper gegen sich selbst kämpft. Etwa vier Millionen Menschen sind in Deutschland davon betroffen, sie leiden an Schuppenflechte, der Schilddrüsenkrankheit Hashimoto-Thyreoiditis, rheumatischen Erkrankungen oder chronischen Darmentzündungen. Untersuchungen der sogenannten Psychoneuroimmunologie haben gezeigt, dass der Kreislauf und das Immunsystem stimmungsabhängig reagieren.

Ähnlich sieht es übrigens im Bereich der Psyche aus: So wie es im Körper ein Immunsystem gibt, so hat auch die psychische Seite ein ihr innewohnendes Schutzsystem. Dazu gehört die Angst. Unsere gesunde Angst schützt uns beispielsweise davor, nicht bei einem Gewitter hinauszugehen oder zu schwimmen. Das ist eine Realangst, die uns vor einer Gefahr warnt und schützt. Wenn sich dieser Schutzmechanismus aber verselbstständigt, dann hat ein Mensch plötzlich vor allem Angst, wird dadurch in seinem gesamten Leben eingeengt und bedrängt. Das sind dann die heute sehr häufigen Panik- und Angststörungen, die ebenso wie Allergien im Immunsystem entgleisen und zur Krankheit werden.

Wie aber nehmen wir nun Einfluss auf dieses komplizierte System? Wo ist die Verbindung zwischen Immunsystem, Hormonen, Hirn, Angst und Bauchschmerzen? Und: Wie funktioniert das?

## Wie funktioniert das?

Wir haben bisher gehört, dass Geist, Seele und Körper eine untrennbare Einheit bilden und dass es möglich ist, mithilfe seines Geistes den Körper zu beeinflussen. Das ist zwar interessant und beeindruckend, aber für alle, die wissenschaftlich Gesichertes erwarten, sind das bis jetzt nur Geschichten. Erst durch ein Verstehen des *Wie* werden aus den Geschichten beeindruckende Fakten, und dann entstehen daraus vielleicht und hoffentlich auch Impulse, wie Sie diese Informationen umsetzen können. Also wie funktioniert das? Wie interagieren Geist, Körper und Seele? Auf welche Art und Weise kann der innere Arzt seinen Patienten behandeln?

Dies fragte sich auch eine 58-jährige Patientin, die innerhalb weniger Wochen mehrfach wegen sehr hoher Blutduckwerte mit Herzrasen als Notfall in das Krankenhaus eingeliefert worden war. Sie hatte jedes Mal Todesangst gehabt. Man untersuchte ihren Körper gründlich, auf »Herz und Nieren«, verschrieb ihr blutdrucksenkende Medikamente und entließ sie wieder nach Hause. Der Blutdruck sank kurzfristig, um sich danach immer wieder in die Höhe zu schaukeln. Schließlich suchte sie ihre Gynäkologin auf, um nachzufragen, ob diese Symptome in Zusammenhang mit den Wechseljahren stünden. Die lud sie ein, ein wenig von ihrer gegenwärtigen Lebenssituation zu erzählen, und die Patientin berichtete, dass vor wenigen Wochen ihr Bruder mit 50 Jahren an einer Krebserkrankung gestorben war. Sie hatte ihn über Monate hinweg gepflegt, genauso wie zuvor über Jahre hinweg ihre kranke Mutter. Kürzlich hatte dann auch noch ihr Sohn einen Autounfall. Es gebe auch Probleme an ihrem Arbeitsplatz und es quäle sie chronischer Schlafmangel. Während sie dies erzählte, wurde ihr Kopf immer röter, sie blickte hektisch um sich und begann krampfhaft zu weinen. Die enorme Anspannung der Frau sprang auf die Ärztin über. Auch sie atmete schneller, verkrampfte sich und spürte am eigenen Leib, welche Belastung auf dieser Frau lag.

Schon das Weinen an sich brachte der Frau eine gewisse Entlastung – wie auch die Tatsache, dass sie einmal über alles sprechen konnte. Noch kein Arzt hatte bisher mit ihr über ihre belastende Lebenssituation geredet, sondern immer nur irgendein Rezept über den Tisch gereicht. »Das ist ein Fall für Ihren inneren Arzt«, befand die Gynäkologin, und die Patientin blickte sie erstaunt an: »Und was bedeutet das?«

Es wurde zunächst besprochen, dass ihr innerer Arzt sie dazu anleiten müsse, selbst für ihre innere Entspannung zu sorgen, ihr inneres Gleichgewicht zu suchen und Methoden zu erlernen, diese innere Balance zu finden. Dazu gehöre auch, keine Additionsrechnungen von allen schlechten Erlebnissen und allen widrigen Umständen und allem Unangenehmen im eigenen Leben zu erstellen. Damit schraubt sich die Spirale der inneren Anspannung immer höher – und damit auch der Blutdruck, der sozusagen das Ventil ist und mächtig Dampf ablässt, wenn er in schwindelerregende Höhen steigt. Das Gegenteil ist das erklärte Ziel: gezielt Dampf ablassen, herunterkommen, loslassen, zur Ruhe kommen.

An diesem Beispiel wird deutlich: Unsere westliche Medizin ist derzeit zu großen Teilen eine reine Körpermedizin, die die Macht des Geistes amputiert hat und die inneren Selbsthilfekräfte des Patienten sträflich ignoriert. Dies zeigt sich in seelenlosen Wartehallen in Krankenhäusern, schmucklosen Patientenzimmern, in der fehlenden Bereitschaft der Ärzte zuzuhören und im puren Unvermögen der Körpermediziner zum einfühlsamen Gespräch bei einer gnadenlosen Labor- und Messwertgläubigkeit. Da bleibt nur eines für den Kranken: Selbsthilfe! Wenn der äußere Arzt blind ist für die wirklichen Bedürfnisse des Patienten, dann sollte der innere Arzt mobilisiert werden.

Ein großer Schritt in eine bessere Richtung, die sich von der bloßen Orientierung an Symptomen und vom Herumdoktern am Körper löst, ist die »Mind-Body-Medizin«. Sie basiert auf der Erkenntnis, dass jeder einzelne Mensch die Fähigkeit zur Selbsthilfe besitzt. Forscher wie Prof. Herbert Benson an der Harvard Medical School in Boston und an der Universität von Worcester haben das Institut für »Mind-Body-Medizin« begründet, an dem diese Therapieform erforscht und eingesetzt wird. Es wurde ein Mehrkomponenten-Programm erarbeitet, das auf den Elementen der gesunden Ernährung, der körperlichen Bewegung und der Entspannung beruht. Stressmanagement steht ganz oben auf der Liste dieser Medizin, denn heute finden 60 bis 90 Prozent aller Arztbesuche wegen stressverursachter Beschwerden statt. Deswegen ist es so wichtig, selbst erkennen zu lernen, welche Faktoren im eigenen Leben Stress auslösen. Man sollte sich selbst dabei überwachen, welche eigenen Gedanken oder Vorstellungen negativ sind, welche uns herunterziehen und uns selbst schädigen. Diese Gedanken neu zu strukturieren, neu zu bewerten, gegebenenfalls anderen und sich selbst zu verzeihen und dabei innerlich freier zu werden ist das Ziel. Und: zu erkennen, welche Rolle unsere Familie, unsere Freunde, unser soziales Umfeld in unserem Leben spielen. Durch wen werden wir belastet, wer kostet uns Energie und wer unterstützt und entlastet uns?

Auf diesem Prinzip beruht auch die sogenannte »Ordnungstherapie«, die stressreduzierende Verfahren in den Alltag integrieren will, um so eine neue Lebensordnung herzustellen. Die Umstrukturierung des Lebens mit dem Ziel der Mobilisierung von bislang verschütteten Selbstheilungskräften ist derzeit ein Forschungsschwerpunkt am Lehrstuhl für Naturheilkunde und Integrative Medizin der Universitätsklinik Essen-Mitte. Dort wird die Ordnungstherapie mit Erfolg gegen koronare Herzerkrankungen, chronisch-entzündliche Darmerkrankungen, Migräne und bei bösartigen Erkrankungen wie Brustkrebs eingesetzt. Im Rahmen dieser Ordnungstherapie werden die Beschwerden des Patienten in Zusammenhang mit seinem Lebensstil untersucht. Wesentlicher Bestandteil der Therapie ist die Reduzierung von Stressauslösern mithilfe von Entspannungsverfahren und das Integrieren gesundheitsfördernder Elemente. Gezielt gefördert wird eine Steigerung der Selbstheilungskräfte des Körpers und eine gesteigerte Eigenkompetenz und Eigenaktivität der Betroffenen.

Auch bei der »Mind-Body-Medizin« ist das Erlernen der Fähigkeit, gezielt zu entspannen, besonders wichtig. Das ist schwierig für alle, die in einem schnellen Zeittakt leben, die es gewohnt sind, an ihrer Leistungsfähigkeit gemessen zu werden, und von denen erwartet wird, perfekt zu funktionieren. Aber: Entspannung ist erlernbar. Ob das nun Yoga, Meditation oder Visualisierungstechniken oder ganz andere Verfahren sind: Jeder Mensch kann sich die Methode aussuchen, die am besten zu ihm passt.

Wie geschieht denn nun diese Kommunikation zwischen Gehirn und Körperzellen, die der Mind-Body-Medizin zugrunde liegt? Von großer Wichtigkeit ist dabei die Erkenntnis, dass sich im Körper die verschiedenen Systeme untereinander verständigen. Was früher als eigenständige und getrennt voneinander arbeitende Organsysteme gesehen und behandelt wurde, nämlich das Hormonsystem sowie das Nerven- und Immunsystem, kann man sich inzwischen als eine Art Mobile vorstellen: Sie stehen tatsächlich in andauerndem Austausch und Kontakt, wobei jedes System mit jedem interagiert. Die Organsysteme sind eng miteinander verwoben, und dieses Netz kann von der Psyche beeinflusst werden – und selbst Einfluss auf die Psyche nehmen.

Das Forschungsgebiet, das sich interdisziplinär mit den Wechselwirkungen von Psyche, Nervensystem und Immunsystem beschäftigt, nennt sich »Psychoneuroimmunologie«. Verwandt damit ist die Psychoneuroendokrinologie, die Wechselwirkungen von Geist und Hormonsystem untersucht. Das menschliche Gehirn besteht aus etwa 20 Milliarden Nervenzellen. Laut Hirnforscher Gerhard Roth aus Bremen verfügt es über insgesamt 150 Areale mit 60 Verbindungsstellen, die eine Verschaltung von etwa 9000 Arealen ermöglichen und damit die höchste Kapazität zur Informationsverarbeitung von allen Lebewesen aufweist. Bei dieser Komplexität des Nervensystems können Sie sich ein Bild davon machen, wie schwierig es sich darstellt, die Wechselwirkungen zwischen diesem System und den nicht minder komplexen Feldern der Immunologie, dem Hormonsystem und der Psyche zu erforschen. Es ist, als fische man in einem Ozean und versuche, das gesamte Ökosystem Meer anhand einer einzelnen gefangenen Sardine zu rekonstruieren.

Einige wissenschaftliche Ergebnisse bringen Licht in das Dunkel des »Wie«. Wir zählen hier die wichtigsten Erkenntnisse auf – alles kein Voodoo, sondern handfeste Biochemie:

Die Kommunikation zwischen Psyche, Nervensystem und Immunabwehr wird von Hormonen und Botenstoffen geregelt. Unter anderem von Zytokinen, das sind Proteine, die das Wachstum und die Differenzierung von Zellen regulieren. Zytokine werden bei negativen Gefühlen wie Stress, Angst oder Wut ausgeschüttet.

Eine Unterart der Zytokine regt die Zellen an, Proteine zu bilden, die sie gegen virale Infektionen widerstandsfähiger machen. Einige haben eine immunstimulierende, antivirale und antitumorale Wirkung und werden sogar als Medikament gegen Multiple Sklerose eingesetzt. Andere Zytokine sind zur Kommunikation der Immunabwehrzellen untereinander da, damit diese in koordinierter Weise Eindringlinge oder Tumorzellen bekämpfen können. Zytokine können noch einige Dinge mehr, vor allem können sie auch chronische Entzündungsprozesse auslösen. Daraus kann zum Beispiel Arteriosklerose, also eine Arterienverkalkung, entstehen, und die wiederum kann einen ganzen Rattenschwanz von unschönen Folgeerkrankungen nach sich ziehen, zum Beispiel Schlaganfall, Herzinfarkt, Angina Pectoris, Durchblutungsstörungen der Beine oder Niereninsuffizienz.

Positive Gefühle hingegen provozieren eine Ausschüttung von Serotonin und Endorphinen, welche die Abwehr unterstützen. »Wer lächelt, lebt länger«, war die leicht reißerische Zusammenfassung einer Studie, die in der Zeitschrift *Psychological Science* erschien: Forscher der Wayne State University, USA, nutzten das Baseball-Register, um sich Fotos von 230 Baseballprofis anzusehen, die alle ihre Karriere vor 1950 begonnen hatten. Die Fotos wurden vergrößert und das Lächeln der Sportler kategorisiert: breites Lächeln, kein Lächeln, teilweises Lächeln. Sie bezogen andere Faktoren, die Einfluss auf die Lebenserwartung haben, wie BMI (Body-Mass-Index), Dauer der sportlichen Laufbahn und Schullaufbahn mit ein und überprüften die Lebensdauer anhand der Sterberegister. Die Ergebnisse gingen um die Welt: Diejenigen, die ernst in die Kamera gesehen hatten, lebten im Durchschnitt sieben Jahre kürzer als diejenigen, die ein breites Lächeln zeigten.

Dabei hat selbstverständlich nicht das Lächeln an sich die Lebensdauer steigen lassen, sondern das Lächeln ist lediglich ein Zeichen für eine positive Grundhaltung – und diese hat durchaus Einfluss auf die Lebensdauer.[83]

Oft sind uns die Ergebnisse solcher Studien aus dem Volksmund bekannt: Stress macht krank, Lachen ist gesund usw. Nun treten nach und nach die wissenschaftlichen Hintergründe dieser Aussprüche zutage:

Bei Stress schüttet der Körper unter anderem Cortisol aus und verbreitet mit Botenstoffen, den Neurotransmittern, die Nachricht: Stress! Was für unseren Körper bedeutet, dass er sich darauf gefasst macht, entweder zu flüchten oder zu kämpfen. Können wir aber vor unserem Chef nicht flüchten und mit ihm kämpfen schon gar nicht, verbleiben wir im Stressmodus – ein Modus, der völlig gegen unsere Natur läuft.

Hält der Stress an, entsteht auf Dauer ein Mangel an Cortisol, das unter anderem auch für die Entzündungshemmung zuständig ist. Ein Corti-

---

83    Eric Jaffe: *The Psychological Study of Smiling.* Observer Vol. 23, No.10, December, 2010.

sol-Mangel kann also Entzündungen verursachen. Außerdem erhöht er Schmerzreize. Entzündungen in allen möglichen Organen können die Folge sein. Mit der Gabe von Cortison ist übergangsweise die Leistungsbereitschaft erhöht. Eine andauernde Erhöhung des Cortisonspiegels führt allerdings zur Verminderung der Gehirndurchblutung.

Der Stress führt auch zu einem Ungleichgewicht der Neurotransmitter. (Zu den bekanntesten Neurotransmittern gehören Dopamin und Serotonin.) Wenn diese stressbedingt über längere Zeit auf einem höheren Level produziert werden, sackt ihre Konzentration im Moment des Nachlassens der Spannung ab. Darum werden wir zum Beispiel im Urlaub erst mal krank oder haben einen Blues nach großen Glücksgefühlen, wie etwa nach der Geburt eines Kindes oder eines Kokainrausches. Ein Mangel an Serotonin kann alle möglichen Schmerzen zur Folge haben: Gelenk-oder Muskelschmerzen, Kreuzschmerzen, Nackenschmerzen, Schmerzen im Handgelenk, der Schulter, dem Knie, Kopfweh und sogar Zahnweh – und alles, obwohl Gelenk, Kreuz und Zahn völlig gesund sind. Man kann aber auch eine anhaltende Müdigkeit entwickeln, Antriebslosigkeit, Schlafstörungen, eine mangelnde Libido, Konzentrationsstörungen, eine Depression, Zwanghaftigkeit oder Angststörungen.[84]

Bekannt ist auch, dass der Körper unter akutem Stress den Botenstoff Adrenalin ausschüttet, woraufhin das Herz schneller und mit mehr Druck pumpt. Hält der Stress an, kann dies zu chronischem Bluthochdruck führen, der wiederum eine Arterienverkalkung verursachen kann, die eng mit Herzinfarkten verknüpft ist.

Die bei der Abwehr aktiven, frei beweglichen Zellen des Immunsystems reagieren auf Botenstoffe des Gehirns und des Hormonsystems. So ist das Immunsystem über Gefühle und Gemütszustände stets informiert. Depressionen wiederum beeinflussen die Ausschüttung von Botenstoffen im Gehirn und lassen auch die Werte verschiedener Entzündungsfaktoren im Blut steigen, wie etwa das sogenannte C-reaktive Protein (CRP) oder die Zytokine Interleukin-1 oder Interleukin-6, die unter anderem auch Einfluss auf das Schlaganfallrisiko haben.

---

84 Unter Stress verstehen wir hierbei nicht kurzfristige Stresssituationen, sondern ein generelles Missverhältnis zwischen Anforderungen und der zur Verfügung stehenden Kraft, Energie und Problemlösungsbereitschaft.

Dass andauernder Stress zu einem ungesund hohen Ausstoß von Cortisol
führt, was einen Rattenschwanz an körperlichen Beschwerden nach sich
ziehen kann, haben wir bereits erfahren. Körperliche Bewegung hingegen
führt dazu, dass der Körper weniger Cortisol ausschüttet und sich ein entspannter Zustand einstellt.

Dauerstress verkürzt auch direkt unsere Lebenszeit. An den Chromosomen
befinden sich sogenannte Telomere. Diese schützen die Zellen wie eine Art
Schutzhelm und werden im Laufe des Lebens immer kleiner. Ist der Schutzhelm schließlich zu klein, erhöht sich das Risiko für Krankheiten, die Lebenserwartung sinkt, die Zelle stellt schließlich die Aktivität ein und stirbt.
Stress führt dazu, dass die Telomere viel zu schnell kleiner werden – und
treibt so den Alterungsprozess voran.

Ein wichtiges Element unseres Nervensystems ist das vegetative Nervensystem, das unserem Willen entzogen ist, also sozusagen automatisch »auf
Autopilot« wichtige Körperfunktionen regelt. Das sind Regulation von
Herzschlag, Blutdruck, Muskeltonus, Verdauung, Stoffwechsel und die Atmung. Auch die Sexualorgane, die Schweißdrüsen und der innere Augen-
muskel, der die Pupillenreaktion regelt, werden vom vegetativen Nervensystem innerviert. Auf der kompletten Unmöglichkeit, diese Organe willentlich zu beeinflussen, basiert übrigens das Prinzip des Lügendetektors.
Auch das Nervensystem des Magen-Darm-Trakts gehört zum vegetativen
Nervensystem.
Das gesamte vegetative Nervensystem wird von zwei Gegenspielern reguliert: dem sogenannten Sympathikus und dem Parasympathikus. Diese
sind vereinfacht gesagt der »An«- und der »Aus«-Schalter. Der Sympathikus ist der »An-Schalter«, der uns als Steinzeitmenschen auf Flucht- oder
Panikmodus schaltete, wenn ein Untier aus den Büschen sprang, das uns
töten wollte. Ist der Sympathikus »an«, schlägt das Herz schneller, der Blutdruck steigt, die Gefäße verengen sich, das gesamte System läuft schneller, dadurch wird es wärmer und muss mit vermehrter Schweißprodukti-
on für Wärmeabfuhr sorgen. Die Spannung in den Skelettmuskeln steigt,
damit wir schnell weglaufen können, die Pupillen weiten sich, die Bronchien auch, und es wird weniger Speichel produziert. Die Magenbewegun-
gen werden verringert und die Geschlechtsorgane sozusagen abgeschaltet

– Verdauung und Sex sind im Angesicht einer tödlichen Bedrohung nicht so wichtig. Das Nebennierenmark schüttet Adrenalin aus, das macht unser Herz noch leistungsfähiger, unterdrückt die Insulinausschüttung und verstärkt die Wirkung des Sympathikus. Auch Cortisol wird vermehrt ausgeschüttet, was die Immunabwehr hemmt und die Ausschüttung der Hormone von Hypothalamus und Hypophyse. Gleichzeitig müssen, wenn wir uns im Fluchtmodus befinden, unsere Muskeln uns davon abhalten, tatsächlich wegzulaufen. Auch sie stehen unter Anspannung. Gut zu sehen ist das, wenn wir träumen. Da arbeiten diese Muskeln nicht, und man schlägt dann schon mal um sich oder »rennt« in der Vertikalen. Erstaunlicherweise braucht es manchmal gar keinen Gefahrenmoment: Allein die Erinnerung an eine schlimme oder gefährliche Situation oder ein traumatisches Erlebnis reicht aus, damit der Sympathikus auf die Pauke haut. Das Hirn kann eine reale Gefahr und eine Erinnerung nicht unterscheiden. Vertrackt wird es, wenn wir uns selbst der auslösenden Erinnerung gar nicht bewusst sind und nur die körperliche Reaktion bemerken. Nachdem das vegetative Nervensystem ein weitverzweigtes System ist, können sich diese Reaktionen auch in allen vegetativen Organsystemen zeigen: im Herz-Kreislauf-System, an der Atmung, oder im Magen-Darm-Trakt. Nach einem Albtraum beispielsweise bemerkt man fast alle Organsysteme des vegetativen Nervensystems. Man hat Atemnot, Herzrasen, ist verspannt und hat Angst, vielleicht ist einem auch noch übel.
Bei anhaltendem Stress werden Schlafen, Sex und Verdauung als zweitrangig eingestuft, und das System ist im Sympathikus-Modus damit beschäftigt, den aufgeregten Körper mit Sauerstoff und Energie zu beliefern. Der Körper ist außerdem nicht imstande, die andauernden Selbstheilungsmechanismen aufrechtzuerhalten, also die Kräfte, die beschädigte Zellen reparieren und Krankheitserreger bekämpfen. Dr. Lissa Rankin weist in ihrem Buch *Mind Over Medicine* darauf hin, dass auch den Zellen, die entarten– was ständig geschieht – und die normalerweise vom Immunsystem unschädlich gemacht werden, auf diese Weise ein Wachstum ermöglicht wird. Wenn wir jedoch den Parasympathikus aktivieren, hört die Stressreaktion auf.[85]

---

85  Dr. Lissa Rankin: *Mind over Medicine, Scientific Proof That You Can Heal Yourself.* Hay House, UK, 2013.

Der Parasympathikus ist der Ruhenerv. Er beruhigt das ganze System wieder, sobald das Gefahrenmoment vorbei ist, und sorgt für Entspannung, Erholung und Schonung. Dieser Parasympathikus ist das wichtigste Werkzeug unseres inneren Arztes, um uns wieder ins Lot zu bringen, wenn unsere inneren Systeme nicht in den Entspannungsmodus zurückschalten können, zum Beispiel durch anhaltenden Stress. Die Zentren des Parasympathikus befinden sich in bestimmten Bereichen des Hirnstamms und im sogenannten sakralen Rückenmark, das in Höhe des Kreuzbeins liegt.

Eine große Rolle wird auch dem sogenannten »Nervus Vagus« zugeschrieben. Er ist der zehnte Hirnnerv und ein wichtiger Teil des Parasympathikus. Sein Name leitet sich vom lateinischen Wort *vagare* ab, das *umherschweifen* bedeutet, weil er sich durch den Körper schlängelt wie ein Vagabund. Der Vagusnerv entspringt in unserem Gehirn[86] und läuft über den Kehlkopf zum Schlund, vorbei an den äußeren Gehörgängen in Richtung Brustraum, über Lunge und Bronchien und Herz zum Magen und schließlich bis tief in die Eingeweide.

Zu seinen Aufgaben gehören die Verlangsamung der Herzfrequenz, die Anregung der Verdauungstätigkeit im Dickdarm und im restlichen Verdauungstrakt, die Regulation der Darmentleerung und die Koordination des Vorgangs beim Wasserlassen in der Harnblase. In der Sexualität ist der Vagusnerv für den Orgasmus wichtig. Werdende Mütter berichten übrigens sehr häufig, dass ihre Babys immer dann besonders aktiv im Bauch herumstrampeln, wenn die Mutter zur Ruhe kommt, also auf den Parasympathikus umschaltet. Ungeborene Babys werden vom Parasympathikus aktiviert. Sie warten sozusagen nur darauf, dass Mama endlich einmal Ruhe gibt, dann kommt ihre Spielstunde.

Der Vagusnerv verfügt über Milliarden von Nervenzellen, die mit ihren tentakelartigen Fortsätzen an Tiere erinnern und die wiederum durch Tausende von Synapsen mit anderen Nervenzellen verknüpft sind.[87] Dieses gigantische System, diese weitverzweigte Verbindung des Gehirns mit dem Körper, ist, davon gehen Forscher aus, die wahre Verknüpfung von Seele und Körper. Der Tonus des Vagusnervs, also dessen Spannungszustand,

---

86  Genauer in der »Medulla oblongata«, dem am weitesten unten gelegenen Teil des Hirns.
87  Die Länge aller Nervenfasern des Menschen entspricht der Entfernung von der Erde zum Mond und wieder zurück.

kann durch das Atmen beeinflusst und reguliert werden: Beim Einatmen schlägt unser Herz etwas schneller als beim Ausatmen. Ein hoher Tonus der Vagusnervs bewirkt also genau die Veränderungen im Körper, die wir als tiefe Entspannung empfinden: langsamer, ruhiger Herzschlag, tiefe Atmung, Entspannung des Verdauungssystems. Auch eine erfüllte Sexualität wird durch einen hohen Vagustonus vermittelt.

Wegen dieser Verknüpfung über unsere Atmung beruhen viele »entspannende« Meditationsübungen auf Atemübungen. Auch während der Geburt können Frauen über ihre Atmung zur Aktivierung des Parasympathikus beitragen und sehr wirkungsvoll die Verarbeitung der Wehentätigkeit beeinflussen und den Geburtsschmerz reduzieren. Deswegen sind Atemübungen ein wesentlicher Bestandteil von Geburtsvorbereitungskursen.

Am Vagusnerv zeigt sich auch, warum soziale Bindungen so wichtig sind: Er reagiert auf zwischenmenschliche Kontakte, denn er empfängt auch sensorische Informationen von unseren Augen und Ohren.[88]

Die Psychologin Bethany Kok zeigte in einer sehr interessanten Feldstudie am Vergleich zweier Gruppen von Versuchspersonen, dass in der Gruppe, die regelmäßig meditierte, verstärkt positive Emotionen auftraten. Diese wiederum riefen einen signifikant höheren Vagustonus hervor als in der Kontrollgruppe. Interessant an dieser Studie war, dass dieser Effekt auch mit der verstärkten positiven Wahrnehmung sozialer Kontakte zusammenhing. Die Forscherin folgert daraus, dass es eine Aufwärtsspirale zwischen positiven Gefühlen wie Liebe, Warmherzigkeit, Güte, Barmherzigkeit und einem erhöhten Tonus der Vagusnervs gibt, der letztlich zu einem gesünderen und längeren Leben führt.[89]

Wenn Sie sich nun an unsere Mönche zu Beginn des Buches erinnern, die armen Tröpfe, denen man in einem kalten Raum nasse, kalte Tücher übergehängt hatte und die diese mit ihrer Körpertemperatur trockneten: Im Vagusnerv haben wir das Instrument gefunden, das die Mönche mittels Medi-

---

88   Stephen Porges, Ph.D.: *The Early Development of the Autonomic Nervous System Provides a Neural Platform for Social Behavior: A Polyvagal Perspective.* Brain-Body Center Department of Psychiatry University of Illinois at Chicago Chicago, IL, 2010.

89   Kok, B. E., Coffey, K. A., Cohn, M. A., Catalino, L. I., Vacharkulksemsuk, T., Algoe, S. B., Brantley, M., Fredrickson, B. L.: *How positive emotions build physical health: perceived positive social connections account for the upward spiral between positive emotions and vagal tone.* Psychol Sci. 2013 Jul 1;24(7):1123–32. doi: 10.1177/0956797612470827. Epub 2013 May 6.

tation benutzen konnten. Das ist die ganz große Entdeckung: Unser innerer Arzt stellt uns ein wirksames Werkzeug zur Verfügung, um mit unserem Körper direkt oder indirekt in Kontakt zu kommen – und zwar mit einem Teil des Körpers, auf den wir normalerweise so gut wie keinen willentlichen Einfluss haben.

## Epigenetik – Epi ... was?

Trotz aller Bemühungen, die man unternimmt, um gesund zu werden, gesund zu bleiben und gesund alt zu werden, den Genen entkommt man nicht. So dachte man zumindest lange Zeit. Tatsächlich jedoch hat die Forschung gezeigt, dass wir erheblich mehr Einfluss auf unser Erbgut haben als bisher angenommen: Wir selbst können unser Erbgut aktivieren, umprogrammieren und sogar abschalten. Unsere Gene sind nicht schlichte Informationsträger eines unabwendbaren Schicksals, wir können sie formen und ihnen unseren Stempel aufdrücken – ein ungeheures Potenzial, das in unseren eigenen Händen liegt.

Herausgefunden hat das die Epigenetik, eine Wissenschaft, die sich damit beschäftigt, welches Gen wann aktiv wird – oder eben nicht – und warum. Haben wir bis jetzt vom inneren Arzt gesprochen – hier wird er zum Molekulararzt.

Was wie esoterisches Klimbim klingt, ist vereinfacht so zu erklären: Im Erbgut unserer Zellen befinden sich sogenannte »Methylgruppen«. Das sind winzig kleine einfache Moleküle, bestehend aus einem Kohlenstoffatom und drei Wasserstoffatomen. Diese können sich irgendwo an die DNA anheften und verhindern so, dass die nachfolgende Gensequenz gelesen werden kann und ein Protein bildet. Die Methylgruppe kann das Gen so dauerhaft abschalten. Das Gen existiert dann zwar noch, es kommt aber nicht zum Einsatz, es ist stumm geschaltet. Das nennt man »Methylierung«.

Für die Lesbarkeit eines Gens, also seine Aktivierung, spielt auch die Art und Weise, wie der ungefähr zwei Meter lange DNA-Strang in die Zelle gepackt ist, eine Rolle. Damit er überhaupt dort hineinpasst, ist er wie ein Garn aufgewickelt. Die Garnrolle, um die er gewickelt ist, besteht aus sogenannten »Histonkomplexen«. Tausende davon sind in einer Zelle aneinandergereiht. Soll nun ein bestimmtes Gen aktiviert werden, muss die betreffende

Stelle zunächst einmal etwas aufgelockert werden, damit sie überhaupt lesbar wird. Die Moleküle, die das übernehmen, heißen Acetylgruppen.
Die dritte Komponente, die ein Gen stumm schalten kann, ist die RNA, die kleine Schwester der DNA. Ihre Funktion wurde erst vor einigen Jahren entdeckt und bescherte ihren Entdeckern den Nobelpreis – lange hatte man die RNA für eine unwichtige Randerscheinung gehalten. Tatsächlich aber ist sie nach einem zellinternen Vorgang in der Lage, ein Gen zu »überdecken«, sodass das zugehörige Protein nicht gebildet werden kann: Das Gen ist stumm.
Unsere Art zu leben, ob wir uns viel bewegen, uns gesund oder von Fast Food ernähren, ob wir glücklich sind – das alles hat wiederum Einfluss auf die Methylgruppen. So können eine einseitige und kohlenhydratlastige Ernährung kombiniert mit einem Mangel an Bewegung und reichlichem Alkohol- sowie Drogenkonsum dazu führen, dass sich Gene chemisch verändern, an- oder ausgeschaltet werden, was wiederum der Ursprung vieler Krankheiten ist. Diese epigenetische Veränderung funktioniert innerhalb eines Menschenlebens, innerhalb einiger Jahre. – Die genetische Veränderung hingegen braucht dafür Jahrtausende.

Wie mächtig dieser epigenetische »zweite Code«, wie er auch im Gegensatz zum Genom, dem »ersten Code«, genannt wird, ist, kann man daran sehen, wenn man sich beispielsweise Haar- und Muskelzellen ansieht: Die beiden unterscheiden sich wirklich enorm – obwohl sie gentechnisch völlig identisch sind: Sie besitzen die gleiche DNA. Ebenso wie zum Beispiel eine dicke Raupe und der daraus entstehende Schmetterling: Sie haben exakt die gleichen Gene, aber während der Zeit im Kokon verändern die Methylgruppen, Acetylgruppen, die RNA und die Histone das Tier vollständig. Eine außerordentliche epigenetische Leistung.
Ebenfalls ein besonderes Beispiel, das zeigt, welche Macht äußere Einflüsse haben, ist das der Honigbienen, denn zu Beginn, wenn sie auf die Welt kommen, sind alle Bienen gleich. Die Bienenlarven werden von den Ammen alle mit dem berühmten Gelee Royal gefüttert. Nach einiger Zeit bekommen jedoch nur noch wenige Larven den wertvollen Saft, der Rest muss mit Pollen und Nektar vorliebnehmen. Das Ergebnis sind wenige Königinnen und viele Arbeiterbienen. Ihre Gene sind immer noch die gleichen, was Arbeitsbiene und Königin jedoch unterscheidet, ist, welche Teile ihrer DNA aktiviert und welche stumm geschaltet wurden: Der Honig-

Pollenbrei führte zu einer Methylierung der Bienengene und schaltete sie stumm. Das Gelee Royal hingegen beinhaltet eine Fettsäure, die stumm geschaltete Gene wieder aktivieren kann – die der Biene wohlgemerkt. Es ist nicht nötig, dass Sie als Mensch Gelee Royal essen.

Im Tierreich sind viele Beispiele zu finden, bei denen äußere Einflüsse wie Populationsdichte, Temperatur oder Nahrung bestimmen, welches Verhalten ein Tier zeigt oder sogar, welches Geschlecht es hat.

Der Mensch ist da keine Ausnahme: Unsere Ernährung, unser Umfeld und unsere gesamten Erfahrungen haben Einfluss darauf, welches Gen inwieweit aktiviert wird. Das wiederum bedingt unser Verhalten, unsere Persönlichkeit und hat – denken Sie an die Migrantenfamilien in den USA mit den großen Kindern – Einfluss auf zum Beispiel die Körpergröße und auch das Körpergewicht.

Für den Internisten und Psychiater Prof. Dr. med. Joachim Bauer, der sich mit einem Thema der Psychoneuroimmunologie habilitiert hat, liegt »das Geheimnis von Gesundheit« für circa 98 Prozent aller Krankheiten in der Regulation der Genaktivität, das heißt, in der Art und Weise, wie der Organismus die Gene benutzt, wodurch sie angeschaltet oder abgeschaltet werden. Nur ein bis zwei Prozent aller Erkrankungen des Menschen sind durch eine genetische Mutation bedingt.[90]

Es ist also das Verhalten der Zellen, das den Unterschied macht. Die genetische Information in den circa 200 Zelltypen, die der Mensch hat, ist nämlich fast identisch – sehr zum Leidwesen der Wissenschaftler, die zehn Jahre lang die DNA des Menschen »entschlüsselten«. Groß war damals die Hoffnung, wenn nur erst unser genetischer Bauplan bekannt sei, dann wäre eine Heilung von Alzheimer, Krebs, Diabetes und vielen Krankheiten nurmehr eine Frage der Zeit. Die Gene, so schien es, beinhalteten die Antwort auf die großen Fragen der Wissenschaft, und alles schien möglich, wenn man sie kenne. Von 120.000 Genen ging man aus, die der Mensch haben sollte – eines für jedes Protein, das im Körper zu finden ist. Mit großem Tamtam wurde in den USA das *Humangenomprojekt* ins Leben gerufen. 1000 Wissenschaftler in 40 Ländern arbeiteten daran, das menschliche Erbgut zu entschlüsseln. 2003 wurde die Fertigstellung verkündet.

---

90    Joachim Bauer: *Das Gedächtnis des Körpers.* Piper Verlag, München 2004.

Als man die Gene schließlich kannte, musste man jedoch feststellen: Es handelt sich lediglich um 20.000 bis 25.000 Gene, die durch Einflüsse von außen verschieden interpretiert werden können. Und die alleinige Aneinanderreihung von rund drei Milliarden Buchstabenpaaren aus A, C, G und T beantwortet noch überhaupt gar nichts. Auch wenn das Erbgut eines Menschen, alle 25.000 Gene, bekannt ist, weiß man immer noch nicht, warum von zwei Menschen, die das gleiche Krebs-Gen in sich tragen, nur einer von beiden den Krebs auch bekommt. Tatsächlich gibt es bis heute kein einziges seriöses gentherapeutisches Verfahren an einer Klinik.

Man kannte die Fakten, aber dem Geheimnis dahinter ist man nicht auf die Schliche gekommen. Es ist vergleichbar mit dem in der Wissenschaft als »Fledermausproblem« bekannten Phänomen: Der von Thomas Nagel 1974 veröffentlichte Aufsatz: *What is it like to be a bat?* (Wie ist es, eine Fledermaus zu sein?) handelt davon, dass – egal wie viel faktisches Wissen wir über zum Beispiel eine Fledermaus haben – wir doch nie ihre Erlebnisperspektive verstehen. Auch wenn wir wissen, wie ihre Echolot-Ortung genau funktioniert und was dabei in ihrem Gehirn passiert, so können wir ihre Wahrnehmungen nicht nachvollziehen. Wir können nicht wissen, wie es *ist*, eine Fledermaus zu sein.[91]

Ebenso euphorisch wie damals mit den Genen sind die Wissenschaftler nun am Erforschen der epigenetischen Phänomene. – Prädestiniert für diese Forschung sind eineiige Zwillingspaare. Sie haben die gleichen Startvoraussetzungen, aber je früher die Geschwister getrennte Leben führen, desto stärker unterscheidet sich ihr jeweiliges Epigenom. Das kann dazu führen, dass einer der beiden eine Krankheit bekommt, die in beiden angelegt ist, und der andere nicht. – Bei aller Euphorie um die »neue« Wissenschaft und ihre vermuteten Möglichkeiten gibt es selbstverständlich immer noch die handfesten alten Erbanlagen. Haben Sie mutierte »Krebs-Gene«, ist die Wahrscheinlichkeit, bösartige Tumoren zu entwickeln, erhöht, daran lässt sich nicht rütteln. Eine ganze Reihe von Krankheiten geht auf die Erbanlage zurück. Allerdings haben sie alle gemein, dass es eher seltene Krankheiten sind, und der Anteil, den die Gene daran haben, dass die Krankheit ausbricht, wird eventuell überschätzt. Peter Spork zeigt dies in seinem Buch

---

91 Nagel, Thomas: *What Is It Like to Be a Bat?*, The Philosophical Review, Vol. 83, No. 4 (Oct., 1974).

*Der zweite Code: EPIGENETIK oder: Wie wir unser Erbgut steuern können*[92]
am Beispiel des Brustkrebs-Gens auf. Dieses Gen (BRCA1) ist je nach Analyse, so Spork, nur bei jeder zwanzigsten bis zwölften Frau mit Brustkrebs mutiert. Und auch wer ein verändertes Gen geerbt hat, muss nicht zwangsläufig an Brustkrebs erkranken. Dass wir unser »biologisches« Schicksal beeinflussen können, ist inzwischen klar – auf wie viel Prozent nun genau der Einfluss der äußeren Faktoren entfällt, daran wird noch geforscht.

Ein anschauliches Bild, wie Veranlagung und Umwelt zusammenspielen und auf den Organismus einwirken, hat schon 1942 der britische Entwicklungsgenetiker Conrad Hal Waddington (1905–1975) entworfen. »Epigenetische Landschaft« nannte er es und wurde zu seiner Zeit mit Nichtachtung gestraft, da die Wissenschaft sich vorrangig mit der Genetik beschäftigte. Erst in den 90er-Jahren erkannte man die Bedeutung seiner Arbeit. Die »Epigenetische Landschaft« müssen Sie sich so vorstellen: Sinnbildlich für den Menschen bewegt sich eine Kugel von der Spitze eines Berges hinab in Richtung Tal, wie es auch ein Skifahrer macht. Genau wie in jedem Skigebiet gibt es jedoch verschiedene Abfahrten. Und am Ende jeder Abfahrt wartet ein anderes Tal. Eines kann »Diabetes« heißen, eines »Autoimmunerkrankung«, ein anderes heißt »gesund« usw. Je weiter sich nun die Kugel oder der Skifahrer nach unten bewegt, desto schwieriger wird es, von einem Tal ins andere zu wechseln, irgendwann ist es gar unmöglich. Die Gebirgskonstellation, die vorgegebenen Täler, Berge und Abfahrten, das entspräche unseren Genen. Der Weg nach unten, den wir nehmen, ist unser Lebensweg. Und das, was die Kugel die Richtung ändern lässt, sind die äußeren Einflüsse. Sie können also nicht die Gesteinsformation verändern, wohl aber die Abfahrt wählen.
»Jeder ist seines Glückes Schmied«, sagt der Volksmund – und trifft damit mal wieder voll ins Schwarze.

Leider ist die Wissenschaft noch nicht so weit, die Frage, wie genau wir nun die Epigenetik für uns nutzen können, zu beantworten. Es existieren keine konkreten Tipps, die im Alltag umzusetzen sind, dafür ist es zu früh. Eine Ausnahme ist die Schwangerschaft. Wir wissen heute, dass bereits in der

---

92  Peter Spork: *Der zweite Code: EPIGENETIK oder: Wie wir unser Erbgut steuern können*, Rowohlt Verlag, Reinbek 2009.

Schwangerschaft im Mutterleib die zukünftigen Stoffwechselwege des noch ungeborenen Kindes geprägt werden. So fiel bei einer Untersuchung aus Großbritannien an Leihmüttern, also Frauen, die für eine andere Frau ein Kind austragen, etwas Interessantes auf: Das Geburtsgewicht der Neugeborenen hing eher vom Gewicht der Leihmutter ab als vom Gewicht der genetischen Mutter. Die Schwangere kann also durch ausgewogene Ernährung und gesunden Lebensstil sowie durch psychische Ausgeglichenheit positiv auf das Ungeborene und sein späteres Leben einwirken.

Dennoch gibt es auch für Erwachsene einige Hinweise:
Zum Beispiel kann es hilfreich sein, grünen Tee zu trinken. Grüner Tee verbesserte angeblich in Japan die Krebsstatistik und wurde so zu einem legendären Getränk, auch im Westen. Dass sich der Tee tatsächlich positiv auswirkt und vor allem, warum das so ist, lässt sich mit der Epigenetik erklären: Beim Aufbrühen löst sich Epigallocatechin (EGCG) aus den Teeblättern, ein Stoff, von dem inzwischen bekannt ist, dass er ein Gen aktivieren kann, das den Bauplan für einen den Krebs bekämpfenden Stoff kennt. In fortgeschrittenem Alter ist dieses Gen oftmals methyliert und somit untätig. Der Tee kann die betroffene Stelle »säubern« und dem Gen zu neuer Wirkung verhelfen.

Das indische Gewürz Kurkuma, auch gelber Ingwer genannt, das in der indischen Heilkunst schon lange zum Einsatz kommt, scheint dabei zu helfen, den »eng gewickelten« DNA-Strang an den Stellen zu lockern, an denen Gene sitzen, die vor Krebs schützen.

Und auch die Sojabohne ist von großem Interesse für die Forscher: Sie steht im Verdacht, epigenetisch vor Übergewicht und Krebs zu schützen – was erklären würde, warum diese Krankheiten in asiatischen Ländern viel seltener vorkommen als in den USA.

Auch Folsäure wird eine ähnliche Wirkung nachgesagt: Sie stößt einen Prozess an, der eine Stummschaltung von krebsauslösenden Genen durch Methylierung erreicht. Ist nicht ausreichend Folsäure vorhanden, ist dies nicht möglich. Ausreichend sind übrigens etwa 400 Mikrogramm pro Tag (Frauen mit Kinderwunsch, Schwangere und stillende Mütter das Doppelte). Die Aufnahme dieser Menge gestaltet sich allerdings gar nicht so einfach, denn Sie müssten laut Berechnungen der Universität Hohenheim für das Erreichen von 400 Mikrogramm Folsäure etwa 1670 Gramm frische Orangen, 480 Gramm frischen Chinakohl oder 51 Gramm frischen Blattspinat pro

Tag zu sich nehmen. Deswegen schafft es laut Bundesinstitut für Risiko-
bewertung lediglich ein Fünftel der Bevölkerung, die empfohlene Menge
Folsäure zu sich zu nehmen. (Spargel, Brokkoli, Spinat, Rote Bete, Wirsing,
Grünkohl, Chinakohl, Porree, Blumenkohl, Rosenkohl, Sauerkirschen liefern viel davon.) Eine ausreichende Versorgung mit Folsäure, vor allem in
der Schwangerschaft, ist daher nur in Form von zusätzlicher Nahrungser-
gänzung in Tablettenform möglich. Dies betrifft aber definitiv nur die Folsäure, für alle anderen Spurenelemente und Vitamine ist eine abwechs-
lungsreiche, frisch zubereitete, vollwertige Ernährung besser als alle Vita-
minpillen der Welt.

Vermutlich wird es irgendwann »epigenetische Nahrungsmittel«, Zusätze
oder Therapien geben, es ist im Moment jedoch ganz und gar unsinnig, sich
einer Methyl-Diät zu unterwerfen. Auch wenn die Wirkstoffe bestimmter
Lebensmittel unerwünschte Gene ausschalten können, so ist noch lange
nicht klar, ob sie nicht auch erwünschte Gene stumm schalten, zum Beispiel jene, die Tumore unterdrücken können.

Was allerdings als bewiesen gelten kann, ist, dass Kinder, die früh Stress
ausgesetzt waren, zum Beispiel weil ihre Mütter Hunger oder Misshandlung, Angst oder Stress erfuhren, später einmal Probleme mit dem körpereigenen Stressmanagement bekommen. Schon in der Schwangerschaft
wird das Baby durch die Nabelschnur mit ungefähr zehn Prozent des von
der Mutter ausgeschütteten Cortisols »überschwemmt«, was zur Folge hat,
dass Gene, die den Stress regulieren, stumm geschaltet werden. Diese Gene
sind dann nicht aktiv und werden es auch nicht, wenn der Stresslevel wieder sinkt. Eine Folge ist die Schwierigkeit des Kindes, den Stresslevel später einmal selbst auszubalancieren. Sein Körper hält einen hohen Stresslevel für normal, und die Wahrscheinlichkeit für eine depressive Erkrankung steigt, ebenso wie für Bluthochdruck, Herzkrankheiten, Diabetes und
Verhaltensauffälligkeiten.

Unser Lebensstil, unsere Ernährung, unsere Fähigkeit, mit Stress umzugehen und ob wir ein glücklicher Mensch sind oder nicht, hat also nicht nur
Auswirkung auf unsere eigenen Gene, sondern auch auf die unserer Kinder
und Enkel.

Als Beispiel wird in diesem Zusammenhang oft der Hungerwinter von 1944
in Holland genannt: Während dieses Winters befanden sich die Niederlande
im Krieg, die Nahrungsmittelversorgung brach zusammen, und fast 20.000

Menschen überlebten den Winter nicht. In dieser Zeit brachten die Frauen untergewichtige Kinder zur Welt, was an sich äußerst naheliegend erscheint. Ein Team von Wissenschaftlern um Dr. Tessa Roseboom konnte nach 50 Jahren rund 900 Überlebende von damals ausfindig machen. Sie untersuchten ihre Lebensgeschichten und machten eine erstaunliche Entdeckung: Die Frauen, die damals im Hungerwinter geboren wurden, brachten nicht nur selbst besonders kleine Kinder zur Welt (obwohl die Ernährungslage längst wieder entspannt war), sie litten auch häufiger an Brustkrebs und Übergewicht – und am erstaunlichsten: Sogar die Enkel dieser Frauen litten noch an einem höheren Krankheitsrisiko. »Die Hungersnot hat vermutlich bei einigen Genen einen Schalter umgelegt«, sagt Tessa Roseboom.[93]

Das Feld der Epigenetik wird in den kommenden Jahren noch interessante Einsichten in die komplizierten Vorgänge in unserem Körper liefern. Bereits jetzt hält die genetische Diagnostik in der Therapie von Brustkrebs Einzug in unsere Kliniken und Praxen. Zur Abschätzung, ob eine an Brustkrebs erkrankte Frau von einer Chemotherapie profitiert oder eher nicht, werden derzeit sogenannte genetische Signaturen erstellt. Auch die Diagnostik und Therapie mittels DNA wird schon bald eine entscheidende Rolle in der Medizin spielen: Man kann schon jetzt bei einem großen US-amerikanischen Unternehmen für weniger als 100 Dollar eine Speichelprobe auf etwa 200 genetisch bedingte Erkrankungen und auf 99 weitere Veranlagungen genetisch untersuchen lassen (https://www.23andme.com).
Ein Vorreiter ist der Firmengründer von Google, Sergey Brin. Er nutzte den Dienst der Firma (die übrigens seiner Frau gehört) und erfuhr so, dass er eine bestimmte Genmutation (LRRK2) vererbt bekommen hat. Menschen mit dieser Mutation, so hat sich herausgestellt, haben ein erhöhtes Risiko, an Morbus Parkinson zu erkranken, 28 Prozent dieser Menschen hatten Parkinson in einem Alter von 59 Jahren, im Alter von 79 Jahren waren es bereits 74 Prozent.[94] In Deutschland unterliegen derartige Tests allerdings dem Gendiagnostikgesetz und dürfen zum Schutz der Ratsuchenden ausschließlich nach ausführlicher genetischer Beratung erfolgen.

---

93  van Abeelen, A. F., Elias, S. G., Roseboom, T. J., Bossuyt, P. M., van der Schouw, Y. T., Grobbee, D. E., Uiterwaal, C. S.: Postnatal acute famine and risk of overweight: the dutch hungerwinter study. Epub 2012 May 7.

94  http://blog.23andme.com/23andme-and-you/genetics-101/understanding-the-genetics-of-parkinsons-disease-a-work-in-progress/

Will man so etwas wirklich wissen? Ist das Teil einer »schönen neuen Welt«, wie sie Aldous Huxley skizzierte – oder nützliches Wissen? Vor allem bei Krankheiten, für die es noch keine Heilung gibt? Brin selbst sieht es positiv: Er könne sich nun darauf einstellen und Vorkehrungen treffen, sagt er, und sich informieren, bevor er die Krankheit bekommt.[95] In seinem Fall heißt das konkret, dass er Sprungturmtraining betreibt, es soll eine gute Kombination von Körperbeherrschung und geistiger Fitness sein.

Tatsächlich scheint die Epigenetik, die wie ein innerer Arzt an den vorhandenen Genen herumschraubt, noch eine ganze Menge spannender Fragen aufzuwerfen – solange wir die Antworten nicht kennen, lassen Sie uns, auch im Interesse unserer Kinder und Kindeskinder, die Weichen stellen.
Doch bevor wir konkret werden und wenn Sie an einer Art Zwischenbilanz interessiert sind, wie gut Sie sich bis jetzt um sich gekümmert haben, können Sie an dieser Stelle einen Selbsttest machen. Wenn Sie endlich zur Tat schreiten wollen, blättern Sie bitte zu »Was wir tun können« auf Seite 127 und legen Sie los.

# Wie alt werde ich?

Der renommierte Präventionsmediziner und Autor Professor Christoph Bamberger hat einen Fragebogen entwickelt, der Auskunft über das individuelle »biologische Alter« und die daraus resultierende wahrscheinliche Lebenserwartung gibt. Je nach Lebensart kann Ihr biologisches Alter von Ihrem chronologischen Lebensalter um bis zu 20 Prozent abweichen. Bamberger macht dafür verschiedene Bereiche unseres Lebens verantwortlich: ein Drittel Genetik, ein Drittel Gesundheitsbewusstsein und Lebenswandel und ein Drittel »psychomentales Well-being«.
Um Ihr biologisches Alter zu erfahren, werden anhand Ihrer Antworten verschiedene Einflussgrößen gemessen. Männer beginnen den Test mit einem kleinen Vorsprung aufgrund einer etwas risikoreicheren Lebensweise und des Hormons Testosteron: Dieses dämpft das »gute« Cholesterin HDL, entgegengesetzt zum Östrogen, das es hochreguliert und eine Art Schutz-

---

95  Jacob Goldstein: *Google Founder Sergey Brin on Genetics and Parkinson's Disease*. Wall Street Journal Health Blog, 19. September 2008.

faktor vor Gefäßproblemen[96] darstellt. Abgesehen vom biologischen Alter kann auch das Alter verschiedener Organsysteme bestimmt werden, da diese verschieden schnell altern. Schreiben Sie die Anzahl Ihrer Punkte jeweils in das Feld »Punkte« ganz links UND in das/ die grau markierte/n Feld/er.

Viel Spaß!

| Frage | Punkte | Muskeln/ Knochen | Lunge | Herz | Haut | Hirn | Sex |
|---|---|---|---|---|---|---|---|
| Ihr Geschlecht? Weiblich: 0 Punkte / männlich: 12 Punkte | | | | | | | |
| Hat Ihr Kurzzeitgedächtnis in den letzten Jahren nachgelassen? Nein: 0 Punkte / etwas: 0,5 Punkte / deutlich: 1 Punkt | | | | | | | |
| Wie viele Portionen Obst und Gemüse essen Sie am Tag durchschnittlich? 5 oder mehr: 0 Punkte / 1 bis 4: 0,5 Punkte / weniger als 1: 1 Punkt | | | | | | | |
| Wie oft essen Sie Fisch? 2 x pro Woche oder häufiger: 0 Punkte / 1 x pro Woche: 0,5 Punkte / selten oder nie: 1 Punkt | | | | | | | |
| Gab es bei nahen Verwandten von Ihnen (Großeltern, Eltern, Geschwister) Fälle von vorzeitiger Demenz (beginnend vor dem 70. Lebensjahr)? Nein: 0 Punkte / ja: 4 Punkte | | | | | | | |
| Wie oft essen Sie eine Fleischmahlzeit? Maximal 2 x pro Woche: 0 Punkte 3 bis 5 x die Woche; 0,5 Punkte mehr als 5 x die Woche: 1 Punkt | | | | | | | |

96   Arterienverkalkung, Herzinfarkt, Schlaganfall.

| Frage | Punkte | Muskeln/ Knochen | Lunge | Herz | Haut | Hirn | Sex |
|---|---|---|---|---|---|---|---|
| Wie oft essen Sie Fleisch und Wurstwaren als Aufschnitt? nur ausnahmsweise: 0 Punkte / regelmäßig: 1 Punkt | | | | | | | |
| Wie oft bewegen Sie sich mindestens 30 Minuten lang (leichtes Ausdauertraining wie Joggen, Walken, Schwimmen, Fahrradfahren o. zügiges Spazierengehen)? Nie: 6 Punkte / unter 1 x pro Woche: 4 Punkte/ 1 bis 3 x pro Woche: 2 Punkte / 3 bis 7 x pro Woche: 0 Punkte | | | | | | | |
| Haben Sie Schwierigkeiten, sich auf Neues einzustellen (neue Menschen, neue Umgebung, neue Situationen?) Nein: 0 Punkte / teilweise: 0,5 Punkte / ja: 1 Punkt | | | | | | | |
| Sie leben in einer langjährigen, stabilen Partnerschaft? Trifft zu: 0 Punkte / trifft eher zu: 2 Punkte / trifft eher nicht zu: 4 Punkte / trifft nicht zu: 6 Punkte | | | | | | | |
| Ist bei Ihnen eine sexuelle Funktionsstörung bekannt (z. B. erektile Dysfunktion bei Männern, Scheidentrockenheit bei Frauen, Lustlosigkeit bei beiden Geschlechtern)? Nein: 0 Punkte / nicht sicher: 1 Punkt / ja: 2 Punkte | | | | | | | |
| Rauchen Sie aktuell? Nein: 0 Punkte / 0–1 Zigaretten pro Tag: 1 Punkt / 2-20 pro Tag: 3 Punkte / über 20 pro Tag: 4 Punkte | | | | | | | |

| Frage | Punkte | Muskeln/ Knochen | Lunge | Herz | Haut | Hirn | Sex |
|-------|--------|------------------|-------|------|------|------|-----|
| Wie viele ›pack years‹ haben Sie insgesamt in Ihrem Leben geraucht (1 pack year: 1 Jahr lang 1 Schachtel pro Tag oder ½ Jahr lang zwei Schachteln pro Tag oder 2 Jahre lang ½ Schachtel pro Tag usw.)? Unter 1 pack year: 0 Punkte / 1-10 pack years: 2 Punkte / über 10 pack years: 4 Punkte | | | | | | | |
| Wie ist Ihr Blutdruck? Unter 120/ 80: 0 Punkte Zwischen 120/80 und 140/ 90: 1,5 Punkte Mehrmals über 140/ 90: 3 Punkte Erhöht (ich nehme Medikamente): 5 Punkte Weiß ich nicht: 2,5 Punkte | | | | | | | |
| Wie viele ›Drinks‹ trinken Sie durchschnittlich pro Tag (1 Drink: 1 Flasche Bier oder 1 Glas Wein)? 0-1: 0 Punkte / 2: 2,5 Punkte / mehr als 3: 5 Punkte | | | | | | | |
| Wie ist Ihr Body Mass Index (BMI; mit Taschenrechner gerechnet: Gewicht in kg geteilt durch Größe in Metern und nochmals geteilt durch die Größe in Metern)? Unter 18: 1 Punkt / 18-25: 0 Punkte / über 25-27: 0,5 Punkte / über 27-30: 1,5 Punkte / über 30: 2,5 Punkte | | | | | | | |
| Würden Sie sich als chronisch gestresst bezeichnen? Nein: 0 Punkte / eher nein: 2 Punkte / eher ja: 4 Punkte / ja: 6 Punkte | | | | | | | |

| Frage | Punkte | Muskeln/ Knochen | Lunge | Herz | Haut | Hirn | Sex |
|---|---|---|---|---|---|---|---|
| Wie ist Ihr Taillenumfang (schmalste Stelle des Bauches, Maßband nicht eindrücken)?<br><br>Für Frauen: unter 80 cm: 0 Punkte<br>80-90 cm: 1 Punkt / über 90-100 cm: 1,5 Punkte<br>über 100 cm: 2,5 Punkte<br><br>Für Männer: unter 94 cm: 0 Punkte<br>94-105 cm: 1 Punkt / über 105-115 cm: 1,5 Punkte<br>über 115 cm: 2,5 Punkte | | | | | | | |
| Wie oft gehen Sie ins Solarium? Nie: 0 Punkte / gelegentlich: 0,5 Punkte / regelmäßig: 1 Punkt | | | | | | | |
| Wie oft pro Woche machen Sie Krafttraining, um Ihre Muskelmasse zu erhalten? Nie oder unregelmäßig: 2 Punkte /regelmäßig: 0 Punkte | | | | | | | |
| Ich nehme regelmäßig ein Vitamin-D-Präparat ein (mit 500-1000 E pro Tag) Ja: 0 Punkte / nein: 2 Punkte | | | | | | | |
| Benutzen Sie eine Creme mit Sonnenschutzfaktor 20 oder höher? Immer (d.h. auch in der Tagespflege und auch im Winter): 0 Punkte / nur wenn ich mich längere Zeit direkt der Sonne aussetze, z. B. im Urlaub: 0,5 Punkte nie: 1 Punkt | | | | | | | |
| Wie hoch ist Ihr Cholesterinwert? Unter 200: 0 Punkte / 200-250: 1,5 Punkte über 250: 3 Punkte / weiß ich nicht: 1,5 Punkte | | | | | | | |

| Frage | Punkte | Muskeln/ Knochen | Lunge | Herz | Haut | Hirn | Sex |
|---|---|---|---|---|---|---|---|
| Gab es bei nahen Verwandten von Ihnen (Großeltern, Eltern oder Geschwister) Fälle von Herzinfarkt oder Schlaganfall, die vor dem 60. Lebensjahr auftraten? Nein: 0 Punkte / 1 Fall: 3,5 Punkte / mehr als 1 Fall: 7 Punkte | | | | | | | |
| Gab es bei nahen Verwandten von Ihnen (Großeltern, Eltern oder Geschwister) Fälle von Krebs, die vor dem 60. Lebensjahr auftraten? Nein: 0 Punkte / 1 Fall: 3,5 Punkte / mehr als 1 Fall: 7 Punkte | | | | | | | |
| Gehen Sie zu den angebotenen Vorsorgeuntersuchungen (Gynäkologie, Prostatavorsorge, Darmkrebsvorsorge)? Ja: 0 Punkte / nein: 1 Punkt | | | | | | | |
| Sind Sie mit Ihrem Sexualleben zufrieden? Eher ja: 0 Punkte / geht so: 0,5 Punkte / eher nein: 1 Punkt | | | | | | | |
| Haben Sie Tätigkeiten oder Projekte, die Sie wirklich interessieren (beruflich oder als Hobby)? Ja: 0 Punkte / mitunter: 1 Punkt / nein: 2 Punkte | | | | | | | |
| Haben Sie mindestens einen echten Freund / Freundin (nicht Partnerschaft)? Ja: 0 Punkte / nein: 2 Punkte | | | | | | | |
| Wie schlafen Sie: Gut: 0 Punkte / eher gut: 1 Punkt / eher nicht so gut: 2 Punkte / schlecht: 3 Punkte | | | | | | | |

| Frage | Punkte | Muskeln/ Knochen | Lunge | Herz | Haut | Hirn | Sex |
|---|---|---|---|---|---|---|---|
| Bei mir ist eine Arthrose in einem oder mehreren Gelenken bekannt; ich habe Beschwerden in Gelenken bzw. im Rücken. Nein: 0 Punkte / beginnend: 0,5 Punkte / ja, deutliche Beschwerden: 1 Punkt | | | | | | | |
| Wie viele Urlaube in der Sonne haben Sie in Ihrem Leben durchschnittlich gemacht? Bis 1 Sonnenurlaub pro Jahr: 0 Punkte mehr als 1 Sonnenurlaub pro Jahr: 0,5 Punkte ich lebe an einem sonnenreichen Ort und bin jeden Tag in der Sonne: 1 Punkt | | | | | | | |
| Würden Sie sich insgesamt als glücklichen Menschen bezeichnen? Ja: 0 Punkte / eher ja: 2 Punkte / eher nein: 4 Punkte / nein: 6 Punkte | | | | | | | |
| Gesamtpunktzahl: | | | | | | | |

*Auswertung*:

Um Ihr biologisches Alter und Ihre Lebenserwartung zu bestimmen, setzen Sie jeweils die Gesamtpunktzahl in die Formel ein, für die einzelnen Organsysteme setzen Sie die Gesamtpunktzahlen der jeweiligen Kategorie ein:

Biologisches Alter:
(Gesamtpunktzahl – 54) × Lebensalter × 0,00427 + Lebensalter = Biologisches Alter

Lebenserwartung:
-0,333 × Gesamtpunktzahl + 96 = Lebenserwartung

Ihr biologisches Herzalter:
(Punktzahl – 42) × Lebensalter × 0,0055 + Lebensalter = Biologisches Herzalter

Ihr biologisches Hirnalter:
(Punktzahl − 37,5) × Lebensalter × 0,00615 + Lebensalter = Biologisches Hirnalter

Ihr biologisches Hautalter:
(Punktzahl − 22) × Lebensalter × 0,0105 + Lebensalter = Biologisches Hautalter

Ihr biologisches Muskel- und Knochenalter:
(Punktzahl − 7) × Lebensalter × 0,033 + Lebensalter = Biologisches Muskel- und Knochenalter

Ihr biologisches Lungenalter:
(Punktzahl − 8) × Lebensalter × 0,029 + Lebensalter = Biologisches Lungenalter

Ihr biologisches Sexualalter:
(Punktzahl − 26,5) × Lebensalter × 0,0087 + Lebensalter = Biologisches Sexalter

# Was wir tun können

Den allerersten Schritt, den Sie tun können, haben Sie schon hinter sich: Sie interessieren sich dafür, was Sie selbst unternehmen können, damit Sie gesund werden, gesund bleiben oder gesund alt werden. Sehr gut! Sie übernehmen Verantwortung für sich!

Zu sehr sind wir es gewöhnt, unseren Körper zu benutzen und erst auf ihn zu hören, wenn er nicht mehr funktioniert. Früher stand noch in jedem Haushalt ein Buch mit Hausmitteln gegen Erkältung und andere Wehwehchen, Ratgeber-Literatur gibt es auch heute in Hülle und Fülle, doch zunehmend wird die eigene Initiative ersetzt durch den Gang zum Arzt oder zur Apotheke. Das Motto »Fragen Sie Ihren Arzt oder Apotheker« wird uns ja täglich förmlich eingetrichtert. Das ist eine der Auswirkungen der dominierenden Medizingläubigkeit: Die Medizin ist für alles Kranke zuständig – nicht mehr wir selbst.

Um nun aber unseren inneren Arzt zu wecken und unsere Selbstheilungskräfte wieder zu aktivieren, ist es nötig, diese Zuständigkeit zum Teil wieder zurückzuerlangen. Unsere Gesundheit an Leib und Seele liegt in erster Linie in unserer eigenen Verantwortung. Wir können uns nicht einfach zum Reparieren abgeben. Wie können uns lediglich beim Reparieren helfen lassen.

Dazu gehört, dass jeder Mensch selbst herausfinden sollte, was ihm persönlich helfen könnte. Was für den einen heilsam ist, ist für einen anderen möglicherweise schädlich. Was Ihnen persönlich hilft und guttut, wissen wir nicht, und das herauszufinden, kann Ihnen auch niemand abnehmen, kein Arzt und kein Heiler. Wir können Ihnen aber viele Anregungen an die Hand geben. Diese sind bunt gemischt, und es sind auch diejenigen dabei, bei denen wir selbst die Augenbrauen hochziehen – aber vielleicht ist das genau die Anregung, die Ihnen hilft. Gehen Sie also mit uns auf die Suche.

# Meditieren Sie

Falls Sie Ihren inneren Arzt noch nicht kennen oder ihn nicht hören können, dann könnte Meditation für Sie ein sehr geeignetes Mittel sein, um das Gehör für ihn zu schärfen oder ihn wiederzufinden – denn er ist immer da; Sie haben nur eventuell vergessen, wie er zu Ihnen spricht.

Für eine Meditation ist es gar nicht nötig, OMM zu sagen, und Sie müssen sich auch keine Buddha-Statue in den Garten stellen oder irgendwelche Verrenkungen machen: Meditation gibt es ganz ohne spirituellen Klimbim. Es handelt sich lediglich um die Anwendung von Techniken, die die Wahrnehmung und den Umgang mit sich selbst fördern und gezielt einüben.

Aber was passiert da eigentlich genau, was verändert sich durch Meditation? Wenn Sie sich an unsere Mönche eingangs (siehe Kapitel: »Irgendetwas muss da sein«, S. 11) erinnern, kann Meditation noch viel mehr. Da lässt sich unter anderem anführen:

Bei schweren Krankheiten wie Krebs oder auch bei HIV-positiven Menschen kann eine die Therapie begleitende Meditation von großem gesundheitlichem Nutzen sein. Eine Studie aus dem Jahr 2011 fand heraus, dass Patientinnen mit Brustkrebs in mehrfacher Hinsicht von einer bestimmten Form der Meditation, der sogenannten achtsamkeitsbasierten Stressreduktion (Mindfulness-Based Stress Reduction, MBSR), profitierten. Für die Studie wurden zwei Gruppen von Patientinnen verglichen, die kurz zuvor wegen Brustkrebs operiert worden waren. Eine Gruppe der Patientinnen machte nach der Operation ein achtwöchiges Ausbildungs- und Übungsprogramm in Achtsamkeitsmeditation, die andere Gruppe nicht. Vor Beginn des Programms war bei allen Frauen bedingt durch den Stress der Operation und der erheblichen Belastung durch die schwerwiegende Diagnose Brustkrebs die Aktivität von bestimmten, für das Immunsystem wichtigen Zellen, den sogenannten natürlichen Killerzellen, und der Interferon-gamma-Produktion reduziert. Die Plasma-Cortisolspiegel, die als Maß für den Stresspegel der Patientinnen gelten, waren bei allen Frauen erhöht. Der interessante Befund dieser Studie war: Nach dem MBSR-Meditations-Programm normalisierte sich nur in der Meditationsgruppe die Aktivität dieser natürlichen Killerzellen und die Produktion des Gamma-Interferons, der Cortisolspiegel sank ab. In der zweiten Gruppe, die keine Meditation praktiziert hatte, veränderten sich diese Parameter im Blut nicht. Außerdem berichteten die Frauen in der Meditations-gruppe über eine insgesamt bessere Lebensqualität und eine deutlich ver-besserte Fähigkeit zur Krankheitsverarbeitung.[97] – Meditation kann also das Immunsystem beeinflussen, und dies sogar mit einer Wirkung, die mehrere Monate andauert, wie sich in dieser Studie zeigte.

Andere Untersuchungen wiesen nach: Meditation erhöht die Masse der grauen Substanz in den Bereichen des Gehirns, die für Aufmerksamkeit, Konzentrationsfähigkeit und Erinnerung wichtig sind. Sie ist geeignet, dem Phänomen des psychischen wie physischen Erschöpft- und Ausgebrannt-Seins, das Burn-out genannt wird, vorzubeugen, und beeinflusst direkt den Körper: Das Immunsystem arbeitet besser, der Blutdruck sinkt und die Ak-tivität der Enzyme steigt.[98]

Meditation kann auch die Aktivität des Vagusnervs erhöhen, den wir im Kapitel »Wie funktioniert das?« kennengelernt haben und der als wichtigs-ter Nerv des parasympathischen Nervensystems in zahlreiche Abläufe im Körper verwickelt ist. Meditation verändert die Verknüpfungen der Zellen und deren Kommunikation untereinander. Je mehr Sie meditieren, desto mehr verändert sich das Gehirn. Diesem Vorgang liegt die grundlegende Fähigkeit zur Formbarkeit, der Plastizität der wichtigsten Verschaltungs-stellen zwischen den Nerven, der Synapsen zugrunde. Und je mehr Sie trai-niert sind, Ihre Aufmerksamkeit nach innen zu richten, desto leichter fällt es Ihnen im Alltag, ausgeglichen, wach und aufmerksam zu sein. Meditati-on ist von ihrer Natur her beobachtend, was sich positiv auf angstgeplagte Menschen und Patienten mit chronischen Schmerzen auswirkt: Man lernt, Zustände zu bemerken, aber ohne zu versuchen, sie zu unterdrücken und ohne sich »hineinzusteigern«. Man schafft praktisch eine Schaltstelle zwi-schen dem Reiz und der automatischen Reaktion. Genau dies meint auch der Ausspruch des österreichischen Psychiaters und Begründers der Logo-therapie Viktor E. Frankl: »Zwischen Reiz und Reaktion liegt ein Raum. In

---

97 Witek-Janusek, L., Albuquerque, K., Chroniak, K. R., Chroniak, C., Durazo-Arvizu, R., Mathews, H. L.: Effect of mindfulness based stress reduction on immune function, quality of life and coping in women newly diagnosed with early stage breast cancer. Brain Behav Immun. 2008 Aug; 22(6): 969–81. doi: 10.1016/j.bbi.2008.01.012. Epub 2008 Mar 21.

98 Enzyme steuern einen großen Teil der biochemischen Reaktionen im Körper, das beinhaltet die Verdauung und auch die Replikation der Erbinformationen.

diesem Raum liegt unsere Macht zur Wahl unserer Reaktion. In unserer Reaktion liegen unsere Entwicklung und unsere Freiheit.«[99] Das hat zur Folge,
dass die Betroffenen die Angst und Schmerzen noch bemerken, wahrnehmen, aber sich emotional nicht mehr davon mitreißen lassen, was sich wiederum positiv auf ihr vegetatives Nervensystem auswirkt.

Meditieren vertreibt Angst und Sorgen – besser gesagt: Angst und Sorgen
vergehen zwar nicht, aber man bleibt bei ihrem Angesicht gelassener, und
Schmerzpatienten gewinnen Lebensqualität. Es wurde auch eine Veränderung einer Region des Gehirns bemerkt, die »Insellappen« genannt wird
und die für das Erkennen von Empfindungen wichtig ist.

Und eine weitere schöne Nebenwirkung der Meditation ist: Das Gehirn al-
tert langsamer.

Wie macht sie das nur?

In dem Artikel *Taking the Measure of Mind* (Die Vermessung des Geistes) in
der Zeitschrift *Shambhla Sun* beschreibt Richard Davidson dies sehr bild-
haft und stark vereinfacht: »Die Schnellstraßen, die in unser Hirn gegra-
ben sind, bringen uns schneller an die Stellen, an die man hin will – dies
können auch wenig wünschenswerte Stellen sein, wie Ärger, Eifersucht und
Depression. Durch Training kann man diese Schnellstraßen im Hirn verle-
gen. (Anm.: hin zu Freude, Glück und Mitgefühl.) Wenn Sie diesen neuen
Straßen folgen, hat das positive Auswirkungen auf unseren Geist, wie eine
größere Ausgeglichenheit und eine Kombination von Aufmerksamkeit und
Entspannung.«[100]

Ähnliche Aussagen kommen auch von der Glücksforschung, die ebenfalls
herausgefunden hat, dass Glück »erlernbar« ist: Je mehr wir durch praktische Übungen die «Glückspfade» im Gehirn ausbauen, desto zufriedener
werden wir. Ganz praktisch gesehen kann dies auch bedeuten, wie einige
Studien zeigten, dass Menschen, die üben, sehr oft zu lächeln, weniger zu
depressiven Verstimmungen neigen als solche, die ihre Mundwinkel hängen lassen. Wichtig ist dabei aber ein »richtiges« Lächeln, bei dem alle 17

99  Stephen R. Covey: *Prisoners of Our Thoughts*. Übersetzung von Alex Pattakos: *Gefangene unse-
    rer Gedanken, Viktor Frankls 7 Prinzipien, die Leben und Arbeit Sinn geben*. Linde international,
    Wien 2011.
100  Barry Boyce: *Taking the Measures of Mind*. Shambhla Sun, März 2012, Seite 42.

Muskelgruppen im Gesicht aktiv werden – am besten zu erkennen an den Augenwinkeln: Die müssen Fältchen werfen.

Wie lange dauert es nun, bis sich messbare Erfolge bei der Meditation einstellen? Die gute Nachricht: Das geht ganz fix. Das bedeutet nicht, dass Sie dann bereits so perfekt meditieren wie ein buddhistischer Mönch nach jahrzehntelanger Praxis. Aber nach acht Wochen werden Sie bereits einen Erfolg spüren:

Die Neurowissenschaftlerin Sara Lazar erforschte mit einem Team am Massachusetts General Hospital die Auswirkungen eines achtwöchigen Meditationsprogramms. Dazu schoben sie die 16 Teilnehmer jeweils zwei Wochen vor und zwei Wochen nach Beginn des Meditationsprogramms in den funktionellen Kernspin-Tomografen und sahen sich deren Gehirne an. Während des Programms bekamen die Teilnehmer eine wöchentliche Unterweisung in Achtsamkeitsbasierter Meditation, die auf eine »nicht wertende Wahrnehmung« von Gefühlen, Gemütslage und Sinneswahrnehmungen ausgerichtet ist, und Audio-Anleitungen für die Meditation zu Hause. Die Teilnehmer verbrachten im Schnitt 27 Minuten täglich mit den Achtsamkeitsbasierten Übungen. Nach acht Wochen war zu sehen, dass sich die graue Substanz in der Gehirnregion Hippocampus verdichtet hatte, eine Region, die für Lernen und Erinnerung zuständig ist, aber auch für die Selbstwahrnehmung, Mitgefühl und Selbstprüfung eine Rolle spielt. Den Rückgang von Stress, von dem die Teilnehmer berichteten, führten die Wissenschaftler auf die vermehrte Durchblutung und stärkere Aktivität in der Amygdala[101] zurück. Sie spielt eine wichtige Rolle bei emotionalen Mechanismen wie Stress und Angst. Bei einer Kontrollgruppe, die kein Meditationsprogramm durchlief, wurden keine Veränderungen beobachtet.[102]

Die Leiterin des Programms, Sara Lazar, gab in einem Interview mit dem Wissenschaftsjournalisten Jörg Blech an, selbst vier- bis fünfmal die Woche zu meditieren. Studien hätten festgestellt, dass es sich sehr positiv auf Wohl-

---

101   Die Amygdala ist ein Kerngebiet des Gehirns. Sie wird auch als Mandelkern bezeichnet und ist Teil des Limbischen Systems. Sie ist für die Bewertung und Wiedererkennung von Situationen sowie die Analyse möglicher Gefahren zuständig.

102   Sue McGreevey: *Eight weeks to a better brain.* Harvard Gazette, January 21, 2011: http://news. harvard.edu/gazette/story/2011/01/eight-weeks-to-a-better-brain/

befinden, Gedächtnis, Kognition und Gesundheit auswirke, wenn man nur 20 bis 40 Minuten lang bewusst wahrnehme, wie man atmet. [103]

Klingt einfach, oder? Bewusst wahrnehmen, wie man atmet? Ist es aber nicht. Tatsächlich ist es sehr, sehr schwierig. Auch wenn wir meinen, wir beherrschten unseren Geist und könnten unsere Gedanken kontrollieren: Versuchen Sie einfach einmal, nichts zu denken und zehn Minuten lang nur auf Ihren Atem zu achten. – Wie lange können Sie das durchhalten? Was passiert in Ihrem Kopf, wenn nichts passiert? Wenn Sie einfach nur sitzen und die Augen geschlossen haben?
Oder versuchen Sie, über ein Bild zu meditieren, eine andere Art der Meditation: Stellen Sie sich einen Apfel vor. Vor Ihrem geistigen Auge ist zwar gerade eben ein Apfel aufgetaucht, aber wie lange können Sie dieses Bild halten, ohne an etwas anderes zu denken?

Meditation hilft auch, nicht so oft »auf Autopilot zu laufen«. Also mit dem Bewusstsein öfter im Hier und Jetzt zu sein statt abschweifenden Gedanken nachzuhängen – was wir Studien zufolge fast 50 Prozent des Tages tun, auch wenn wir uns eigentlich auf etwas konzentrieren sollen! Das Innehalten verschafft unserem Geist also eine Ruhepause, die sich in vielerlei Hinsicht positiv auf unser Wohlbefinden auswirkt.

Wenn Sie sich dazu entschließen, es mit der Meditation zu probieren, werden Sie eine Fülle an Möglichkeiten entdecken, wie Sie meditieren könnten. Sie haben dann die Chance, das richtige mentale Training für Sie selbst herauszusuchen. – Das Prinzip der geistigen Versenkung ist ebenso vielfältig wie die Kulturen auf der Erde, denn es ist spiritueller Bestandteil vieler Kulturen. Ob Sie nun im Lotussitz versuchen, die Gedanken zu kontrollieren, oder den Tanz der Derwische lernen oder eine Lachmeditation bevorzugen, bei der gemäß dem Motto »Lachen ist Urlaub vom Denken« gemeinsam gelacht wird, bleibt Ihren Vorlieben überlassen. Vielleicht ist ja auch das Beten des Rosenkranzes oder das litaneiartige gemeinsame Gebet eine meditative Form? Welche Meditationsform besonders gute Resultate bringt, ist noch nicht erforscht. Einige gesetzliche Krankenkassen be-

---

103  Jörg Blech: *Heilender Geist: Wieso häufiges Meditieren das Hirn wachsen lässt*, spiegel online 25.11.2008.

zuschussen auf Antrag die Teilnahme an bestimmten präventiven Kursen, die eine Technik der Achtsamkeitsbasierten Stressreduktion vermitteln. Es handelt sich dabei um die Variante der Meditation, deren Wirksamkeit wissenschaftlich belegt ist: MBSR.

## Die Achtsamkeitsbasierte Stressreduktion (MBSR)

Für alle, die es wissenschaftlich mögen! MBSR, die Achtsamkeitsbasierte Stressreduktion (Mindfulness-Based Stress Reduction), von der nun schon öfter die Rede war, wurde in den späten 1970er-Jahren von Jon Kabat-Zinn entwickelt. Der ehemalige Molekularbiologe hatte selbst langjährige Erfahrungen mit buddhistischer Meditation – zunächst als Zen-Schüler und später in der Vipassana-Tradition – und mit der Praxis des Hatha-Yoga. Er entfernte, vereinfacht gesagt, das spirituelle OMM aus Teilen verschiedener fernöstlicher Meditationspraktiken und machte sie so für westliche Gemüter zugänglicher. Herausgekommen ist ein achtwöchiges Programm zur Stressbewältigung, in dem den Teilnehmern Praktiken beigebracht werden, die es ihnen ermöglichen, ihre Aufmerksamkeit besser zu lenken, ihre Achtsamkeit zu verbessern und vor allem ohne Wertung anzunehmen, was gerade mit und in ihnen passiert.

Doch was genau ist Achtsamkeit? Achtsamkeit beschreibt einen Prozess, bei dem die Aufmerksamkeit ohne Wertung auf einen Moment gerichtet ist und die Wahrnehmung desselben bewusst zugelassen wird. Diese explizite Wahrnehmung der Gegenwart muss extra geübt werden, zu schnell schweift man sonst ab und bewertet. Man muss lernen, aus dem Tun-Modus auszusteigen und den Seins-Modus zuzulassen. Gleichzeitig wird die Wahrnehmung von Empfindungen, Gefühlen, und Gedanken geübt, ohne sofort darauf zu reagieren. Damit versucht man aus dem Reiz-Reaktions-Automatismus auszusteigen und ein besseres Verständnis für sich selbst zu entwickeln. Neben einer verbesserten Selbstakzeptanz und einer gesteigerten Selbstwahrnehmung breitet sich außerdem eine Entspanntheit aus, die mit einer Art inneren Frieden vergleichbar ist.

Das achtwöchige Programm wird meist in kleinen Gruppen durchgeführt und beinhaltet:

- *Body-Scan:* eine achtsame Körperwahrnehmung. Sie wandern im Liegen in Gedanken durch Ihren Körper oder verweilen an einer Stelle, um wahrzunehmen, was Sie spüren
- verschiedene *Yoga*stellungen aus dem Hatha-Yoga
- *Sitzmeditation:* das klassische Bild, das uns bei Meditation einfällt. Es wird auch Zazen oder *Stilles Sitzen* genannt
- das achtsame *Ausführen langsamer Bewegungen*, etwa in der Form der traditionellen *Gehmeditation*, Kinhin genannt. Dabei wird nicht geschlendert oder spazieren gegangen, sondern auf ein feines Zusammenspiel von Bewegung, Atem und sogar Handstellung geachtet
- eine dreiminütige Achtsamkeitsübung, eine *Atemübung*
- die *Aufrechterhaltung der Achtsamkeit auch bei alltäglichen Verrichtungen*
- *Integration von Achtsamkeit* in den Alltag durch wöchentliche Übungsaufgaben und die tägliche Praxis von 45 Minuten

MBSR ist eine der Praktiken, die wissenschaftlich erwiesenermaßen wirksam ist. In klinischen Studien wurde die positive Wirkung nachgewiesen bei chronischen Schmerzzuständen, häufigen Infektionskrankheiten, Ängsten oder Panikattacken, Depressionen, Hauterkrankungen, Schlafstörungen, Kopfschmerzen und Migräne, Magenproblemen und dem Burn-Out-Syndrom. Interessante Buchtitel von Jon Kabat-Zinn hierzu sind *Im Alltag Ruhe finden: Meditationen für ein gelassenes Leben* und *Zur Besinnung kommen: Die Weisheit der Sinne und der Sinn der Achtsamkeit in einer aus den Fugen geratenen Welt.*

Eine besondere Form stellt die MBCT, die Achtsamkeitsbasierte Kognitive Therapie (Mindfulness-Based Cognitive Therapy) dar, sie wurde speziell als Rückfallprävention bei Depressionen entwickelt. Sie hat das Ziel, Frühwarnsymptome für eine erneut auftretende depressive Episode im Körper, in den Gedanken oder in den Gefühlen rechtzeitig wahrzunehmen. Inhaltlich lehnt sie sich stark an MBSR an und enthält zusätzlich Elemente der kognitiven Verhaltenstherapie. In dieser geht es um unsere Einstellungen, Bewertungen und unsere Gedanken und darum, wie diese unser Verhalten, unser Befinden und unseren Körper beeinflussen.

MBSR kann von jedem gelernt werden, sie ist aber nicht nur eine Technik, sondern ein Lebensstil und erfordert Selbstverantwortung. Es braucht eine gewisse innere Haltung, die wichtig zur Kultivierung der Achtsamkeit ist und gefordert wird. Dazu gehört Geduld ebenso wie Offenheit, Loslassen-Können, Annehmen-Können, Nicht-Greifen-Wollen (nicht nach etwas streben oder anhaften) und Nicht-Bewerten.

Das Erlernen nach Büchern oder Übungs-CDs ist nur in Begleitung eines Kurses zu empfehlen. MBSR ist von einigen gesetzlichen Krankenkassen als erfolgreiche Methode der gesundheitlichen Prävention anerkannt. Kurse werden also auf Antrag von manchen gesetzlichen Krankenkassen teilweise bezuschusst. Voraussetzung ist jedoch, dass die Kursleitung von der Krankenkasse anerkannt und damit abrechnungsfähig ist. Der Erfinder, Jon Kabat-Zinn, hat mit einigen Meditationsforschern eine Richtlinie für Achtsamkeitstrainer veröffentlicht. Nach dieser sollen ausschließlich Ausbilder sowohl mit langjähriger Erfahrung in traditionell buddhistischer Meditation als auch mit fundierter Kenntnis westlich orientierter Psychologie und Wissenschaft die MBSR unterrichten.[104]

## Die klassische Achtsamkeitsmeditation

Dabei sitzt man in aufrechter Haltung und übt sich in der vollkommenen Achtsamkeit für die geistigen, emotionalen und körperlichen Phänomene im gegenwärtigen Augenblick. Man soll nicht wertend ganz im Hier und Jetzt sein, ohne an Worten, Gefühlen oder Empfindungen zu haften. Innerhalb dieser Form gibt es wiederum verschiedene Schulen und Lehren, abhängig vom jeweiligen Ursprung, geografisch und religiös.

## Die Geistesruhe- oder Konzentrationsmeditation (Samatha-Meditation)

Dies ist die Meditationsart, bei der sich der Praktizierende auf etwas, zum Beispiel den Atem, konzentriert. Dabei vergegenwärtigt er sich den Prozess des Ein- und Ausatmens und richtet die gesammelte Aufmerksamkeit

---

104  http://www.umassmed.edu/cfm/trainingteachers/index.aspx

auf diesen Vorgang und vor allem: auf nichts anderes. Es gibt aber auch die Möglichkeit, über ein Bild zu meditieren: Dabei kann man im Geist ein beruhigendes Bild entstehen lassen, wie angenehme Farben oder eine Meeresdünung; oder man betrachtet einen Gegenstand, bis er nicht mehr als abgegrenztes Objekt gesehen wird.

Wenn Sie es einmal versuchen, werden Sie feststellen wie schwer das ist und wie geübt Mönche sein müssen, die zum Beispiel tagelang nur über einen Nasenflügel einer Buddha-Statue meditieren. Vielen fällt es als Einstieg leichter, sich auf ein Wort oder einen Klang zu konzentrieren, daher das berühmte OMM. Sie können aber auch ein anderes Wort wählen, das eine phonetische Ruhe ausstrahlt. Das christliche »Halleluja« kann übrigens auch als eine Art Mantra dienen.

## Die Transzendentale Meditation (TM)

TM ist eine eigenwillige Form der Meditation, bei der man aufrecht sitzend ein Wort aus dem Sanskrit wiederholt. Dieses Wort wird einem von einem TM-Lehrer genannt. TM ist die Erfindung des Inders Maharishi Mahesh Yogi, markenrechtlich geschützt und wird kostenpflichtig von der Organisation »Globales Land des Weltfriedens« gelehrt. Wenn Sie jemals von Yogis gehört haben, die angeblich schweben können: Das sind die TM-ler. Diese »Yogischen Flieger« wären auch, der Organisation »Globales Land des Weltfriedens« zufolge, die wirkungsvollste und preiswerteste Methode, um Verbrechensrate, nationale Sicherheit, Wirtschaft und Umwelt positiv zu entwickeln. Das ist kein Scherz, die meinen das wirklich so.

## Relaxation Response

Relaxation Response ist eine Methode zum Stressabbau und zur Tiefenentspannung. Es handelt sich dabei um eine für westliche Gemüter vereinfachte Form der Transzendentalen Meditation. Entwickelt hat sie der renommierte Harvard-Arzt Dr. Herbert Benson, Gründer des Institute for Mind Body Medicine am Massachusetts General Hospital in Boston.

Benson, geboren 1935, ist einer der Pioniere der Mind-Body-Medizin und erkannte früh den Nutzen der Meditation. Sein Relaxation Response Programm hat er 1975 als Buch veröffentlicht.[105] Es wurde ein Bestseller und DAS Selbsthilfe-Buch, das Psychologen ihren Patienten empfahlen. Was hat es mit dem Programm auf sich? Auf Bensons Website www.relaxationresponse.org ist eine Sechs-Schritte-Anleitung nachzulesen, sie stimmt im Wesentlichen mit der Meditationsanleitung in Kapitel »Seien Sie sich wichtig« (S. 139) überein, die wir Ihnen bereits vorgestellt haben.

Auch hier sitzen Sie entspannt und mit geschlossenen Augen an einem ruhigen Ort. Statt sich jedoch nur auf den Atem zu konzentrieren, empfiehlt Benson, zunächst den Körper von den Füßen bis zum Gesicht bewusst zu entspannen und sich anschließend, immer beim Ausatmen, ein bestimmtes Wort innerlich vorzusagen, zum Beispiel »one«, also »eins«. Dabei normal weiteratmen. Zehn bis zwanzig Minuten soll man das machen, ein- bis zweimal am Tag. Ebenso wie bei anderen Meditationstechniken ist es ratsam, dies nicht in den ersten zwei Stunden nach dem Essen zu tun. Benson empfiehlt, keinen Wecker zu benutzen, um die Zeit zu überprüfen, sondern lieber die Augen zu öffnen; nach der Meditation sollte man ein paar Minuten sitzen bleiben. Wie auch bei den anderen Techniken werden Sie nicht umhinkönnen, dass Ihre Gedanken abschweifen oder Sie sich sorgen, ob sie entspannt genug sind etc. Das macht nichts und ist ganz normal. Verweilen Sie nicht dabei, kehren Sie mit Ihrem »eins« (oder welches Wort auch immer Sie gewählt haben) in die Meditation zurück.

## Körperliche Bewegungen

Ebenso wie ein Mantra kann auch eine körperliche Bewegung Inhalt einer Meditation sein, zum Beispiel das *Gehen*. Meditativ können aber auch andere *einfache Tätigkeiten* sein. Vielleicht ist es diese Form der Meditation, von der Leute berichten, die beim Unkrautzupfen oder Abspülen ganz versunkene Momente erleben.

Hier anzuführen ist auch der »*Trance*«-*Tanz*, der eine Vorstufe der Meditation darstellen kann; er ist Bestandteil verschiedener Kampfkünste wie Taijiquan (*Tai-Chi*) und *Qi Gong*.

---

105  M.D. Benson Herbert, Mirima Z. Klipper: *The Relaxation Response.* HarperTorch Verlag, ISBN-13: 978-0380006762.

Tai Chi sind Bewegungen in Zeitlupe, die zum Volkssport Chinas avanciert sind. Noch heute enthält das Tai Chi Formen der Selbstverteidigung wie stilisierte Tritte, Stöße und Schläge ins Leere. Die Bewegungen werden langsam, nacheinander und sehr exakt ausgeführt. Die Bewegungsabläufe und die Haltung müssen korrekt und harmonisch sein, die Atmung ruhig und gleichmäßig, die Verlagerung des Gewichts spielt ebenfalls eine Rolle.

Eine Art »Tai Chi ohne den Aspekt der Kampfkunst«, eine Mischung aus unterschiedlichen Übungen, von Dehnübungen hin zu Atemübungen, Lautübungen, Konzentrations- und Meditationsübungen, ist Qi Gong.

## Chanting

Meditative Aspekte hat auch das zunehmend bekannte *Chanting*, das Singen von Mantren oder religiösen Texten, das transzendentale Erfahrungen ermöglichen soll. Viele Krankenhäuser und psychosomatische Kliniken bieten das Chanting aufgrund seiner gesundheitsfördernden Wirkung sogar inzwischen als Therapieform an, dann heißt es meist »Heilsingen«.

Außerdem gibt es natürlich jede Menge neuere Meditationsformen, zum Beispiel die dynamische Meditation nach Osho (früher Bhagwan Shree Rajneesh) und andere aktive Arten der Meditation aus dem Zen-Buddhismus, wie die Teezeremonie, die Gartengestaltung, das Bogenschießen, die Schreibkunst, das Blumenarrangement und viele mehr.

Wenn Sie von diesem Angebot ein bisschen erschlagen sind, dann setzen Sie sich einfach in bequemer Kleidung an einen ruhigen, ungestörten Platz. Setzen Sie sich gerade und stabil hin. Sie können sich auf ein Kissen oder einen Stuhl setzen oder in den Lotussitz, ganz wie es Ihnen passt.

Stellen Sie sich vor, an Ihrem Hinterkopf ist ein Faden befestigt, der nach oben zieht und so Ihre Wirbelsäule sanft aufrichtet.

Schließen Sie die Augen.

Versuchen Sie Ihre Aufmerksamkeit auf den eigenen Atem zu richten.

Jeden Tag eine Viertelstunde.

## Seien Sie sich wichtig

Eine Gefahr, die Sie umschiffen müssen, resultiert aus dem Trio von mangelnder Selbstliebe, mangelndem Selbstwertgefühl und mangelndem Selbstbewusstsein. Machen Sie sich immer wieder bewusst: »Ich bin es wert, die größtmögliche Aufmerksamkeit zu erhalten. Ich bin es wert, dass sich mein Arzt reichlich Zeit für mich nimmt; und ich bin es wert, dass ich mir viel Mühe mit mir selbst gebe.« Zugegeben, diese Einstellung hat keinen besonders guten Leumund. Manch einer könnte meinen, der- oder diejenige »nimmt sich wichtig«, und dies geht einher mit »hält sich für etwas Besonderes« und dies wiederum ist in unserer Gesellschaft mit ihren altruistischen Idealen nun einmal verpönt. Doch seien Sie sich ruhig wichtig! Kümmern Sie sich so gut wie möglich um sich selbst, in dem Bewusstsein, etwas Einzigartiges, Besonderes und Wertvolles zu sein.

Folgende Übungen können Ihnen dabei helfen:

Ausgangssituation wie bei einer Meditation (tatsächlich ist es nichts anderes): Suchen Sie sich einen ruhigen, warmen Ort und machen Sie es sich bequem. Denken Sie an etwas oder jemanden, den Sie in Ihrer Kindheit geliebt haben. Ein Haustier, ein Kuscheltier, eine geliebte Person, möglichst keine Verwandten ersten Grades wie Eltern oder Geschwister, da sind die dazugehörenden Gefühle häufig zu kompliziert und könnten Sie stören. Stellen Sie sich bei geschlossenen Augen das Objekt Ihrer Liebe ganz nah vor und versuchen Sie, diese Liebe zu spüren, sie aufblühen zu lassen und sie aus Ihrem Herzen hin zu der Person oder dem Objekt strömen zu lassen. Dann drehen Sie gedanklich diesen Strom der Liebe wie einen Gartenschlauch zu sich selbst und lassen sie auf sich selbst zurückfließen. Vielleicht ist es Ihnen zu Beginn nur möglich, einen kleinen Teil des Strahls umzulenken, dann können Sie das steigern – und schließlich das Objekt oder die Person, Ihr Hilfsmittel, verblassen lassen.
Wenn Ihnen das Umkehren generell Schwierigkeiten bereitet, ist es vielleicht leichter für Sie, wenn Sie sich vorstellen, das Objekt näher und näher an sich heranzuziehen und es mit Ihrem Körper einzuhüllen. Lassen Sie es anschließend verblassen. Diese Übung soll es Ihnen erleichtern, ein Gefühl der Selbstliebe ›abzurufen‹, mit der Zeit werden Sie dieses Bild immer weniger benötigen, um das Gefühl zu erreichen.

## Suchen Sie das Landleben

Auf dem Land grassieren weniger psychische Störungen. Eine Metaanalyse hat gezeigt: Wer auf dem Land lebt, hat eine geringere Wahrscheinlichkeit, an einer Angststörung zu erkranken, das passiert Stadtbewohnern um 21 Prozent häufiger. Auch mit Depressionen sind Stadtbewohner häufiger geschlagen als die Leute auf dem Land: 39 Prozent höher ist hier die Wahrscheinlichkeit; und an Schizophrenie erkranken gleich doppelt so viele wie auf dem Land. Und: Je größer die Stadt, desto gefährdeter ist die psychische Gesundheit.

Ein Forscherteam um Florian Lederbogen und Andreas Meyer-Lindenberg vom Mannheimer Zentralinstitut für Seelische Gesundheit ging diesem Phänomen in einer Studie auf den Grund: Sie teilten dazu ihre Probanden in drei Gruppen: Teilnehmer aus Dörfern unter 10.000 Einwohnern, aus Orten zwischen 10.000 und 100.000 Einwohnern und Teilnehmer, die in Städten mit mehr als 100.000 Einwohnern lebten. Im Labor wurden sie in einen funktionalen Magnetresonanztomografen (fMRI) geschoben und mussten dort unter hohem Zeitdruck anspruchsvolle mathematische Aufgaben lösen; gleichzeitig wurden sie per Kopfhörer scharf vom Versuchsleiter kritisiert. Die armen Schätzchen zeigten alle die normalen Stressreaktionen wie schnellerer Herzschlag, erhöhter Blutdruck und Cortisol-Ausschüttung. Interessant war aber, dass die Amygdala – die Stelle im Hirn, in der die Angst sitzt – umso aktiver war, je größer die Heimatstadt des Probanden war.[106]

## Erkennen Sie Menschen, die Ihnen nicht guttun

Lassen Sie einmal die Menschen an Ihrem inneren Augen vorüberziehen, mit denen Sie sich umgeben. Wer von diesen wirkt auf Sie eher beruhigend und ausgleichend, wer versetzt Sie in Unruhe und Unbehagen? Können Sie sich vielleicht von diesem oder jenem distanzieren oder verabschieden?

---

106  Florian Lederbogen, Peter Kirsch, Leila Haddad, Fabian Streit, Heike Tost, Philipp Schuch, Stefan Wüst, Jens C. Pruessner, Marcella Rietschel, Michael Deuschle & Andreas Meyer-Lindenberg: *City living and urban upbringing affect neural social stress processing in humans*. Nature 474, 498–501 (23 June 2011).

Zugegeben, es gibt Menschen, von denen kann man sich so gut wie nicht trennen: vom Klassiker Schwiegermutter zum Beispiel. Solange man nicht den Partner wechselt, wird diese Frau zumindest die Mutter Ihrer Liebsten oder Ihres Liebsten bleiben. Oft gibt es jedoch Menschen in unserem Umfeld, von denen weiß man selbst gar nicht mehr so genau, warum man überhaupt noch Kontakt mit ihnen pflegt – vielleicht weil die Bekanntschaft schon so lange besteht oder weil das »Kündigen« so unangenehm wäre. Wenn Menschen uns Kraft kosten, negative Emotionen in uns hervorrufen, einen mit runterziehen, gern alles schlecht machen, zynisch sind oder uns unsicher machen: Warum umgeben wir uns mit ihnen? Das heißt natürlich nicht, dass ein Freund uns nicht kritisieren oder keine schwierige Phase in seinem Leben durchmachen darf, in der er schwarzsieht und einem die Laune verdirbt. Es geht um die Persönlichkeiten, die einen blockieren, verletzen, aufhalten, die bösartig oder vielleicht nur unangenehm sind. Jammerer und Meckerer, die alles besser wissen, einem das Gefühl geben, für Fehlschläge verantwortlich zu sein, oder die permanent Mitgefühl fordern, weil sie eine so schwere Last auf den Schultern tragen – und nie die Last der anderen sehen. Die schon alles gesehen haben, überall waren und denen »man nichts mehr vormachen kann«. Die, die frei von Heiterkeit und Leichtigkeit sind und die nicht über sich selbst lachen können. – Sortieren Sie diese Personen aus, oder wenn das nicht möglich ist: Beschränken Sie den Kontakt auf das Nötigste. Das erfordert manchmal etwas Mut und Überwindung, weil Sie vielleicht befürchten, einen Menschen zu kränken oder einen Konflikt zu provozieren. Seien Sie mutig, trauen Sie sich – das Ganze kann ja in Form eines freundlichen klärenden Gesprächs oder in Briefform stattfinden.

## Steigern Sie den Tonus Ihres Vagusnervs

Spielen Sie eine Studie von Bethany Kok, der Psychologin am Leipziger Max-Planck-Institut für Kognitions- und Neurowissenschaften, nach: Sie untersuchte 70 Mitarbeiter einer Beratungsfirma, die sie bat, sich im Rahmen eines Meditationsprogramms am Ende des Tages an die drei längsten sozialen Kontakte des Tages zu erinnern und diese zu bewerten. Nach acht Wochen berichteten die Probanden, dass sie sich sozial besser anerkannt fühlten, zudem steigerte sich der Tonus ihres Vagusnervs, der für unsere Gesundheit stabilisierend, beruhigend und lebensverlängernd wirkt.[107]

## Finden Sie Ihren Heiler

Falls Ihr Arzt bei dem Arzt-Test (S. 72) schlecht abschneidet: Wechseln Sie den Arzt. Sie brauchen jemanden, der Sie unterstützt und der mit Ihrem inneren Arzt zusammenarbeitet. Ob Sie Ihren Arzt für glaubwürdig halten, hat direkten Einfluss auf Ihre Gesundheit. Wenn Sie auf Ihre Genesung vertrauen, bilden Sie mehr Immunzellen. Ein Gefühl von Hilflosigkeit hingegen führt zu einer erhöhten Ausschüttung des Stresshormons ACTH und damit zu einer Abschwächung der Antikörperproduktion.

## Seien Sie mit dem Erreichten zufrieden

Bei jeder Handlung stehen wir immerzu unter dem immanenten Zugzwang, uns zwischen verschiedenen Wahlmöglichkeiten entscheiden zu müssen. Das ist ein permanenter Stressfaktor, der Stress der Wahlmöglichkeiten. Eckhart von Hirschhausen hat das in Bezug auf die Partnerwahl sehr schön mit einem Restaurantbesuch verglichen: Demnach werden diejenigen, die versuchen, sich das Allerbeste beim Besuch im Restaurant herauszusuchen (Sitzplatz, Speisen, Getränke, Aufmerksamkeit der Servicekraft), diejenigen sein, die das Restaurant vermutlich mit der größten Unzufriedenheit verlassen. Je intensiver sie nämlich die Karte studiert, und je länger sie gebraucht haben, um eine Auswahl zu treffen, also je mehr sie das perfekte Menü suchen, desto enttäuschter werden sie sein. Je höher der Zeitaufwand, desto mehr steigt die Erwartungshaltung – und desto besser muss das Produkt sein.

Perfektion jedoch gibt es nicht, und Frustration ist auf diese Weise vorprogrammiert. Deswegen ist es eine gute Strategie, die Karte bis zu einem Drittel durchzublättern, sich einen ungefähren Überblick zu verschaffen, was

107 Kok, B.E., Coffey, K.A., Cohn, M.A., Catalino, L.I., Vacharkulksemsuk, T., Algoe, S., Brantley, M. & Fredrickson, B. L. (2013): *How positive emotions build physical health: Perceived positive social connections account for the upward spiral between positive emotions and vagal tone.* Psychological Science, *24*(7).

es so gibt, und das Nächste zu nehmen, das einen anlacht – und die Karte dann zu schließen. Das erspart einem den ganzen Stress, permanent Vergleiche anzuführen und sich zu überlegen: »Was hätte es wohl sonst noch gegeben?« Es ist erleichternd und macht ruhiger und zufriedener. – Wie im Supermarkt vor dem Marmeladenregal: Eigentlich will man nur eine leckere, normale Himbeermarmelade, und dann steht man vor drei Metern Regal voller Himbeermarmeladengläsern. Nimmt man nun die mit dem Bio-Siegel oder lieber die mit den Stückchen drin? Die mit dem hübschen Etikett wäre auch toll, aber die ist eben nicht Bio, und dann gibt es noch die Markenmarmelade und eine, die besonders günstig ist – von der ist leider die Verpackung scheußlich ... und so geht das immer weiter. Da investiert man dann viel zu viel Zeit in das Studium und die Auswahl, und am Ende hat man das bestausgewählte Glas zu Hause – und dann schmeckt es einfach eben doch bloß nach: genau, Himbeermarmelade.

Sich zu sagen: » Der oder die ist es jetzt« kann eine extrem befreiende Wirkung haben.

## Stellen Sie sich Konflikten

Zur Vermeidung von Stress ist es wichtig, dass Sie mit Konflikten richtig umgehen können. Sie sollten also Konflikte nicht vermeiden, sondern diese vernünftig lösen können. Das heißt, nichts hinunterschlucken, es heißt aber auch, sich nicht dem Rausch negativer Emotionen hinzugeben.

Hilfreich für eine positive Konfliktlösung sind diese sechs Grundregeln der Autorin Hedwig Kellner:

* Vermeiden Sie, dass Ihr/e Gegner/in »sein/ihr Gesicht verliert«.
  Bleiben Sie immer beim aktuellen Thema. Wärmen Sie nicht alte Fehler des anderen auf. Beleidigen Sie den anderen niemals persönlich.
* Wahren Sie Ihre Selbstachtung.
  Ziehen Sie sich rechtzeitig aus einer Auseinandersetzung zurück, wenn Sie spüren, dass Sie die Selbstbeherrschung verlieren. Antworten Sie konsequent nicht auf persönliche Beleidigungen.
* Versetzen Sie sich immer in die Lage des anderen.
  Versuchen Sie immer genau zu verstehen, was im anderen gedanklich

und emotional vorgeht. Lassen Sie dem anderen mehr Redezeit. Hören Sie zu und beobachten Sie.

• Verzichten Sie darauf, andere Menschen ändern zu wollen.
Nehmen Sie den anderen, wie er/sie ist. Er/Sie wird ganz sicher so bleiben und sich auf keinen Fall von Ihnen – »seinem/ihrem Gegner« – umerziehen lassen.
Sagen Sie dem anderen nicht, wie er/sie denken oder fühlen müsste.

• Vertreten Sie Ihren Standpunkt konsequent und strategisch klug.
Sagen Sie klar und ohne Umschweife, was Sie wollen. Versuchen Sie immer zu überzeugen. Überreden, moralische Erpressung oder sonstiger Druck liefern nur kurzfristige Erfolge.

• Reduzieren Sie die Gefahr von Folgekonflikten.
Legen Sie einen geklärten Konflikt zu den Akten. Kommen Sie möglichst nicht mehr zum Thema zurück. Ziehen Sie möglichst keine Unbeteiligten in das Geschehen hinein.

## Aktivieren Sie Ihr Immunsystem

Erinnern Sie sich an die Worte von Bethany Kok, die herausfand, dass positive Emotionen die körperliche Gesundheit fördern: Je zufriedener die Probanden mit sich und ihrem Leben waren, desto eher fühlten sie sich anderen Menschen verbunden – und umso mehr stieg der Tonus des Vagusnervs und damit der Gesundheits- und Entspannungszustand des Körpers. Ein gesunder Geist sorgt demnach tatsächlich für einen gesunden Körper.[108] Wenn Sie sich in Ihrem Leben wohlfühlen, arbeitet Ihr Immunsystem besser. Fördern Sie also diejenigen Faktoren, die dazu nötig sind:

• Bemühen Sie sich um eine optimistische Sichtweise.
Glauben Sie fest daran, dass alles gut geht, denn: Optimismus verstärkt die Funktion des Immunsystems. Nehmen Sie Rückschläge als das, was sie sind: Pech, Schicksal, vielleicht aber sogar eine Chance für Ihre weitere Entwicklung. Suchen Sie vor allem nicht nach Schuld oder Schuldi-

---

108  Bethany Kok et al. (2013): *How Positive Emotions Build Physical Health: Perceived Positive Social Connections Account for the Upward Spiral Between Positive Emotions and Vagal Tone.* Psychological Science 7/2013. http://www.bethanykok.com/Publications/koketal_psysci.pdf

gen. Vergraben Sie Sich auch nicht in der endlosen und frustrierenden Frage »Warum?«. Studien haben gezeigt, dass Menschen mit einer positiven und hoffnungsvollen Überzeugung im Schnitt drei Jahre länger leben als Pessimisten, die nur die Löcher im Käse sehen und davon ausgehen, dass es sich bei Schicksalsschlägen um etwas Typisches für sie selbst handelt, das ihnen immer wieder passieren wird. Aus der HIV-Forschung weiß man, dass Optimismus das Voranschreiten des Krankheitsverlaufs verlangsamen kann, während sich der Gesamtzustand bei denjenigen, die sich aufgegeben haben, verschlechtert.

- Bemühen Sie sich um ein gutes Selbstwertgefühl.
Bereits 1999 konnte in einer Doppelblindstudie nachgewiesen werden, dass die Anzahl der Antikörper nach einer Infektion mit Röteln umso höher ist, je größer das Selbstwertgefühl des Patienten ist.

- Machen Sie sich Ihre Selbstwirksamkeit bewusst.
Selbstwirksamkeit, das haben wir von Herrn Antonovsky im Kapitel »Salutogenese« (S. 83) erfahren, ist die Überzeugung, dass man die Probleme, mit denen man konfrontiert wird, lösen kann, oder generell gesagt: dass man das Leben meistern kann. Vertrauen Sie Ihren eigenen Fähigkeiten, machen Sie sich bewusst, was Sie schon alles in Ihrem Leben geschafft, gemeistert oder überlebt haben. Untersuchungen liegen hier ebenfalls aus dem Bereich der HIV-Forschung vor. Es wurde nachgewiesen, dass Patienten mit einer hohen Selbstwirksamkeit eine geringere Viruslast mit HI-Viren im Blut aufweisen, seltener HIV-assoziierte Symptome entwickeln und eine geringere Sterblichkeitsrate aufweisen.

- Freunde sind wichtig fürs Glück – aber auch wichtig für die Gesundheit.
Positive soziale Bindungen können dazu führen, dass das Immunsystem Ihres Körpers mehr schützende Zellen, sogenannte natürliche Killerzellen produziert. Sie gehören zum angeborenen Immunsystem und können Tumorzellen oder von Viren infizierte Zellen erkennen und inaktivieren. Die Unterstützung und das Verständnis von Freunden oder der Familie gehen mit anderen positiven Eigenschaften einher, die Ihr Wohlbefinden fördern: Anerkennung, Zugehörigkeit, Sicherheit, Zuwendung etc.

Verwechseln Sie nicht soziale Kontakte mit sozialen Bindungen: Auch wer den ganzen Tag zum Beispiel von Berufs wegen »unter Leuten« ist, braucht dennoch jemanden, dem er seine Ängste und Hoffnungen erzählen kann und der ihn versteht. Wir sind soziale Wesen und brauchen das Eingebundensein, die Aufmerksamkeit und die Zuneigung von anderen Menschen, das ist ein Grundbedürfnis. Natürlich kann es sein, dass man sich in der Einsamkeit sicherer fühlt, wenn man schlechte Erfahrungen gemacht hat, enttäuscht oder verletzt wurde. Dieses Gefühl der Sicherheit ist aber kein gesunder Zustand. Um »ganz« zu sein, müssen diese schädlichen Erfahrungen überwunden werden. Um eine Verbundenheit mit anderen Menschen zu spüren, ist es wichtig, dass Sie sich anderen Menschen öffnen. – Auch wenn es das ist, was Ihnen am meisten Angst bereitet. Eine Studie der Psychologen Julianne Holt-Lunstad und Timothy Smith besagt, dass Menschen mit einem sozialen Netzwerk eine um 50 Prozent höhere Wahrscheinlichkeit haben, alt zu werden als einsame Menschen.[109]

- Bemühen Sie sich um positive Gefühle.
  Positive Gefühle haben einen kaum zu überschätzenden Wert für die körperliche und seelische Gesundheit und für das Wohlbefinden. Sie mildern Stressreaktionen, verbessern die Qualität unserer psychischen Fähigkeiten wie Widerstandskraft, Zielgerichtetheit und Optimismus und begünstigen den Aufbau und die Pflege sozialer Beziehungen und Bindungen, die uns das Leben erleichtern und auf die wir in Krisenzeiten zurückgreifen können. Verletzungen heilen schneller (anders als bei Depressiven oder noch schlimmer: bei zerstrittenen Paaren, da dauert die Heilung im Schnitt vier Tage länger), und das Immunsystem arbeitet besser. Lachen wiederum kurbelt die Produktion von Immunoglobulin A und der natürlichen Killerzellen an.
- Ernähren Sie sich richtig.
  Mit fast nichts aktivieren Sie Ihr Immunsystem so gut wie mit der richtigen Ernährung. Wir wissen, dass Sie das wissen. Wir wissen aber auch, dass Sie sich wahrscheinlich nicht entsprechend ernähren. Laut dem Ernährungsbericht für 2012 der Deutschen Gesellschaft für Ernährung (DGE) essen die Deutschen nach wie vor deutlich zu wenig pflanzliche und zu viele tierische Lebensmittel. Der Konsum von Limonaden und anderen Erfrischungsgetränken ist zu hoch, und etwa 31 Prozent der Männer und 25 Prozent der Frauen weisen laut NVS II eine Alkoholzufuhr oberhalb der als gesundheitlich akzeptabel angesehenen Alkohol-

---

109 http://www.plosmedicine.org/article/info%3Adoi%2F10.1371%2Fjournal.pmed.1000316

menge auf.[110] Die DONALD-Studie der Krankenversicherung DKV will sogar wissen, dass sich 50 Prozent der Deutschen ungesund ernähren. Also, gehen wir es an:

# Essen Sie sich gesund

»Ein guter Koch ist ein guter Arzt«, so lautet ein altes deutsches Sprichwort. Ein anderes Sprichwort besagt: »Fressen und Saufen macht die Ärzte reich.« Viele Sprichwörter und Redensarten ranken sich um das Essen und die Gesundheit. Schon immer waren sich die Menschen darin einig, dass wir mit dem, was wir essen und trinken, unsere Gesundheit in dieser oder jener Weise beeinflussen können.

Auch heute befassen sich Ernährungsmedizin, Präventivmedizin, Komplementärmedizin und die Laienmedizin mit dem Thema »Ernährung«. Es gibt einen regelrechten Dschungel von Büchern zu diesem Thema. Folgende Buchtitel geben einen schlaglichtartigen Eindruck davon, wie kontrovers und teilweise ideologisch Ernährung heute thematisiert wird:

- »Unsere Nahrung, unser Schicksal«
- »Die Ernährungslüge: Wie uns die Lebensmittelindustrie um den Verstand bringt«
- »Die Ernährungsfalle: Wie die Lebensmittelindustrie unser Essen manipuliert«
- »Heilende Nahrungsmittel: Wie Sie Erkrankungen mit Gemüse, Kräutern und Samen wegessen«
- »64 Grundregeln ESSEN: Essen Sie nichts, was Ihre Großmutter nicht als Essen erkannt hätte«

Zahlreiche Bücher befassen sich mit Ernährung zur Vorbeugung gegen Krebs:

- »Die neue Antikrebs-Ernährung: Wie Sie das Krebs-Gen stoppen«
- »Krebszellen mögen keine Himbeeren. Nahrungsmittel gegen Krebs«
- »Krebszellen lieben Zucker. Patienten brauchen Fett«

---

110   http://www.dge.de/modules.php?name=News&file=article&sid=1253

Oder es geht einfach darum, wie man schön wird:

- »Iss dich schön! Alles über gesundes Essen und eine ausgewogene Ernährung«

Warum interessiert uns dieses Thema heutzutage so sehr? Noch vor 100 Jahren verstarben viele Menschen an Infektionserkrankungen, die waren der »Feind Nummer eins« für die menschliche Gesundheit. Schließlich dauerte es bis ins Jahr 1942, bis ein Mensch erstmals mit einem Antibiotikum behandelt werden konnte. Mit der Verbesserung der Infektionsprophylaxe, der Verbesserung der sanitären Bedingungen und der Möglichkeit einer antibiotischen Behandlung konnte das tödliche Potenzial von Infektionskrankheiten weitgehend ausgeschaltet werden. Heute führen Erkrankungen der Kreislauforgane wie arteriosklerotische Gefäßerkrankungen, Bluthochdruck mit seinen Folgen und Stoffwechselerkrankungen die Todesursachenstatistik in den westlichen Industrienationen an, es sind die klassischen »Wohlstandserkrankungen«. Die zweithäufigste Todesursache sind heute Krebserkrankungen. Für die Entstehung all dieser Krankheiten spielt neben erblichen Faktoren die Ernährung eine wesentliche Rolle. Das Interesse für Ernährung ist also essenziell für uns geworden, weil wir uns buchstäblich krank essen. Das meint einerseits, dass wir mengenmäßig zu viel essen. Andererseits jagt ein Lebensmittelskandal den nächsten. Weil wir unsere Lebensmittel nicht mehr selbst produzieren, sondern dies an eine profitorientierte Lebensmittelindustrie delegiert haben, haben wir im Laufe der Zeit lernen müssen, dass wir der Qualität unserer Nahrungsmittel nicht immer vertrauen können.

Es ist aber schwierig, wissenschaftlich exakt nachzuweisen, dass komplex zusammengesetzte Nahrungsmittel tatsächlich die Ursache bestimmter Erkrankungen sind. Unter anderem deswegen, weil die Zusammensetzung der Nahrung großen Schwankungen unterliegt, weil sich Ernährungsgewohnheiten im Laufe des Lebens ändern, weil sich Fehlernährung in Abhängigkeit von genetischen Faktoren unterschiedlich auswirken kann und weil sich Ergebnisse von Tierversuchen nicht immer auf den Menschen übertragen lassen. Zudem erreichen heute immer mehr Menschen ein hoher Lebensalter, in dem sich aus ernährungsbedingten Vorstufen von Erkrankungen, wie beispielsweise Polypen im Darm, dann in fortgeschrittenem Alter das Krebsleiden manifestieren kann.

Dennoch gibt es klar erwiesene Zusammenhänge zwischen Fehlernährung und der Entstehung von bestimmten Krankheiten. Eines der Hauptprobleme in den westlichen Industrienationen ist, dass wir mit der Nahrung zu viel Energie zuführen und dass die meisten Lebensmittel eine zu hohe Energiedichte bei einem viel zu geringen Gehalt an Ballaststoffen und sekundären Pflanzenstoffen besitzen. Wir sind als Menschen konstruiert für Phasen des Hungers und der Mangelernährung, die die Menschheit immer wieder auf bittere Weise erleben musste und in großen Teilen der Welt noch immer erleiden muss. Bis in die Mitte des 19. Jahrhunderts gab es Missernten und Hungersnöte in Europa. Unser Stoffwechsel ist ein Meister darin, in Phasen des Mangels, auch noch bei geringster Zufuhr von Energie und Vitaminen, zu überleben, sozusagen auf Notstrom zu schalten. Womit unser Organismus, der Stoffwechsel, der Magen-Darm-Trakt, der ganze Mensch aber überfordert ist, ist ein permanenter Überfluss. Früher, in Zeiten des Mangels, war es lebensnotwendig, ein Verlangen nach süß schmeckenden Speisen und solchen mit hohem Fettgehalt zu entwickeln. Menschen, die diese Fähigkeit hatten und Nahrungsmittel mit hohem Energiegehalt ergatterten, wurden von der Evolution belohnt, indem sie überleben durften. Heute, in der Welt der Supermärkte, der Fast-Food-Ketten, der »Fressmeilen« und der XXL-Hamburger hat dieser Mechanismus seine biologische Bedeutung verloren. Der menschliche Organismus hat sich eben noch nicht umgestellt, er ist noch auf Steinzeit, Mittelalter, Not und Hunger programmiert. Es ist so, als ob die Stoffwechselfunktionen des Menschen noch nicht in der Neuzeit beziehungsweise im 21. Jahrhundert angekommen wären, als ob unsere innere Stoffwechsel-Uhr stehen geblieben wäre. Zumindest schlägt diese Uhr in einem sehr langsamen Takt und braucht wahrscheinlich noch viele Tausend Jahre Zeit, um sich auf die veränderten Umweltbedingungen des Überflusses einzustellen. Gemäß dem renommierten Ernährungsforscher Denis Parsons Burkitt, der den Beinamen »Fibre man«, also »Ballaststoff-Mann« trägt, haben sich die Lebensart und die Ernährung des Menschen in den letzten Jahrzehnten schneller verändert, als dies die letzten 20.000 Jahre der Fall war. Unser Körper funktioniert immer noch wie in der Steinzeit, er wird heutzutage allerdings mit modernem »Fast Food« gefüttert. Das ist so, als ob man einen alten Motor mit High-Tech-Benzin zum Laufen bringen will. Um wenigstens die Rate an Wohlstandskrankheiten zu vermindern, sollten wir uns die Ernährung zuführen, für die unser Körper genetisch geschaffen und auf die er immer noch eingestellt ist.[111]

Deswegen wird Übergewicht zu einem im wahrsten Sinne des Wortes »zunehmenden« Problem für viele von uns, für unser Gesundheitssystem und vor allem für unsere Kinder. Übergewicht ist ein wichtiger Schrittmacher für Diabetes mellitus, Arteriosklerose, Bluthochdruck, degenerative Gelenkerkrankungen wie Arthrose und für viele weitere Wohlstandsleiden. Unser innerer Arzt wäre also gut beraten, unsere übermäßige Energiezufuhr zu drosseln.

## 10 Regeln für gesunde Ernährung

Wie können Sie Ihren inneren Arzt in puncto Ernährung sinnvoll unterstützen? Hier zehn Regeln der Deutschen Gesellschaft für Ernährung (DGE) für vollwertiges, genussvolles Essen und Trinken, die auf aktuellen wissenschaftlichen Untersuchungen basieren. Diese werden im Folgenden in leicht gekürzter Form in Anlehnung an die DGE wiedergegeben:[112]

### Vollwertig essen und trinken nach den 10 Regeln der DGE:

1. Die Lebensmittelvielfalt genießen: Streben Sie vollwertiges und abwechslungsreiches Essen in angemessener Menge an. Dabei sollten Sie Lebensmittel wählen, die reich an hochwertigen Nährstoffen und arm an Energie sind. Vor allem pflanzliche Lebensmittel sind empfohlen.
2. Reichlich Getreideprodukte (Vollkornprodukte, ballaststoffreiches Brot, Getreideflocken) sowie Reis und Kartoffeln sind angeraten. Streben Sie den Verzehr von mindestens 30 Gramm Ballaststoffen täglich an.
3. Gemüse und Obst: Genießen Sie fünfmal Obst oder Gemüse täglich. Am besten saisonal verfügbares Obst und Gemüse verwen-

---

111   Kasper H.: *Ernährungsmedizin und Diätetik*. Urban und Fischer, München, 11. Aufl. 2009.
112   http://www.dge.de/modules.php?name=Content&pa=showpage&pid=15

den! Damit können Sie Ihren Bedarf an Vitaminen und Mineral-
sowie Ballaststoffen decken. Saft »zählt« übrigens auch.

4. Milch- und Milchprodukte täglich, Fisch ein- bis zweimal in der
   Woche, Fleisch, Wurstwaren sowie Eier in Maßen ...

5. Wenig Fett und fettreiche Lebensmittel: Fette bringen unverzicht-
   bare essenzielle Fettsäuren und fettlösliche Vitamine in unsere
   Nahrung. Zu viel Fettkonsum kann zu Übergewicht führen, da
   Fette sehr viel Energie enthalten. Gesättigte Fettsäuren können
   zu Herz-Kreislauf-Erkrankungen führen. Pflanzliche Öle und
   Fette sind wertvoller, vor allem diejenigen, die aus Raps- und So-
   jaöl produziert werden. Viele Fette liegen in versteckter Form in
   Fleisch, Milchprodukten, Backwaren, Süßigkeiten und im soge-
   nannten Fast Food vor. Der Mensch braucht nicht mehr als 60–80
   Gramm Fett täglich.

6. Zucker und Salz in Maßen: Verwenden Sie nur selten gesüßte
   Speisen und würzen Sie vielseitig mit verschiedenen frischen
   Kräutern und wenig Salz. Am besten ist jodiertes und fluoridier-
   tes Salz.

7. Trinken Sie täglich rund 1,5 Liter Flüssigkeit. Bevorzugt sollten
   Sie Wasser und ungesüßte Tees, also energiearme Getränke verwenden. Alkohol sollte nur gelegentlich und in kleinen Mengen
   genossen werden.

8. Schonend zubereiten: Lebensmittel werden am besten bei niedrigen Temperaturen mit wenig Wasser und Fett gegart. Dadurch
   werden wertvolle Nährstoffe erhalten und die Gerichte schmecken
   auch besser.

9. Sich Zeit nehmen und genießen: Gutes Essen will genossen werden. Herunterschlingen des Essens und Nebenbei-Essen sind ungesund. Außerdem entsteht dabei kein ausreichendes Sättigungsgefühl.

10. Auf das Gewicht achten und in Bewegung bleiben: Es wäre sehr
    gut für Sie, wenn Sie sich täglich 30 bis 60 Minuten körperlich
    bewegen könnten. Das hilft bei der Regulation Ihres Körperge-
    wichts.

## Neun Ernährungsmärchen

Neben diesen offiziellen Erkenntnissen über die gesundheitlichen Auswirkungen der Ernährung, die teilweise nicht unumstritten sind, wie Sie im
Laufe dieses Kapitels sehen werden, gibt es zahlreiche Märchen und Mythen zu diesem Thema. Im Folgenden werden wir Ihnen neun Märchen zur
heutigen Ernährung vorstellen:[113]

### 1. Ernährungsmärchen: »Fette sind gesundheitsschädlich, weil sie Übergewicht verursachen. Fettarme Ernährung ist immer gut!«

Fettarme Ernährung – das hat man uns Verbrauchern eingetrichtert – sei
anzustreben, um gesund und schlank zu bleiben oder zu werden. Es gibt
fettarmen Käse, fettarme Milch, fettarme Wurstsorten und fettarmen Brot-
aufstrich. Auf Packungen von Gummibärchen steht »Null Prozent Fett!«.
»Low fat« ist modern, »Light-Produkte« haben Konjunktur. Fette sind »die
Bösen«, sind unsere erklärten Feinde in der Ernährung.
Das Thema ist nicht unumstritten. Manche sprechen von einer ungerecht-
fertigten »Fett-Phobie«. Um das »Fettproblem« tobt im Hintergrund seit
30 Jahren eine sehr kontrovers geführte wissenschaftliche Diskussion. Von
dieser bekommt der Verbraucher aber wenig zu hören. Auch die meisten
Ärzte und Ernährungsberater vertreten noch die Auffassung vom »bösen
Fett«, obwohl inzwischen erhebliche Zweifel an den wissenschaftlichen
Grundlagen der öffentlich propagierten Anti-Fett-Ernährung bestehen.
Es gibt ein sehr aufschlussreiches Buch mit dem Titel *Mehr Fett! Warum
wir mehr Fett brauchen, um gesund und schlank zu sein. Liebeserklärung an
einen zu Unrecht verteufelten Nährstoff* von den Ernährungswissenschaft-
lern Ulrike Gonder und Nicolai Worm[114]. Letzterer ist zur Gallionsfigur der
»Pro-Fett-Ernährung« geworden. Sein wissenschaftlich fundiertes Credo
ist: Es gibt derzeit keine wissenschaftlichen Beweise dafür, dass gesättigte Fettsäuren und tierische Fette Herzinfarkte begünstigen. Auch Butter,
Milch, Eier und Fleisch sind für Herz- und Kreislauf unbedenklich. Die Er-

---

113  Meidlinger B., Kiefer I.: Sport- und Präventivmedizin 1/2009 – 4/2011.
114  Gonder U., Worm N.: *Mehr Fett! Warum wir mehr Fett brauchen, um gesund und schlank zu
     sein. Liebeserklärung an einen zu Unrecht verteufelten Nährstoff.* Systemed, Lünen 2010.

gebnisse der bisher größten europäischen Langzeitstudie, der EPIC-Studie, zeigen, dass es bei 90.000 Erwachsenen keine Veränderung des Körpergewichts in Abhängigkeit von Art und Menge der konsumierten Fette gab. Der Anteil der im Fett enthaltenen Kalorien spielt also keine Rolle für die langfristige Gewichtsentwicklung.

Inzwischen beginnt langsam ein Umdenken in puncto Fett. Sogar Alfons Schuhbeck, der bayerische Sternekoch, hat ein lesenswertes Kochbuch mit dem Titel *Die Heilkraft von Omega-3. Warum das Leinöl unsere Gesundheit schützt* veröffentlicht. Und es gibt hilfreiche Anwendungen für die Ernährungsbehandlung von Krebspatienten: *Krebszellen lieben Zucker – Patienten brauchen Fett.*[115]

Zu beachten ist hier: Es geht nicht darum, eine besonders fettreiche, vor Fett triefende Ernährung zu empfehlen, sondern darum, dass beim Fett nicht gespart werden muss, weil dies keinen gesundheitlichen Vorteil bedeutet. Es geht auch darum, besonders wertvolle Omega-3-Fettsäuren, die vor allem in Kaltwasserfisch, Leinöl, Walnussöl, Rapsöl und Sojaöl enthalten sind, in den Speiseplan zu integrieren.

Gesundheitsschädlich ist vielmehr der in unserem Kulturkreis übliche übermäßige Verzehr von Kohlenhydraten in Form von Kuchen, Brot, Zucker etc. Eine Verringerung der Energiedichte der Nahrung, die wir alle neben mehr körperlicher Bewegung bräuchten, wäre zu erreichen, indem wir mehr Lebensmittel wie wasserreiches Gemüse, Pilze, Beeren, Fleisch, Fisch und Geflügel essen und dafür auf industriell vorgefertigte, raffinierte und konzentrierte Nahrung verzichten. Positiver Nebeneffekt: Ein etwas fetterer Käse oder das fetthaltige griechische Joghurt schmecken doch viel besser, halten länger satt, und wir fühlen uns glücklicher als mit den staubtrockenen und farblos schmeckenden »Low Fat«-Produkten.

## 2. Ernährungsmärchen: »Durch Verzicht auf einzelne Mahlzeiten, beispielsweise auf das Abendessen, kann man leichter abnehmen«

Diese Aussage stimmt nicht, jedenfalls sagt das eine größere Untersuchung an 7000 Personen über einen Zeitraum von zehn Jahren hinweg. Insbeson-

---

115 Kaemmerer U., Schlatterer C., Knoll G.: *Krebszellen lieben Zucker – Patienten brauchen Fett.* Systemed, Lünen 2012.

dere das »Dinner Cancelling«, also das Weglassen des Abendessens, bewirkt laut dieser Untersuchung keine Gewichtsabnahme. Allerdings scheint es günstig zu sein, am Morgen mehr zu essen, insbesondere Getreide, da dies mit einem besseren Sättigungsgefühl einhergeht und dann insgesamt über den Tag weniger energiereiche Mahlzeiten eingenommen werden. Regelmäßiges Frühstücken führte in mehreren Studien zu weniger Übergewicht als der Verzicht auf diese Mahlzeit. Der Knackpunkt dabei ist, dass es um die über den ganzen Tag aufgenommene Menge der Nahrung und um den Energieverbrauch eines Menschen geht. Wichtig ist die Energiebilanz, nicht der Verzicht auf einzelne Mahlzeiten.

Interessanterweise kann man aber durch die Essgeschwindigkeit »Kalorien sparen«: Es konnte nachgewiesen werden, dass Personen, die etwa 20- bis 30-mal kauen und immer wieder einmal Pausen beim Essen machen, das Besteck weglegen, sich Zeit lassen, etwa 65 Prozent weniger Kalorien aufnehmen als die Schnellesser. Für männliche Schnellesser konte man eine 1,8-fach, bei Frauen eine mehr als zweifach erhöhte Wahrscheinlichkeit für Übergewicht ermitteln.

## 3. Ernährungsmärchen: »Man ernährt Kinder gesünder, wenn man ihnen keinen Zucker oder Süßigkeiten gibt«

In Bezug auf das Essverhalten von Kindern wirken sich starke elterliche Zwänge eher ungünstig aus, dies zeigen Studien. Wenn Eltern Kindern fett- und zuckerreiche Nahrungsmittel verbieten, dann wird das Kind auf diese fixiert und isst diese sogar, wenn es schon satt ist. So war bei drei- bis sechsjährigen Kindern nachzuweisen, dass die beschränkte Verfügbarkeit von attraktiven zucker- und fettreichen Nahrungsmitteln dazu führte, dass die Kinder mehr Verlangen nach genau diesen »Speisen« hatten und diese auch vermehrt aßen. Eine weitere Untersuchung von Kindern, denen von den Eltern sehr wenig Zucker erlaubt wurde, ergab, dass 55 Prozent dieser Kinder sich eine Limonade mit dem höchsten Zuckergehalt aussuchten, keines dagegen bevorzugte die weniger gesüßte Limonade. Es bringt auch nicht viel, wenn Eltern ihren Kindern beispielsweise unter Druck den Verzehr von Obst und Gemüse nahelegen. Im Gegenteil: Kinder wählten bestimmte Lebensmittel umso seltener aus, je öfter die Eltern das Kind unter Druck dazu animiert hatten – beispielsweise Gemüse zu essen. Eine Untersuchung an fünfjährigen Kindern zeigte, dass diejenigen am meisten Obst und Gemüse verzehrten, deren Eltern keinen Druck hierauf ausübten und die selbst als Vorbild dienten und viel Obst und Gemüse aßen. Positiv wurde das Essverhalten auch beeinflusst, wenn Obst und Gemüse leicht verfügbar, also immer vorrätig waren und bereits mundgerecht in Form von Apfelspalten oder Karottenstreifen angeboten wurden. Auch das Einhalten regelmäßiger gemeinsamer Familienmahlzeiten verbesserte die Ernährungsgewohnheiten von Kindern und Jugendlichen in mehreren Studien signifikant. Das elterliche Gebot, den Teller immer ganz leer zu essen, führt hingegen dazu, dass Kinder ein geringeres Sättigungsgefühl entwickeln und auch dann größere Mengen wählen, wenn sie selbst die Größe der Portion bestimmen dürfen. Dies ist pädagogisch in Hinblick auf die Entstehung von Übergewicht also eine eher kontraproduktive Maßnahme.

## 4. Ernährungsmärchen: »Kuhmilch ist nicht gut für den menschlichen Darm«

Immer wieder wird behauptet, dass Kuhmilch für den Menschen ein schlecht verträgliches Fremdeiweiß darstelle. Der menschliche Darm kann aber, obwohl er keine Labfermente besitzt, sehr gut Milch verdauen. Dabei helfen ihm der saure pH-Wert und das Enzym Pepsin im Magen sowie die eiweißspaltenden Enzyme im Dünndarm. Milch enthält hochwertige Proteine, Mineralstoffe und wichtige Vitamine, vor allem Vitamin D. Als Calciumlieferant sind Milch und Milchprodukte für die Knochengesundheit überaus wichtig. Problematischer sieht es bei den Menschen mit Laktoseintoleranz aus, bei denen das Enzym Laktase nicht oder nicht ausreichend gebildet wird. Sie leiden unter einer Milchunverträglichkeit beim Genuss unvergorener Milch, beispielsweise unter Blähungen, Völlegefühl und Durchfällen. In Mitteleuropa sind dies etwa 40 Prozent aller Menschen. Für diese Menschen sind laktosefreie Milch und Milchprodukte eine gute Alternative.

## 5. Ernährungsmärchen: »Kaffee entzieht dem Körper Flüssigkeit«

Lange Zeit glaubte man, dass Kaffee dem Körper Wasser entzieht. Heute weiß man, dass Koffein zwar beim einmaligen Trinken von zwei bis drei

Tassen Kaffee am Tag eine harntreibende Wirkung hat, diese kann innerhalb von 24 Stunden durch ausreichende Flüssigkeitsaufnahme jedoch ausgeglichen werden. Bei regelmäßigen Kaffee- oder Teetrinkern ist diese harntreibende Wirkung allerdings vermindert. Deswegen kann Kaffee beim Bilanzieren der Flüssigkeitsaufnahme zur Gesamttrinkmenge hinzugezählt werden. Übrigens weisen prospektive wissenschaftliche Untersuchungen darauf hin, dass hoher Kaffeekonsum das Risiko für eine koronare Herzkrankheit nicht erhöht und das Risiko für eine Zuckerkrankheit vermindern könnte.

## 6. Ernährungsmärchen: »Vitamin C kann vor Erkältungskrankheiten schützen«

Vitamin C besteht aus Ascorbinsäure. Es handelt sich um ein wasserlösliches Vitamin, das als Radikalfänger mit antioxidativer Wirkung gilt. In der Laienmedizin wird es deswegen als Hausmittel zur Vorbeugung von Erkältungskrankheiten empfohlen. Von der Deutschen Gesellschaft für Ernährung wird die Aufnahme von 100 mg täglich angeraten. Eine systematische wissenschaftliche Untersuchung der Cochrane Collaboration ergab, dass die vorsorgliche Einnahme von Vitamin C nicht vor einer Erkältungskrankheit schützen kann, allerdings war die Erkältungsdauer bei Erwachsenen um durchschnittlich 8 Prozent, bei Kindern um 13 Prozent verkürzt. Die therapeutische Einnahme von Vitamin C, also wenn bereits ein grippaler Infekt eingetreten war, hatte keinen Effekt im Vergleich zu einem Placebo. Ganz grundlegend ist die Aufnahme von Vitamin C aus der Nahrung, so wie die aller anderen Vitamine, bei einer ausgewogenen Mischkost ausreichend. Deswegen braucht eigentlich kein Mensch, der sich abwechslungsreich mit ausreichend Obst und Gemüse ernährt, Vitamin C in medikamentöser Form zu schlucken – auch wenn die Pharmaindustrie jährlich etwa 80.000 Tonnen Vitamin C in China produzieren lässt und sich mit Vitaminen und sonstigen Nahrungsergänzungsmitteln eine goldene Nase verdient. Beste Vitamin-C-Quellen sind schwarze Johannisbeere, Paprika, Brokkoli, Fenchel, Kartoffeln, Kiwi, Erdbeeren und Zitrusfrüchte.

## 7. Ernährungsmärchen: »Soja-Isoflavone helfen gegen Wechseljahresbeschwerden«

In Asien sind die Sojabohne und die Produkte daraus feste Bestandteile des Speisezettels. Sie sind eine wichtige Proteinquelle, sind arm an gesättigten und reich an mehrfach ungesättigten Fettsäuren, enthalten kein Cholesterin und sind reich an sekundären Pflanzenstoffen. Dazu gehören pflanzliche Östrogene, sogenannte Isoflavone. Japaner essen täglich zehn bis 100 Milligramm Isoflavone, wir Europäer hingegen weniger als zwei Milligramm. Die in der Sojabohne enthaltenen Isoflavone sind vor allem Genistein, Daidzein und Glycitein. Diese haben eine strukturelle Ähnlichkeit mit dem weiblichen Hormon 17-ß-Estradiol. Deswegen können sie theoretisch an den Estrogenrezeptor im menschlichen Organismus ankoppeln und dort ihre hormonähnliche Wirkung entfalten. Man hat sich deswegen von diesen Substanzen Hilfe gegen die teilweise sehr belastenden Wechseljahresbeschwerden wie Hitzewallungen, Schweißausbrüche, Herzrasen und Blutdruckspitzen bei Frauen im Klimakterium erwartet. Systematische wissenschaftliche Untersuchungen zu diesem Thema liefern allerdings sehr unterschiedliche Ergebnisse. Bei einem großen Teil der Frauen mit Wechseljahresbeschwerden zeigte sich leider keine bessere Wirkung der Soja-Isoflavone im Vergleich zu Placebos, sodass deren Wirkung heute als nicht ausreichend wissenschaftlich bewiesen gilt.

## 8. Ernährungsmärchen: »Lecithin kann Konzentration und Gedächtnisleistung fördern«

Lecithine werden in Apothekenzeitschriften und im Internet stark beworben als Substanzen, die angeblich die geistige Leistungsfähigkeit steigern können. Der Körper kann teilweise selbst Lecithin synthetisieren. Lecithine kommen aber auch in Nahrungsmitteln wie Eigelb, Soja, Fleisch, Fisch und Hülsenfrüchten vor. Zudem sind sie in Hefe und Pflanzenölen, wie in Soja-, Lupinen-, Roggenkeim- und Weizenöl, sowie in den meisten pflanzlichen Samen enthalten.

Chemisch handelt es sich dabei um Phospholipide. Diese sind Bestandteile der Zellmembranen und unter anderem bei der Fettverdauung und bei der Produktion des Neurotransmitters Acetylcholin im Gehirn beteiligt.

Leider konnte bislang keine wissenschaftliche Studie einen positiven Einfluss auf die Gedächtnis- und Konzentrationsleistung nachweisen. Eine vorbeugende Einnahme von Lecithin kann heute aufgrund dieser Daten nicht empfohlen werden.

## 9. Ernährungsmärchen: »Nüsse machen dick«

Nüsse und andere Früchte, die häufig als Nüsse bezeichnet werden wie Mandeln, Pistazien und Erdnüsse, sind sehr wertvolle Nahrungsbestandteile. Sie sind reich an einfach und mehrfach ungesättigten Fettsäuren, enthalten viele Vitamine, Mineralstoffe wie Magnesium und Selen, Ballaststoffe und Eiweiß. Wegen ihres hohen Fettanteils von 36 bis 73 Prozent sind sie kalorienreich. Cashewnüsse enthalten beispielsweise 592 Kilokalorien pro 100 Gramm, Erdnüsse 576 Kilokalorien und Walnüsse 714 Kilokalorien pro 100 Gramm. Nüsse sind also kleine »Kalorienbomben«. Man könnte aufgrund dessen annehmen, dass regelmäßiger Nussverzehr zu einer Gewichtszunahme führe. Dies ist aber nicht so, wie mehrere umfassende Studien zeigen. In der Nurses Health Study[116] wurden beispielsweise mehr als 51.000 Frauen über acht Jahre beobachtet. Frauen, die mindestens zweimal pro Woche Nüsse aßen, nahmen dabei weniger an Gewicht zu als die Vergleichspersonen und hatten ein um 23 Prozent reduziertes Risiko für Übergewicht. In einer weiteren Studie aßen normalgewichtige Versuchspersonen täglich zusätzlich zur normalen Kost zehn Wochen lang Mandeln mit einem Kaloriengehalt von 344 Kilokalorien. Es kam dabei zu keiner Gewichtszunahme, aber die Versuchspersonen hatten durch den hohen Eiweiß- und Ballaststoffanteil der Mandeln ein höheres Sättigungsgefühl und naschten dadurch weniger Süßigkeiten. Der Verzehr von Nüssen wirkte sich im Vergleich zu anderen Snacks wie Schokolade oder Chips in einer anderen Studie insgesamt positiv auf die Qualität der Ernährung aus: Nach zwölf Wochen Haselnussverzehr hatten die Versuchspersonen deutlich mehr wertvolle einfach- und mehrfach ungesättigte Fettsäuren im Blut als die Kontrollpersonen.

---

116  Bes-Rastrollo, M., Wedick, N. M., Martinez-Gonzalez, M. A., Li, Ty, Sampson, L., Hu, F. B.: *Prospective study of nut consumption, long-term weight change, and obesity risk women.* Am J Clin Nutr, 89(6): 1913–1919, 2009.

Walnüsse, Macadamianüsse, Pecanüsse und Pistazien haben einen weiteren wissenschaftlich nachgewiesenen positiven Effekt: Sie können bei einer täglichen Einnahme von 67 Gramm den Serum-Cholesterinspiegel senken, wobei vor allem das »schlechte« LDL-Cholesterin sinkt. Auch der Triglyzeridspiegel konnte bei regelmäßigem Nussverzehr gesenkt werden. Er sank umso mehr, je mehr Nüsse gegessen wurden. Klar dosisabhängig war auch der Zusammenhang für die koronare Herzerkrankung: Mindestens viermaliges Nussessen pro Woche war mit einem um 36 Prozent niedrigeren Risiko für eine koronare Herzerkrankung assoziiert; pro wöchentlich konsumierter Nussportion sank das Risiko dabei um 8,3 Prozent.

Fazit: Nüsse machen nicht dick, sie sind sogar ausgesprochen gesund. Lassen Sie also die Snacks besser liegen und ersetzen Sie diese durch Nuss & Co.

## Das EBS-Konzept

Die Bundeszentrale für gesundheitliche Aufklärung hat ein »EBS-Konzept« zur Gesundheitsförderung entwickelt, das auf den drei Säulen Ernährung, Bewegung und Stressregulation aufbaut.[117] Darin wird betont, dass das Essen eben mehr ist als eine reine Aufnahme von Nährstoffen. So ergeben sich fünf Merkmale für eine ausgewogene Ernährung, die dann auch heilsam wirken kann:

1. Gemischt: Eine Vielfalt der Nahrungsmittel und möglichst viel Abwechslung in der Lebensmittelpalette sind anzustreben.
2. Genug: Man sollte nicht zu viel und nicht zu wenig essen, sondern seine persönliche Wohlfühlmenge finden.
3. Genussvoll: Zubereiten und Verzehren der Speisen in entspannter Atmosphäre sind wichtig.
4. Gut: Achten Sie auf gute Qualität Ihrer Lebensmittel. Qualität geht hier vor Quantität.
5. Gemeinsam und geregelt: Regelmäßige Mahlzeiten und Rituale mit der Familie oder mit Freunden tragen zu einem gesteigerten Wohlbefinden für Körper und Seele bei.

---

117  http://www.bzga-ernaehrung.de/

Auch uns ist klar, dass *Bundeszentrale für gesundheitliche Aufklärung* nicht annähernd so hip, modern und cool klingt wie andere Autoren, Buchtitel oder Diäten von Promi-Fitness-Trainern. Lassen Sie sich jedoch davon nicht täuschen.

Die Ernährung ist außerdem wichtig für einen Bereich unseres Körpers, der maßgeblich an der Erhaltung unserer Gesundheit beteiligt ist – an den wir aber erst denken, wenn er Probleme macht:

# Der Darm – Warum er so wichtig ist

Schon vor 4000 Jahren wurde der Darm in ayurvedischen Schriften als Zentrum des Wohlbefindens bezeichnet. Heute wird diese Erkenntnis durch Ergebnisse wissenschaftlicher Studien in vielfacher Hinsicht zunehmend untermauert. Die Gesamtoberfläche unserer Darmschleimhaut beträgt ganze 300 bis 400 Quadratmeter, und 80 Prozent unseres lymphatischen Apparates befindet sich im Magen-Darm-Trakt. Damit ist der Darm das größte immunologische Organ unseres Körpers. Kein Wunder, denn er muss eine Vielzahl mit der Nahrung aufgenommener Bakterien, Toxine, Pilze und Parasiten abwehren. Hier spielt vor allem das darmassoziierte Immunsystem, auf Neudeutsch GALT (von »gut associated lymphoid tissue«), eine Rolle, das aus verschiedenen Lymphozyten und den als Makrophagen bezeichneten Fresszellen sowie den Antikörper produzierenden Plasmazellen besteht.

Was lange Zeit unterschätzt wurde: In den Tiefen des menschlichen Darms siedeln mindestens 10.000 verschiedene Bakterienarten, die 360-mal mehr Gene besitzen als der ganze menschliche Körper. Diese Bakterien schützen unseren Körper. Sie bilden das sogenannte »Mikrobiom«, das unter anderem bei der Verdauung hilft, indem die Kapazität der dort vorhandenen Enzyme erweitert wird, und einen Teil des menschlichen Immunsystems unterstützt. Es wird Zeit umzudenken: Sie alle kennen aus der Werbung für Bad- und WC-Reiniger die vermenschlichte Darstellung von Bakterien als Ganoven, Schurken und Verbrecher, die in den Sanitäranlagen auf den Menschen lauern und dann durch das Hygieneprodukt XY vernichtet und in die Flucht geschlagen werden. Vielleicht erinnern Sie sich auch noch an die verfilmte Puppengeschichte von den personifizierten bösen Bakterien »Karius und Bactus« in unserem Mund, die uns als Schulkinder zum Zähneputzen motivieren sollten. In unserer Vorstellung und auch in der heutigen Medizin sind Bakterien immer noch »die Bösen«, die Krankheiten verursachen und uns bedrohen. Dass dies nicht zutrifft, formulierte der Nobelpreisträger Joshua Lederberg bereits vor mehr als zehn Jahren. Er identifizierte die Existenz von Billiarden körpereigener Keime im Menschen als »Superorgan« mit einem Gesamtgewicht von 1,5 Kilogramm und schuf dafür den Begriff »Mikrobiom«. Diese Bakterien, die unseren Darm, die Haut, den Urogenitaltrakt, den Mund, den Rachen und die Nase besiedeln, sind also durchaus »die Guten« in unserem Körper, die dort eine schützende Wirkung entfalten. Inzwischen gibt es ein Human Microbiome Project (HMP), das die Bedeutung dieser Organismen für den gesunden und für den kranken Menschen untersucht und hierfür das Erbgut dieser Mikroorganismen entschlüsseln will; bislang sind etwa acht Millionen dieser Gene entschlüsselt. Übrigens appellieren die Wissenschaftler an Menschen aller Kontinente, ihre Stuhlproben für eine weitergehende Analyse des Mikrobioms zur Verfügung zu stellen (Informationen unter my.microbes.eu).

Dabei ist die genetische Vielfalt des Mikrobioms schier unerschöpflich. Das Ausmaß des Genreichtums, das im Mikrobiom eines Menschen vorkommt, scheint von großer Bedeutung zu sein; so zeigte sich bei Menschen mit einer bestimmten chronischen Darmerkrankung, der Colitis ulcerosa, ein schlechterer Krankheitsverlauf, wenn ihr Mikrobiom einen geringeren Genreichtum aufwies. Lederberg konnte sogar Hinweise darauf finden, dass die Mikroorganismen gezielt auf das Wohlergehens ›ihres‹ Menschen einwirken: »Erstaunliche Beispiele zeigen, dass das Ziel einer Mikrobe tatsächlich darin besteht, ein gemeinsames Überleben mit dem Wirt zu ermöglichen.«[118]. Es sieht sehr danach aus, als ob dieser Bakterienorganismus ein ganz besonders wertvoller Helfer unseres inneren Arztes ist.

Es existieren zahlreiche interessante Untersuchungen zum Einfluss des Mikrobioms auf Stoffwechselstörungen wie Diabetes mellitus, auf die Entstehung von Übergewicht und auf Herz-Kreislauf-Erkankungen. Zudem gibt es wichtige immunologische Daten, die auf die Wichtigkeit des Mikrobioms

---

118 Goeser, Felix: Mikrobiomforschung: Wie körpereigene Keime als »Superorgan« agieren. Dtsch Arztebl 2012; 109(25): A-1317 / B-1140 / C-1120.

bei Neurodermitis, Schuppenflechte, chronisch-entzündlichen Darmerkrankungen, Asthma und Allergien hinweisen. Darüber hinaus wurde eine enge Beziehung zwischen Darm und Gehirn und ihre Beeinflussung durch das Mikrobiom nachgewiesen. Interessant ist hier unter anderem die Auswirkung von sogenannten probiotischen Lebensmitteln, das sind Substanzen, die lebensfähige Mikroorganismen enthalten. Meist sind darin Milchsäurebakterien, Hefen oder andere Spezies enthalten – wir kennen diese alle durch Trinkjoghurts und bestimmte mit Milchsäurebakterien angereicherte Joghurts. Nun gibt es eine Untersuchung mittels funktioneller Kernspintomografie, die Folgendes zeigte: Frauen, die vier Wochen lang zweimal täglich probiotischen Joghurt aßen, entwickelten eine veränderte Gehirnaktivität in Hirnregionen, die für die Kontrolle von Emotion und Gefühl zuständig sind![119] Auch wenn diese Studie von einer der weltweit führenden joghurtproduzierenden Firmen gesponsert wurde, ist sie glaubwürdig. Sie weist auf die modulierenden Effekte der Nahrung auf die Gehirnaktivität und die Stimmungsregulation hin. Ist der Darm etwa das Zentrum unserer Gefühle, könnte man sich fragen? Wir alle kennen das wohlige Gefühl bei oder nach einem guten Essen. Oder unser fahriges, gereiztes Verhalten, wenn wir Hunger haben.

Der Darm verfügt über sein eigenes Nervensystem, das vegetative Nervensystem. Er sendet über dieses Nervensystem durch Botenstoffe wie Hormone und Neurotransmitter Signale an das Gehirn. Wichtigster »Gesprächspartner« des Darms mit dem Gehirn ist der Vagusnerv, den wir bereits als wichtigen Vermittler der Wirkung der Meditation kennengelernt haben. Nun begegnet er uns wieder. Er leitet seine Informationen in das sogenannte limbische System des Gehirns, das für die Regulation der Emotionen zuständig ist, und meldet dem Gehirn, wie es dem Darm gerade geht. Das Gehirn reagiert darauf mit einer guten oder einer schlechten Stimmung: Bauch und Gefühl gehören zusammen.

Wir selbst haben Einfluss auf diese Darm-Gefühl-Achse durch die Art und Weise, wie wir uns ernähren. Es gibt bereits Überlegungen, probiotische

---

119  Tillisch, K., Labus, J., Kilpatrick, L., Jiang, Z., Stains, J., Ebrat, B., Guyonnet, D., Legrain-Raspaud, S., Trotin, B., Naliboff, B., Mayer, E. A.: *Consumption of fermented milk product with probiotic modulates brain activity.* Gastroenterology. 2013 Jun;144(7):1394–401, 1401.e1-4. doi: 10.1053/j.gastro.2013.02.043. Epub 2013 Mar 6.

Nahrungsmittel zu kreieren, die stimulierend auf die Psyche wirken, sogenannte *Psychobiotika* gegen Angst und Depression.[120]
Es gibt auch Hinweise, dass Nahrungsmittel aus industrieller Fertigproduktion die Entstehung von Depressionen begünstigen können, man vermutet, dass dies mit dem Einfluss auf die Darmbakterien zusammenhängen könnte.

Was folgern wir daraus? Wie können wir dieses Mikrobiom für uns nutzen? Probiotika scheinen ein interessanter Aspekt für eine gesunde Ernährung zu sein. Frisch zubereitete Nahrungsmittel ebenfalls. Es gibt aber noch einen weiteren Aspekt: Sie dürfen Ihr wertvolles Mikrobiom vor allem nicht schädigen, indem Sie ungerechtfertigt Antibiotika schlucken, wenn diese nicht wirklich medizinisch notwendig sind. Antibiotika zerstören einen Großteil des Mikrobioms oder schädigen dieses jedenfalls nachhaltig. Das scheinen viele Ärzte noch nicht wirklich begriffen zu haben. »Kranke Therapie. Ärzte verschreiben oft nutzlose Antibiotika gegen Erkältung«, titelte die *Süddeutsche Zeitung* in einer Meldung.[121] Sie traf damit nur die Spitze eines Eisbergs. Noch immer bekommen Patienten mit akuter Bronchitis in 80 Prozent der Hausarztpraxen Antibiotika verschrieben, die aber in dieser Situation keinen Nutzen haben, da meist Virusinfekte dahinterstecken. Solange es sich nicht um eine Lungenentzündung handelt, bringt laut einer europaweiten Untersuchung an 2000 Patienten ein Antibiotikum bei Husten, Heiserkeit und Schnupfen nicht mehr als ein Placebomedikament. Laut Mitteilung der Kassenärztlichen Vereinigung Bayerns wurden allein in Bayern im Jahr 2011 genau 5,3 Millionen-mal Antibiotika verordnet.[122]
Das bedeutet, dass jeder Dritte in der ambulanten Versorgung mindestens einmal pro Jahr ein Antibiotikum erhalten hat. Ganz abgesehen von den dadurch ausgelösten Antibiotika-Resistenzen sollten wir alle uns langsam darüber klar werden, dass wir durch diese Medikamente eines unserer wichtigsten Organe nachhaltig schädigen: das Mikrobiom. Es ist also besser, unkomplizierte Infekte auszukurieren, wie Großmuttern das machte: viel schlafen, viel trinken, inhalieren, das ist genug. Damit werden wir genauso schnell gesund wie mit einem Antibiotikum.

---

120  http://www.spiegel.de/spiegelwissen/neue-forschung-wie-der-darm-das-wohlbefinden-beein-flusst-a-934518.html
121  Katrin Blawat, Süddeutsche Zeitung v. 19.12.2012.
122  KVB Forum 11/2012, S. 8 ff.

# Bewegen Sie sich

Sie wissen es und wir wissen, dass Sie es wissen, und diesmal machen wir es kurz: Treiben Sie Sport oder bewegen Sie sich zumindest regelmäßig. Sie bleiben länger fit und: Eine Stunde Sport pro Woche senkt das Risiko für Depressionen, Angststörungen und Abhängigkeitserkrankungen. Eine niederländische Studie zeigte: Regelmäßiges Training wirkt bei manchen Krankheiten ebenso effektiv wie eine Psychotherapie oder Psychopharmaka.[123] Am besten geeignet sind Ausdauersportarten (Joggen, Radfahren, Walken). Wenn Sie ungern joggen, Rad fahren, walken, dann gehen Sie spazieren. Egal, bewegen Sie sich irgendwie. Alles ist besser als nichts.

In einer prospektiven Kohortenstudie mit 416.175 Teilnehmern wurde nachgewiesen, dass sich ab einer leichten Aktivität von 15 Minuten am Tag (im Vergleich zur Inaktivität) Ihre Lebenserwartung um drei Jahre verlängert und das Mortalitätsrisiko um 14 Prozent sinkt. Jede Viertelstunde leichte Bewegung zusätzlich am Tag reduziert das Mortalitätsrisiko um weitere vier Prozent![124] Bewegung ist das stärkste rezeptfreie Medikament, das Sie bekommen können. Überlegen Sie sich, welcher Sport für Sie geeignet sein könnte.

# Probieren Sie Biofeedback

Biofeedback ist keine parawissenschaftliche Heilmethode, sondern in vielen Studien überprüft und je nach Krankheitsbild gut bis sehr gut belegt. Nicht zu verwechseln ist der Begriff mit der *Bioresonanztherapie*, die durchaus zu den parawissenschaftlichen Methoden gehört.

Biofeedback ist eine wissenschaftlich anerkannte Methode zur Bewusstwerdung biologischer Vorgänge, die der Sinneswahrnehmung nicht zugänglich sind. Es geht um Funktionen wie Herzschlag, Hauttemperatur, Schweißbildung, Atmung, Muskelaktivität und Hirnströme. Dabei werden häufig mithilfe von elektronischen Hilfsmitteln unter anderem der Blutdruck, die

123  Ten Have, M., de Graaf, R., Monshouwer, K.: *Physical exercise in adults and mental health status findings from the Netherlands mental health survey and incidence study* (NEMESIS). J Psychosom Res. 2011 Nov;71(5):342-8. doi: 10.1016/j.jpsychores.2011.04.001. Epub 2011 May 18.
124  Wen, C. P., Wai, J. P. W., Tsai, M. K., et al.: *Minimum amount of physical activity for re-duced mortality and extended life expectancy: a prospective cohort study.* Lancet 2011; 378: 1244–53.

Atemfrequenz, der Sauerstoffgehalt des Blutes, die Hauttemperatur und der Hautwiderstand oder der Muskeltonus gemessen und die ermittelten Signale dann hörbar oder fühlbar gemacht oder grafisch dargestellt. Das heißt, durch die Beobachtbarkeit dieser Parameter werden sie dem Probanden bewusst gemacht. So wird zum Beispiel der Hautwiderstand (Schweißbildung) an den Fingerkuppen gemessen und sichtbar gemacht. Dies kann auf einem Monitor und anhand eines Graphen geschehen. Der Patient kann zwar selbst den Hautwiderstand nicht fühlen, aber der Sensor an seiner Fingerkuppe, der bis zu Hundertstel Grad misst, zeigt Veränderungen sichtbar an. Patienten merken sehr schnell, was sie tun müssen, um den Graphen auf dem Monitor absinken oder ansteigen zu lassen, und lernen so, diesen willentlich zu steuern.

Die Methode hilft, das Bewusstsein für Vorgänge im eigenen Körper zu schärfen. Das kann der Hautwiderstand sein, aber auch die Verspannung der Muskeln (zum Beispiel der Nackenmuskulatur) oder der Blutdruck oder die Gehirnströme. Ziel ist es, dass der Patient im Alltag ein Gefühl für seinen Körper bekommt. Entweder, um sich gezielt zu entspannen oder bestimmte Muskelgruppen zu trainieren, zum Beispiel zur Rehabilitation oder in der Frauenheilkunde für das Beckenbodentraining.

Sieht der Patient die Messwerte auf einem Computerbildschirm vor sich und wie sie sich abhängig von seiner Aktion, zum Beispiel einer Atemübung, verändern, werden psycho-physiologische Zusammenhänge erlebbar und bewusst. Wer verlernt hat, auf seinen Körper zu hören, kann es so wieder lernen. Nicht selten ist Biofeedback ein Ausgangspunkt, um dann mit einer Entspannungstechnik weiterzuarbeiten. Das kann Meditation sein, MBSR oder Progressive Muskelentspannung.

# Progressive Muskelentspannung & Autogenes Training

Der Begründer des Biofeedback ist gleichzeitig auch der Begründer der *Progressiven Muskelentspannung (PMR)*, nämlich der 1983 verstorbene US-amerikanische Arzt und Physiologe Edmund Jacobson. Er stellte fest, dass eine übermäßige Anspannung der Muskulatur häufig mit Unruhe, Angst und psychischer Spannung einhergeht. Er entwickelte nun eine Trainingsmethode, mit der es möglich ist, den Unterschied zwischen Muskelanspannung und Muskelentspannung besser wahrnehmen zu können. Im Wesentlichen besteht das Training darin, einzelne Muskelpartien in einer bestimmten Reihenfolge anzuspannen, die Spannung zu halten und sie dann bewusst zu lösen. Der Patient soll sich bewusst werden, wie sich diese Veränderung anfühlt, sie trainieren und dadurch Verspannungen frühzeitig bemerken und gezielt lösen können.

Auf das Lösen der Muskelspannung folgt eine Entspannung des gesamten Nervensystems, was sich wiederum positiv auf Muskeltonus, Herzfrequenz, Atemfrequenz, Blutdruck und die Durchblutung der Extremitäten auswirkt. Patienten mit Schmerzzuständen, bei denen Anspannung oft eine große Rolle spielt, profitieren besonders von der Progressiven Muskelentspannung. Das Verfahren wird im Rahmen von kassenärztlichen Behandlungen als Leistung der gesetzlichen Krankenkassen angeboten, außerdem bieten viele Volkshochschulen Kurse an. Progressive Relaxation, Biofeedback und Autogenes Training sind empirisch gut fundierte Entspannungsverfahren und werden auch als kompatible Techniken im Rahmen von Therapieplänen in Psychotherapeutischer Medizin und Psychiatrie eingesetzt.

Das *Autogene Training (AT)* wurde ursprünglich aus der Hypnose entwickelt. Der große Unterschied zur PMR ist, dass hier überhaupt nichts an-, sondern nur entspannt wird, es ist eine »von innen heraus erzeugte Entspannung«. Der Erfinder des Autogenen Trainings, der Berliner Psychiater Johannes Heinrich Schultz, nannte es *konzentrative Selbstentspannung*, klassischerweise wird das Autogene Training (zumindest zu Beginn) von einem Trainer oder von einer CD angeleitet, bis der Praktizierende genügend Übung hat und diese nicht mehr benötigt. Unterteilt ist das Training in drei Stufen. Die erste Stufe suggeriert vor allem Ruhe und Entspanntheit:

- Schwere (z. B. »Mein Arme sind ganz schwer;« dieses Gefühl breitet sich dann über den ganzen Körper aus)
- Wärme (z. B. »Meine Arme sind angenehm warm;« die Wärme, angefangen in einem Körperteil, breitet sich dann über den Körper aus)
- Herzregulierung (z. B. »Mein Herz schlägt stark und gleichmäßig«)
- Atmungsregulierung (»Meine Atmung ist ruhig und gleichmäßig«)
- Bauchübung (z. B. »Mein Bauch ist ganz warm«)
- Stirnübung (z. B. »Meine Stirn ist angenehm kühl«)

Wird die Übung vor dem Einschlafen durchgeführt, spricht nichts dagegen, am Ende der Übung in den Schlaf zu gleiten. Tagsüber bekommt man sich so wieder wach:

- Arme ganz steif machen!
- Sich rekeln und strecken!
- Tief ein- und wieder ausatmen!
- Augen öffnen

In einer nächsten Stufe kann die Entspannung mit einem Vorsatz kombiniert werden. In der Psychologie bedeutet ein Vorsatz die Absicht, in einer ganz bestimmten Situation etwas ganz Bestimmtes tun zu wollen. Dabei ist es wichtig, das Vorhaben sehr konkret in Bezug auf Ort, Zeit und Häufigkeit zu spezifizieren. Beispielsweise werden Sie sich mit großer Wahrscheinlichkeit Ihre Träume merken können, wenn Sie abends mit dem festen Vorsatz einschlafen »Ich werde heute Nacht träumen«. Eine solche Vorsatzbildung kann beim AT themenspezifisch zum Beispiel bei Neurosen oder phobischen Störungen sehr erfolgreich eingesetzt werden. In einer dritten Stufe, Oberstufe genannt, kommt es zur Vorstellung von Bildern und Situationen. Die Übenden können sich in eine Szene hineinversetzen und sie real erleben. Übungen hierfür sind beispielsweise, Objekte oder andere Menschen erscheinen zu lassen, eine »beliebige« Farbe oder abstrakte Gegenstände zu sehen, eine »Eigenfarbe« finden, Gefühlszustände zu erleben oder ein »Eigen-Gefühl« zu erfahren.

Diese Übungen sind regelmäßig Bestandteil nahezu aller Kurse, Workshops, Wochenendseminare und Ausbildungen, die unter »Selbsterfahrung« zusammengefasst werden können. Ob Sie nun im Schamanen- oder im Schutzengel-Kurs sind, eine dieser Übungen wird, nach einer geführten Entspannung, stets benutzt. Je nach Kurs sollen Sie dann Ihr »Krafttier« oder Ihren »Schutzengel« vor Ihrem inneren Auge erscheinen lassen.

# Mit Botox gegen Depression

Wie eng Körper und Geist miteinander verwoben sind, zeigten auch Prof. Dr. Tillmann Krüger, Oberarzt der Medizinischen Hochschule Hannover, und Privatdozent Dr. M. Axel Wollmer, Oberarzt an den Universitären Psychiatrischen Kliniken Basel, mithilfe des Gifts Botulinumtoxin.

Das sogenannte Botulinumtoxin ist ein Nervengift, das von dem Bakterium *Clostridium botulinum* produziert wird. Es wird unter anderem erfolgreich in der medizinischen Behandlung des Schielens, gegen Spannungskopfschmerz und Migräne, beim Schiefhals und gegen übermäßiges Schwitzen eingesetzt. Seit 2002 hat das Nervengift als »Botox« durch seine muskelglättende Wirkung eine weite Verbreitung in der kosmetischen Medizin bis hin zu »Botox-Parties« gefunden: Mit Botox lassen sich lästige Altersfalten und Krähenfüße im Gesicht für drei bis sechs Monate einfach wegspritzen. In einer randomisierten kontrollierten Studie lähmten die oben genannten Forscher bei 30 ihrer Patientinnen mit Botox die Muskulatur der Stirnregion, wo sich die sogenannte Zornesfalte befindet. Die Patientinnen litten zum Teil schon lange unter Depressionen, die verabreichten Antidepressiva hatten nicht ausreichend Wirkung gezeigt. Zwei Wochen nach der Botox-Behandlung waren die Patientinnen weniger depressiv, nach sechs Wochen hatte sich bei 60 Prozent von ihnen die Schwere der Depressionssymptome mindestens halbiert. In der Placebo-Gruppe besserten sich die Symptome nur geringfügig.[125] Dass eine Botox-Injektion die Symptome einer Depression deutlich lindern kann, deutet darauf hin, dass die Mimik und Stimmung in Wechselwirkung miteinander stehen – das führt uns sofort zum nächsten Tipp:

## Lächeln Sie

Wenn Ihre Laune im Keller ist, denken Sie kurz an etwas Erheiterndes und lächeln Sie, so breit es Ihnen möglich ist. »Körper und Seele haben das Bestreben, in Einklang zu kommen«, beschreiben Dr. Doris Wolf und Dr. Rolf Merkle dieses Phänomen in ihrem Buch *Gefühle verstehen. Probleme bewältigen.* Auf dieses Zusammenspiel sei stets Verlass. Zu jeder Körperhaltung gebe es schließlich passende Gedanken und Gefühle – und umgekehrt. Diese Erkenntnis kann man für sich nutzen, indem man durch die Körperhaltung oder die Mimik der Psyche vorgaukelt, man fühle sich heiter und froh. Die Psyche wird der Körperhaltung schnell folgen. Das funktioniert tatsächlich – probieren Sie es einmal aus!

---

125  http://www.journalofpsychiatricresearch.com/article/S0022-3956(12)00038-6/abstract

# Entlasten Sie sich

Viele Menschen pflegen ihre Angehörigen. Und zunehmend mehr Menschen kommen an ihre persönlichen Grenzen, wenn sie über viele Jahre hinweg ihre an Demenz erkrankten Eltern betreuen. Oder ihr Kind ist chronisch krank und permanent auf ihre Hilfe angewiesen. Vielleicht werden sie auch durch eine eigene schwere Erkrankung stark belastet, spüren ihre körperlichen und seelischen Kräfte schwinden. Wie sollen sie sich da entlasten? Sie können diese Sorgen leider nicht einfach wegwerfen – sozusagen ent-sorgen. Sie können sich aber helfen, indem sie nicht versuchen, »stark« zu sein.

Sprechen Sie mit Vertrauten über Ihre Gefühle, am besten wenn sie noch frisch sind, oder schreiben Sie sich diese von der Seele – in ein Tagebuch oder als Notizen. Bereits der französische Dramatiker Pierre Corneille sagte ganz treffend: »Man lindert oft sein Leid, indem man es erzählt.« Zeigen Sie Ihre Angst, Ihre Wut oder Ihre Trauer, Ihre Hilflosigkeit, damit Sie sich nicht körperlich ausdrücken müssen und dadurch selbst krank werden. Es werden beispielsweise Selbsthilfegruppen und Informationsgruppen für Angehörige von demenzkranken Menschen angeboten, die sehr hilfreich sein können.

Wie wir bereits gesehen haben, sind viele körperliche Beschwerden aber auch die Folge ungelöster und unbewusster seelischer Konflikte. Mitunter so gut versteckter, verdrängter oder vergessener Konflikte, dass uns der Zugang dazu fehlt. Das Einzige, was wir quasi als Erinnerung an den Konflikt behalten haben, ist eine Nackenverspannung, ein Schmerz im Rücken, wiederkehrende Kopfschmerzen oder die Blasenentzündung, die wir nicht loswerden. Viel öfter als angenommen drücken sich Ärger oder Angst körperlich aus. Der Groll nach einem Streit mit dem Bruder, die Wut und der Schreck, nachdem Sie in einen Unfall verwickelt wurden, unaussprechliche Scham nach lange zurückliegenden Missbrauchserfahrungen oder die Trauer nach dem Tod eines geliebten Menschen – egal welche belastenden Erfahrungen Sie in Ihrem Inneren verschließen, sie werden sich (meist) einen Weg nach draußen suchen. Wirken Sie dem entgegen. Im Alltag bedeutet dies:

## Machen Sie sich Ihren Ärger bewusst

Der Schriftsteller Mark Twain wird folgendermaßen zitiert: »Zerre deine Gedanken weg von deinen Sorgen, an den Ohren, an den Füßen oder auf sonst eine Art, die dir recht ist. Das ist das Gesündeste, was ein Körper tun kann.«

Seien Sie aufmerksam sich selbst gegenüber. Etwas hat Ihnen die Laune verhagelt? Sie sind schon den ganzen Tag mies drauf? Überlegen Sie, woher und warum, machen Sie sich das bewusst. Wenn Sie oft den gleichen Gedanken auftauchen sehen, zum Beispiel: »Ich bin schlecht gelaunt, weil ich heute noch XY erledigen / treffen / abarbeiten muss«, fällt Ihnen vielleicht auf, dass Sie *immer* schlechte Laune bekommen, wenn XY ansteht. Das zu erkennen geht der Möglichkeit zur Veränderung voran. Im Gegenzug dazu:

## Finden Sie heraus, was Ihnen guttut

Manchmal kann es schon sehr wertvoll sein, sich ein tägliches Zeitfenster von einer halben Stunde frei zu halten, die einem ganz allein gehört. Keiner darf dann stören, ein anderer übernimmt in dieser Zeit Ihre Aufgabe. In dieser Zeit können Sie spazieren gehen, ein Buch lesen, ein Bad nehmen oder tun, was immer Ihnen gefällt. Aber: Nutzen Sie diese Zeit auch tatsächlich zur Regeneration und nicht zum Bügeln, Putzen oder Aufräumen. Und oktroyieren Sie sich keine Entspannungsmaßnahmen auf. Sie müssen nicht in eine heiße Badewanne zum Entspannen gehen, wenn Sie das nicht entspannend finden. Suchen Sie sich vielmehr eine Tätigkeit, die Sie erfüllt. Überlegen Sie, was Ihnen als Kind gut gefallen hat, oder denken Sie an die Momente, in denen Sie das Gefühl haben, Sie könnten die ganze Welt umarmen oder Bäume ausreißen. Was dieses Gefühl mit sich bringt, das wird Ihnen zutiefst guttun.

Freuen Sie sich täglich auf diese Zeit. Das zu organisieren kann schon sehr hilfreich sein. Und bedenken Sie: Sie sind nicht immer unentbehrlich!

# Verbessern Sie Ihren sozialen Status

Üben Sie einen Beruf aus, bei dem Sie Entscheidungsspielraum haben! – Wenn das nicht geht, suchen Sie sich unbedingt einen Ausgleich zu Ihrem Job!

Arme Menschen haben ein höheres Risiko, krank zu werden, als die Menschen in der hohen Einkommensgruppe – auch in Deutschland. Es hat sich gezeigt, dass eine niedrige soziale Schichtzugehörigkeit die wohl stärkste Einflussgröße auf vorzeitige Erkrankungen und Sterbefälle ist. Herausgefunden wurde dies schon 1967 in der sogenannten *Whitehall-Studie* in Großbritannien: Dabei wurden 18.000 Angestellte des Öffentlichen Dienstes über zehn Jahre hinweg beobachtet. Die Angestellten wurden dazu in vier graduell ansteigende Berufsgruppen eingeteilt, vom Dienstboten bis zum Spitzenbeamten und, so morbide es klingt, die Sterblichkeitsrate in Hinblick auf ihre berufliche Stellung untersucht. Das Ergebnis war überwältigend: Am längsten lebten die Spitzenbeamten. Bereits die erste Gruppe unterhalb der Spitzenleute wies eine höhere Sterblichkeit auf, und dieser Effekt setzte sich fort: Die Dienstboten hatten das höchste Risiko, vorzeitig an einer Herzkrankheit zu sterben.[126]

Das Ergebnis dieser Studie wurde danach in verschiedenen weiteren Studien aus anderen Ländern bestätigt und zeigte, dass nicht große materielle Not für unterschiedliche Sterberisiken verantwortlich ist. Es sind vielmehr die psychosozialen Belastungen, es ist die Tatsache, abhängiger Befehlsempfänger am Ende der »Hackordnung« einer Hierarchie zu sein, die diese Menschen krank macht. Todesursache Nummer eins ist dabei die koronare Herzkrankheit, aber auch bei anderen Todesursachen führt die unterste soziale Gruppe die Statistiken an.

Ausschlaggebend ist die ungesunde Lebensweise, die bei bildungsschwächeren Bevölkerungsgruppen weiter verbreitet ist als bei besser Gebildeten. Zuallererst natürlich das Rauchen, aber auch eine fettreiche, kohlenhydratlastige sowie vitaminarme Ernährung, mangelnde körperliche Bewegung und daraus resultierende Gewichtsprobleme.

Doch als die Forscher den Faktor *ungesunde Lebensweise* herausrechneten, blieb immer noch ein Unterschied bestehen: Bei gleichen äußerlichen Ri-

---

126  http://www.ucl.ac.uk/whitehallII/history

sikofaktoren war die Sterblichkeit am Herzinfarkt in der untersten Hierarchiestufe immer noch doppelt so hoch wie in der höchsten. Die Risikofaktoren, die mit dem Gesundheitsverhalten zu tun haben, machten demnach nur 40 Prozent der Unterschiede aus!

Die Folgestudie *Whitehall II*, die 1985 angestoßen wurde und bei der Epidemiologen, Mediziner, Psychologen und Biologen zusammenarbeiteten, sollte daher genau die Faktoren untersuchen, die für die restlichen 60 Prozent verantwortlich sind. Durch die Zusammenarbeit von Wissenschaftlern aus unterschiedlichen Disziplinen konnte so der Zusammenhang zwischen subjektiver Belastung und dem, was dadurch messbar im Körper passiert, erkannt werden. Dabei zeigte sich, dass nicht etwa Topmanager die am meisten gestressten Teilnehmer der Studie waren, sondern im Gegenteil: Je weiter unten sich die Person in der Hierarchie befand, desto höher waren die messbaren Stresswerte wie Blutdruck, Herzfrequenz, Stresshormone und die körpereigene Entzündungsaktivität. [127]

Schon zuvor wurde vermutet, dass psychosoziale Belastungen für eine erhöhte Stressaktivität verantwortlich sind. Die Wissenschaftler, unter ihnen auch der Düsseldorfer Soziologe Prof. Johannes Siegrist, konnten diese nun identifizieren:

Die geringen Kontroll- und Entscheidungsmöglichkeiten, ein Merkmal für Tätigkeiten der untersten Gruppe, bedeuten eine große Belastung – eine größere Belastung als ein Job mit Spielraum für Entscheidungen. Auch mangelndes Lob, ob als Wertschätzung oder finanzieller Art, stellte sich als Stressfaktor heraus. Wir können dies in Zusammenhang mit dem Kohärenzgefühl bringen, dem wir im Kapitel »Salutogenese« (S. 83) begegnet sind: Antonovsky ging davon aus, dass eine bestimmte Grundeinstellung im Leben ausschlaggebend dafür ist, wie gut wir im »Fluss des Lebens« unseren Kopf über Wasser halten, also »eher gesund als krank bleiben« können. Das Kohärenzgefühl sorgt dafür, dass wir die Welt als einen stimmigen Ort empfinden, in dem wir eine gewisse Macht haben und

1. die Fähigkeit, Zusammenhänge im Leben zu verstehen,
2. die Überzeugung, dass man die Probleme, mit denen man konfrontiert wird, lösen kann,
3. dass die ganze Sache einen Sinn hat.

---

127 http://www.ucl.ac.uk/whitehallII/pdf/Whitehallbooklet_1_.pdf

In Bezug auf eine Arbeit, die für den Einzelnen sinnlos ist, auf die er keinerlei Einfluss hat, in der er ohne Weiteres zu ersetzen ist und daher auch keine Befriedigung und kein Lob erfährt, ist dies eine weitere Erklärung für den erhöhten Stress der untersten Gruppe. Auch die hilfreich-optimistische Überzeugung, dass alles ein gutes Ende nehmen wird, ist aus dieser Arbeitssituation heraus wenig wahrscheinlich. Ein Mangel an positiver Ergebniserwartung wiederum kann zu einer geringeren Stressresistenz und einer erhöhten Ausschüttung an Cortisol führen. Die Betroffenen erholen sich schwerer, und die Empfänglichkeit für stressassoziierte Erkrankungen ist erhöht.

Falls Sie sich in solch einer beruflichen Situation befinden, ist es wichtig, dass Sie in Ihrer Freizeit gezielt Entspannung anstreben und einen Ausgleich zu den beruflichen Belastungen durch erfüllende sinnvolle Freizeitaktivitäten in Ihrer Familie, in Vereinen, in der Volkshochschule, beim Angeln oder sonst wo finden. Machen Sie sich klar, wie groß der Einfluss ist, den Ihre Gefühle und Ihre Lebenseinstellung auf Ihre Gesundheit tatsächlich haben!

## Machen Sie nicht zu oft Überstunden

In der gleichen Studie (*Whitehall II*) fanden die Forscher heraus, dass Angestellte, die drei bis vier Überstunden am Tag machten, ein um 60 Prozent erhöhtes Risiko hatten, an einem Herzkranzgefäßleiden zu erkranken. [128]

## Hören Sie Musik

Kürzlich fand ein Kongress der Deutschen Hochdruckliga[129] in Münster statt, bei dem eine interessante Untersuchung vorgestellt wurde: Prof. Dr. Hans-Joachim Trappe führte an der Universitätsklinik Marienhospital Herne eine Studie mit 60 Probanden durch, denen er Johann Sebastian Bachs »Orchestersuite Nummer drei« vorspielte. Dies führte bei den Patienten zu

---

128  http://www.ucl.ac.uk/whitehallII/pdf/Whitehallbooklet_1_.pdf
129  Was klingt wie eine Fußballklasse, ist eine Fachgesellschaft und Betroffenen-Organisation für Leute mit Bluthochdruck: http://www.hochdruckliga.de/

einer Blutdrucksenkung um durchschnittlich 7,5 zu 4,9 mmHg, auch die Herzfrequenz reduzierte sich um etwa sieben Schläge pro Minute. War die Musik verklungen, stiegen diese Parameter wieder an. Prof. Trappe wies darauf hin, dass dieser Effekt auch bei Heavy-Metal-Musik eintreten könne, je nach den persönlichen Vorlieben des Zuhörers. Dennoch gebe es bestimmte Musikrichtungen, die sich bei spezifischen Krankheiten bewährt hätten: Bei Depressionen und Konzentrationsstörungen waren beispielsweise die schnelleren Sätze der englischen und französischen Suiten von Johann Sebastian Bach besonders hilfreich, aber auch die Klavierkonzerte von Wolfgang Amadeus Mozart und die Sonaten von Domenico Scarlatti. Gegen Herz-Kreislauf-Erkrankungen kristallisierten sich unter anderem ein positiver Effekt von Tomaso Albinonis Adagio g-moll für Orgel und Streicher sowie das Adagio von Arcangelo Corelli und Georg Friedrich Händels »Wassermusik« heraus. Für Entspannung, Stärkung des Immun- und Nervensystems hingegen bewährten sich die Goldberg-Variationen von Johann Sebastian Bach, die Mondscheinsonate von Ludwig van Beethoven und Claude Debussys »La mer«.

Wie er dazu kommt? Musik wirkt auf das Nerven- und das Hormonsystem, hat Einfluss auf die Emotion, aber eben auch – Sie ahnen es sicher – auf den Nervus Vagus, den wichtigen Ruhenerv, der unser Herz-Kreislauf-System so wirkungsvoll beeinflussen kann und damit zu unserer Gesundung beiträgt.[130]

## Versuchen Sie es mit Visualisierungen

Visualisierungen sind gelenkte Fantasiereisen. Dabei sitzt oder liegt man möglichst bequem und lässt sich von einem Redner durch einen Tagtraum führen. Man lernt so, Vorstellungen zu assoziieren und zu entwickeln, was einen Zugang zum kreativen Denken schaffen soll. Der Reisende lernt so, Alltagsprobleme auf unterschiedliche Arten zu lösen.

Visualisierungen werden als eine Entspannungstechnik gesehen und oft im Rahmen eines Autogenen Trainings eingesetzt. Die (angenehme) imaginati-

---

130 Klinkhammer G.: Heilkraft klassischer Musik. Bach und Mozart gegen Bluthochdruck. Dt. Ärzteblatt Jg 110, Heft 51–52, 23.12.2013: A2493; des Weiteren: www.hochdruckliga.de/mit-musik-den-blutdruck-senken.html

ve Reise kann helfen, Stress abzubauen, das Ziel ist ein tiefer Entspannungszustand. Die Fantasiereise kann dabei sehr konkrete Bilder beschreiben oder
viel Raum für eigene Vorstellungen lassen. Visualisierungen sind auch für
die Arbeit mit Kindern gut geeignet, sie können eingesetzt werden bei ADS/
ADHS (Aufmerksamkeitsdefizitsyndrom oder -störung bzw. die Aufmerk-
samkeitsdefizit-/Hyperaktivitätsstörung), Ängsten und Phobien, zur Kon-
zentrationssteigerung, in psychosomatischen Therapien, zur Rauchentwöh-
nung, bei Rückenschmerzen, Schlafstörungen, Schmerzen, Stress, Tinnitus,
Verspannungen, Zwängen.

Visualisierungen sind so effizient, dass kürzlich ein Radiosender, der regelmäßig derartige Fantasiereisen in sein Programm eingebaut hatte, diese
ganz schnell wieder absetzen musste: Bei den zuhörenden Autofahrern trat
eine so hohe mentale Beeinflussung und Ablenkung auf, dass dadurch zu
viele Autounfälle passierten.

# Spiritualität – Glauben Sie

Können Sie sich vorstellen, dass Selbstheilung mit dem Glauben zu tun hat?
»Du sollst wieder sehen können«, sagte Jesus, »dein Glaube hat dich geheilt!« So steht es im Neuen Testament (Lukas 18.42). An anderer Stelle
(Markus 10.52) heißt es: »Jesus sagte ihm: Geh nur! Dein Glaube hat dich
geheilt! Im gleichen Augenblick konnte der Mann sehen und folgte Jesus
auf dem Weg.« Und in Matthäus 9.22 ist zu lesen: »Jesus drehte sich um,
sah die Frau an und sagte: ›Du musst keine Angst haben, meine Tochter,
dein Glaube hat dich gerettet‹. Im selben Augenblick war die Frau geheilt.«
Was hat der Glaube mit der Heilung zu tun?

Das fragen sich inzwischen viele Menschen, auch Wissenschaftler und Ärzte. Noch vor 25 Jahren hat dieses Thema keinen seriösen Arzt interessiert.
Wie hätten Ober- und Chefärzte damals reagiert, wenn man sie auf die
»spirituellen Bedürfnisse« eines Patienten angesprochen hätte? Höhnische
Blicke hätte man geerntet! Der Glaube hat eben gar keinen Platz in einer
rational begründeten wissenschaftlichen Medizin. Deswegen spielen Dinge
wie »Glaube«, »Spiritualität« und »Religiosität« in der heute üblichen Kran-
kenbehandlung, die vorwiegend eine Körpermedizin ist, bislang keine Rolle. Daran beginnt sich aber erfreulicherweise einiges zu ändern.

Geben Sie beispielsweise den englischen Suchbegriff für »Spiritualität« und »Gesundheit« in die renommierte internationale wissenschaftliche Literaturdatenbank »pubmed« ein, dann erhalten Sie mehr als 4100 Treffer. So viele seriöse wissenschaftliche Untersuchungen befassen sich inzwischen mit der gesundheitlichen Auswirkung von »Spiritualität«. Das ist schon erstaunlich und reflektiert einen Wandel in den Köpfen der Forscher und hoffentlich auch bald in denen der meisten Ärzte.

Ein weiteres Indiz für diese zunehmende Aufgeschlossenheit ist, dass im Jahr 2010 die europaweit erste Stiftungsprofessur für »Spiritual Care« am Lehrstuhl für Palliativmedizin der Ludwig-Maximilians-Universität (LMU) München eingerichtet wurde.[131] Offizielle Aufgabenstellungen dieser Professur, die mit dem evangelischen Theologen Traugott Roser und dem katholischen Jesuiten und Psychiater Eckhard Frick besetzt ist, sind die Erforschung und die Lehre in Bezug auf die spirituellen Bedürfnisse von schwerstkranken Patienten und ihren Familien, aber beispielsweise auch der sie betreuenden Ärzte und Pflegekräfte.

Es geht also um die »spirituellen Bedürfnisse« von Patienten und Pflegenden. Dabei wird der Mensch zum Suchenden. Er sucht nach seiner Beziehung zur Unendlichkeit und zum Jenseits, nach dem Sinn und der Bedeutung von Leben und Krankheit und nach einer »göttlichen« Ordnung, in welcher der Mensch, alle anderen Kreaturen, die Natur und die ganze Schöpfung miteinander verbunden sind. Jeder Mensch hat eine solche spirituelle Ebene, sie ist eine grundlegende Dimension des Menschseins.

Eckhard Frick beschreibt die Spiritualität als »Systemeigenschaft des lebendigen Menschen, die sich durch Subjektivität, Kommunikation und Selbsttranszendenz auszeichnet«. Jeder Einzelne von uns hat die Wahl, ob er diese spirituelle Eigenschaft in sich selbst wahrnehmen und leben will oder nicht. Religiös oder spirituell zu sein bedeutet dabei nicht gleichzeitig eine Zugehörigkeit zu einer Kirche oder Glaubensgemeinschaft. Es gibt auch Menschen, die spirituelle Momente bei einem Spaziergang erleben können, in der Begegnung mit Meer, Bergen, Natur. Oder in der Musik. Oder beim Lesen von Texten, von denen sie innerlich angerührt werden, Verbündete finden, sich verstanden fühlen und Sinn finden.

---

131 www.spiritualcare.de

Kennen Sie selbst Ihre spirituellen Bedürfnisse? Falls Sie das nicht genau wissen oder dies tiefer ergründen wollen, geben wir Ihnen den Fragebogen »SPIR« an die Hand, der in der Arbeitsgruppe von Eckhard Frick »zur Erfassung spiritueller Überzeugungen und Bedürfnisse von Patienten mit Krebserkrankungen« entwickelt wurde. Das Wort »SPIR« besteht aus den Anfangsbuchstaben der folgenden Begriffe und ist ein Akronym aus:

**S** pirituelle und Glaubens-Überzeugungen
**P** latz und Einfluss, den diese Überzeugungen im Leben eines Menschen einnehmen
**I** ntegration in eine spirituelle, religiöse, kirchliche Gemeinschaft/Gruppe
**R** olle des Arztes: Wie soll der Arzt mit spirituellen Erwartungen und Problemen des Patienten umgehen?

Wir geben die einzelnen Fragen dieses Fragebogens hier kurz wieder: [132]

- [ ] **S:** Würden Sie sich im weitesten Sinne als gläubigen (religiösen/spirituellen) Menschen betrachten?
- [ ] In wen oder in was setzen Sie Ihre Hoffnung?
- [ ] Woraus schöpfen Sie Kraft?
- [ ] Gibt es etwas, das Ihrem Leben einen Sinn verleiht?
- [ ] Welche Glaubensüberzeugungen sind für Sie wichtig?

- [ ] **P:** Sind die Überzeugungen, von denen Sie gesprochen haben, wichtig für Ihr Leben und für Ihre gegenwärtige Situation?
- [ ] Welchen Einfluss haben sie darauf, wie Sie mit sich selber umgehen und in welchem Maß Sie auf Ihre Gesundheit achten?
- [ ] Wie haben Ihre spirituellen und Glaubens-Überzeugungen Ihr Verhalten während dieser Erkrankung bestimmt?
- [ ] Welche Rolle spielen Ihre Überzeugungen dabei, dass Sie wieder gesund werden?

- [ ] **I:** Gehören Sie zu einer spirituellen oder religiösen Gemeinschaft (Gemeinde, Kirche, spirituelle Gruppe)?
- [ ] Bedeutet dies eine Unterstützung für Sie? Inwiefern?

---

132  E. Frick, S. Weber, G.D. Borasio: SPIR – Halbstrukturiertes klinisches Interview zur Erhebung einer »spirituellen Anamnese« 2002 http://www.hfph.mwn.de/lehrkoerper/lehrende/frick/interviewleitfaden-spir-herunterladen

☐ Gibt es eine Person oder Gruppe von Leuten, die Ihnen wirklich viel bedeuten und die wichtig für Sie sind?

☐ **R:** Wie soll Ihr Arzt/Seelsorger/Krankenschwester usw. mit diesen Fragen umgehen?

☐ Wer ist Ihr wichtigster Gesprächspartner in Bezug auf spirituelle und Glaubens-Überzeugungen?

☐ Welche Rolle sollen diese Überzeugungen in der ärztlichen Behandlung spielen?

☐ Spirituelle und Glaubens-Fragen sind für Krank- und Gesundsein ein wichtiger Bereich. Haben Sie den Eindruck, dass im Arztgespräch über Ihre Überzeugungen so gesprochen wurde, wie Sie es sich wünschen?

☐ Möchten Sie etwas hinzufügen?

Dieses Interview hilft einem Arzt dabei, die spirituellen Bedürfnisse seiner Patienten besser verstehen zu können und die entsprechenden Ressourcen seines Patienten einschätzen zu können. Haben die oben gestellten Fragen nach Sinn, Hoffnung, Kraft oder Glaubensüberzeugung etwas in Ihnen angerührt und haben Sie vielleicht den Wunsch, mehr über Ihre Spiritualität zu erfahren? Dann gibt es in Ihnen wahrscheinlich eine wichtige Ressource, also eine Art »Bodenschatz«, für die Bewältigung von Krankheit und schwierigen Lebenssituationen. Dies kann auch wertvoll sein, wenn Sie ein Angehöriger eines schwer erkrankten Menschen sind und deswegen nach spiritueller Hilfe suchen.

Dies ist keine Mutmaßung oder leeres Geplauder. Zahlreiche seriöse wissenschaftliche Untersuchungen haben inzwischen nachgewiesen, dass eine spirituelle Einstellung, wir können diese auch »Glaube« nennen, zu einer verbesserten Krankheitsverarbeitung bei Krebspatienten führt.[133] In sogenannten »Coping«-Studien, die die Mechanismen der Verarbeitung einer schweren Erkrankung erforschen, zeigte sich, dass spirituelles Wohlbefinden bei sterbenskranken Menschen mit der höchsten Lebensqualität am Lebensende einhergeht.[134] Aber auch auf psychische Erkrankungen wie Depressionen, Angststörungen, Psychosen, Alkohol- und Drogenabhängigkeit

---

133  Stanton, A. L..: *The first year after breast cancer diagnosis: hope and coping strategies as predictor of adjustment.* Psycho-Oncology 2002; 11: 93–102.

134  Breitbart, W.: *Effect of spiritual wellbeing on end-of-life despair in terminally-ill cancer patients.* The Lancet 2003; 361: 1603–1607.

sowie bei Selbstmordgefahr wirken sich Religiosität und Spiritualität positiv aus. Diese Geisteshaltung verbessert die Stressverarbeitung und stellt eine machtvolle Quelle für Wohlbefinden, Hoffnung und Sinn dar.[135]
Das nationale Institut für Gesundheitsforschung gab in den USA die Empfehlung, dass Ärzte mehr auf religiöse Themen bei ihren Patienten achten und bei jeder gründlichen Gesundheitsuntersuchung auch eine spirituelle Krankengeschichte erheben sollen. Das führte dazu, dass an mehr als 30 medizinischen Hochschulen der Vereinigten Staaten bereits vor mehr als zehn Jahren eine Ausbildung in Religion, Spiritualität und Gesundheit angeboten wurde.

In den Vereinigten Staaten ging die Überzeugung von der Heilsamkeit von Religiosität und Spiritualität bereits vor einigen Jahren so weit, dass das *New York Times Magazine* frotzelte: »The medicine of the future is going to be prayer and Prozac!« (»Die Medizin der Zukunft wird aus Gebet und Antidepressiva bestehen!«) Und der berühmte Arzt Richard Sloan vom Columbia University College in New York verfasste einen Aufsatz im renommierten *New England Journal of Medicine* mit dem provokativen Titel: »Sollen Ärzte religiöse Aktivität verordnen?«[136] Er kritisiert aus ethischer Sicht, dass ein Arzt die religiöse Autonomie des Patienten zu gefährden droht, wenn er Gebete ebenso »verordnet« wie beispielsweise Antibiotika bei einer Lungenentzündung. Er argumentiert, dass auch die Tatsache, verheiratet zu sein, sich positiv auf die Gesundheit auswirkt und dennoch kein Arzt es wagen würde, einem Patienten die Heirat quasi als Medikament anzuraten. Es gebe eben einen Privatbereich und dazu gehöre auch die Religiosität und Spiritualität eines Menschen. Zudem warnt der Arzt, dass Religion es nicht nötig habe, ihre Existenz oder ihren Nutzen wissenschaftlich rechtfertigen zu müssen. Das sei eine sehr trivialisierte Sicht der Religion. Er sieht die Gefahr, dass Religiosität zum Instrument der Medizin, zu einer eben bloß »hilfreichen Methode« degradiert wird. Dann werden Religiosität und Spiritualität instrumentalisiert, und das widerspreche zutiefst ihrem Wesen. Religion und Wissenschaft und Religion und Medizin existieren in ganz unterschiedlichen Bereichen und sind von komplett unterschiedlicher Qualität, meint Richard Sloan.

135   Koenig H. G.: *Research on religion, spirituality, and mentalhealth: a review.* Cn J Psychiatry 2009 May; 54(5):283–291.
136   Richard Sloan: *Should physicians prescribe religious activities?* N Engl J Med 2000; 342: 1913–1916.

Auch in Deutschland gibt es derzeit kaum eine Fachrichtung – von Onkologie über Rheumatologie bis hin zur Psychiatrie –, in der nicht Artikel produziert würden wie: »Potenziale von Religion und Spiritualität nutzen!« oder »Gebete mit Schwerkranken – Haben Sie Mut zur Spiritualität!« An dieser Stelle sei gewarnt, dass Glaube, Religiosität und Spiritualität hier zu einer Art »spirituellem Placebo« verkommen. Sie erinnern sich: Der Placebo-Effekt ist ein echter therapeutischer Effekt, der auf dem Glauben des Patienten an die Wirksamkeit einer Maßnahme oder Medizin beruht. Das ist ein schmaler Grat, bei dem in erster Linie der Patient zu entscheiden hat, worüber er mit wem sprechen will.

Ja, kein »äußerer Arzt« sollte zu aktiv in die Privatsphäre des Menschen dringen. Aber der »innere Arzt«, um den es hier geht, kann diese Potenziale der Spiritualität sehr wohl nutzen. Wie kann das gehen, wie heilt man sich selbst?

Zunächst einmal die Frage an uns selbst: Was verstehen wir denn unter »Heilung«? Was erhoffen wir uns? Da gibt es ein ganzes Spektrum. Heilung kann bedeuten, komplett gesund werden zu wollen, sich in keiner Einzelheit von einem Gesunden zu unterscheiden, eine schöne Narbe nach einer Operation haben zu wollen, vollkommenes Wohlbefinden an Leib und Seele zu erreichen. In der Medizin nennt man dies die »restitutio ad integrum«, »wiederhergestellt werden wie vor der Erkrankung« – oder sogar noch besser. Im Englischen nennt man diese wirksame Form der Heilung »to cure«. Wenn aber ein Mensch unheilbar krank ist und die Ärzte ihm mitteilen, dass er nun nicht mehr geheilt werden, aber sein Leiden »palliativ« gelindert werden kann, dann erwarten sich viele Menschen »Heilung« in einem anderen Sinn. Dazu Eckhard Frick: »In einem erweiterten Sinn kann Heilung nämlich auch dann noch geschehen, wenn die Mittel der ärztlichen Kunst ausgeschöpft sind und es in erster Linie um die Versöhnung mit der Begrenztheit des endlichen Lebens (›healing‹) geht.«[137] In diesem Sinne kann Heilung auch bedeuten, seine Maßstäbe, Hoffnungen, Ziele und Erwartungen neu zu ordnen. Letztlich kann es bedeuten, den Kampf gegen Symptome und Krankheit niederzulegen, sich damit zu versöhnen und zu akzeptieren, dass man sterben muss.

---

137 Eckhard Frick: *Sich heilen lassen*. Echter Verlag, Würzburg 2007.

Hier eine kurze mögliche Anleitung für Ihren »inneren Arzt« in Form von Fragen an Sie selbst, mit denen Sie sich befassen könnten. Es sind ursprünglich 25 spirituelle »Übungen«, wie Frick sie bezeichnet, die auf den Kirchenmann Ignatius von Loyola zurückgehen. Auszugsweise sollen elf von diesen Übungen aus dem Buch von Eckhard Frick vorgestellt werden:

## Spirituelle Übungen[138]

### 1. Übung: Eigene Verwundungen
Welche Verwundungen trage ich mit mir herum, körperliche und/oder seelische? Würde ich gern jemandem davon erzählen oder meine Verwundungsgeschichte lieber für mich behalten?

### 2. Übung: Erwartungen an einen guten Arzt
Welche äußeren und inneren Eigenschaften hat in meiner Vorstellung der ideale Arzt/die ideale Ärztin?

### 3. Übung: »Ich möchte ganz gesund werden«
Was stelle ich mir darunter vor? Was alles gehört dazu?

### 4. Übung: Hilfreiche Grenzerfahrung
Ich erinnere mich, wann und wo geplante Unternehmungen trotz guter Vorbereitung und geeigneter Mittel scheiterten. Gab es auch solche Situationen, wo ich trotz Enttäuschung, Ratlosigkeit, Ärger usw. aus dem Scheitern lernen konnte?

### 5. Übung: Vom Heiler verwundet?
Welche Situationen fallen mir ein, in denen mir eine helfende Person (Arzt, Zahnarzt, Krankenschwester, Beraterin, Priester, usw.) seelische oder körperliche Schmerzen zugefügt hat? Konnten wir darüber sprechen? Welche Auswirkungen hatten diese schmerzlichen Erfahrungen?

---

138  Aus: Frick E.: *Sich heilen lassen*. Echter Verlag, Würzburg 2007.

### 6. Übung: Krankenbesuch bei »Hiob«

Heute mache ich einen Krankenbesuch bei einem »modernen Hiob«, einem leidenden Menschen, der klagt und mit Gott hadert. Ich stelle mir seine Situation vor: Auf die Frage nach dem »Warum?« weiß auch ich keine Antwort. Aber ich höre zu und versuche zu verstehen, wie es meinem Gegenüber geht.

### 7. Übung: Heilende Bilder

Ich überlege mir: Welche heilenden Bilder sind für mich wichtig? Welche Bilder schaue ich gern an, wenn ich in einer schwierigen Situation bin? (Anzünden einer Kerze vor einer Marienstatue, Naturbilder, hilfreiche Internetseiten ...)

### 8. Übung: Die Ressource der Entspannung mitten in der Anspannung

Ich mache mit einer Hand, so fest ich kann, eine Faust. Dann lasse ich ganz locker und wiederhole diese Übung mehrmals. Sodann vergleiche ich diese Hand mit der anderen, ebenso den Zustand beider Arme (in Anlehnung an die Progressive Muskel-Entspannung).

### 9. Übung: Krankheitsgewinn

Ich suche mir ein mehr oder minder ernstes Beschwerdebild aus, unter dem ein Mitmensch leidet. Ich versuche zu verstehen, was sich durch diese Störung am Leben dieser Person ändert, insbesondere welche Vor- oder Nachteile ihr seitens der Umwelt erwachsen, die auf das Beschwerdebild reagiert.

### 10. Übung: Empfindungen kommen lassen (in Anlehnung an die funktionelle Entspannung)

Ich lege oder setze mich bequem hin und frage mich: Wo spüre ich mich? Wo gar nicht? Sind diese Empfindungen warm oder kalt, hell oder dunkel, farbig, angenehm? Was passiert, wenn ich Bewegungen in den großen Gelenken ausprobiere, zum Beispiel den Arm im Schultergelenk anhebe? Diese Bewegung wiederhole ich zweimal und spüre ihr nach

...

### 23. Übung: Die eigene Todesstunde

Ich stelle mir vor, dass ich nur noch einen Tag zu leben habe und dass ich einige vertraute Personen um mein Krankenbett versammle. Was möchte ich gern besprechen, was hören? Gibt es ein Gebet, das ich jetzt hören oder sprechen möchte?

Wenn Jesus wiederholt zu Hilfesuchenden sagt: »Dein Glaube hat dir geholfen«, bedeutet dies, dass hier eine heilsame Beziehung entstanden ist zwischen einem »Heiland«, von dem große Hilfe erwartet wird, und einem Hilfsbedürftigen. Die Hilfe besteht nicht darin, dass Jesus eine magische Handlung vollbracht, sondern genau darin, dass Jesus den »inneren Heiler« in dem Blinden und in der blutenden, »unreinen«, von ihrer Gemeinschaft ausgestoßenen Frau aktiviert hat. Er wandelt die passive Heilserwartung um und mobilisiert so den Glauben, den inneren Heiler und Arzt des Kranken.

# Helfen Sie Ihren Kindern

Das ist weniger ein Tipp für Ihre Gesundheit, sondern für das Wohl Ihrer Kinder und Enkelkinder bestimmt. Dieser Tipp beeinhaltet vieles:

- Denken Sie an die Epigenetik und leben Sie gesund.
- Helfen Sie Ihren Kindern, eine sichere, gesunde Bindungserfahrung zu machen – das schützt vor psychischen Erkrankungen.
- Nehmen Sie gemeinsam mit Ihren Kindern oder Enkeln möglichst regelmäßig gemeinsame Mahlzeiten ein! Bemühen Sie sich, in Ihren Essgewohnheiten ein Vorbild für die Kinder zu sein. Bringen Sie frisch zubereitete Speisen und bitte keine Fertigprodukte auf den Tisch und zelebrieren Sie das Essen als ein genussvolles Event für die ganze Familie! Das hilft Ihren Kindern.

Bedenken Sie, dass man Resilienz fördern kann, zum Beispiel dadurch: Unterstützen Sie den Kontakt der Kinder zu ihren Großeltern bzw. Ihren Kontakt zu den Enkeln: Kinder ohne Kontakt zu ihren Großeltern wurden öfter als »vulnerabel« (verwundbar) eingestuft.
Lesen Sie Ihren Kindern vor, das fördert die emotionale Bindung.
Übernehmen Sie Verantwortung in der Gemeinschaft, Ihr Vorbild wird Ihr Kind beeinflussen.

Viele Studien zur Resilienz beschäftigten sich mit Kindern aus armen Verhältnissen im Gegensatz zu solchen aus finanziell gesicherten Verhältnissen; dabei stellte sich heraus, dass Kinder aus gut gestellten Mittelschichtsfamilien mit aufmerksamen und liebevollen Eltern trotz ihrer Vorteile finanzieller und emotionaler Art oft unglücklich sind und mit Ängsten, Unsicherheiten und Antriebshemmungen zu kämpfen haben. Die amerikanische Psychologin Wendy Mogel macht eine Überbehütung dieser Kinder und eine mangelnde Wertevermittlung dafür verantwortlich.[139] Auch gibt es Hinweise darauf, dass zurückliegende körperliche Schmerzerfahrungen, also zum Beispiel eine körperliche Züchtigung, eine spätere Schmerzerkrankung begünstigen.

## Beeinflussen Sie Ihre Gedanken durch »positive Affirmationen«

Was ist eine positive Affirmation? Affirmation bedeutet so viel wie Bejahung, Zustimmung, und in diesem Kontext ist so etwas wie eine positive Suggestion gemeint. Das heißt: Wenn man zum Beispiel gern gelassener wäre, spricht man sich innerlich ein Sätzchen (Suggestion) vor und bestätigt sich selbst, dass dieses richtig ist. Indem man diesen Satz wieder und wieder sagt, so die Vertreter der positiven Affirmation, »programmiert man sein Gehirn um«. Wünschen Sie sich zum Beispiel Liebe und Anerkennung, so könnte dieser Satz lauten: »Ich bin attraktiv und liebenswert. Ich mag mich selbst und strahle dies aus!«

Wenn Sie sich mit dieser Logik anfreunden können, dann fühlen Sie sich vielleicht von dem sehr häufig verkauften Buch von Louise L. Hay *Heile deinen Körper* angesprochen.[140] Louise Hay bezeichnet sich als »spirituelle Heilerin«. Sie war selbst schwer an Krebs erkrankt und hat aus der Erfahrung ihrer Heilung heraus ein Buch veröffentlicht, das auf der heilsamen Kraft der positiven Denkmuster eines Menschen aufbaut. Sie ist überzeugt davon, dass alle Krankheiten heilbar sind, wenn wir mental hart genug an uns arbeiten.

---

139  Wendy Mogel: *The Blessings of a Skinned Knee: Using Jewish Teachings to Raise Self-Reliant Children.* Scribner, New York/London/Toronto/Sydney/Singapore 2001.
140  Louise L. Hay: *Heile deinen Körper.* Lüchow, Bielefeld 1989.

Das Prinzip der Heilung besteht im »geistigen Heilen«. Louise Hay ist der Meinung, wenn ein Mensch noch einmal Krebs oder eine andere Krankheit bekomme, dann geschehe das nicht, weil der Arzt nicht alle Register gezogen habe, sondern weil der Patient nichts in seinem Bewusstsein geändert habe und sich daher wieder dieselbe Krankheit anschaffe.[141] Man solle Gedankenmuster auflösen, die über »mentale Entsprechungen« Krankheiten herbeiführen. Für Louise Hay liegt der Schlüssel im eigenen Bewusstsein, in Hass, Groll, Neid, Kränkungen oder negativen Einstellungen, die zu Krankheit führen. Um ein Leben voller Freude zu haben, sind freudvolle Gedanken nötig. Alles, was der Mensch geistig oder verbal von sich gibt, wird in gleicher Form zu ihm zurückkommen.[142]

Hay hat eine Liste »seelisch-geistiger Entsprechungen« für zahlreiche Symptome und Erkrankungen entwickelt, die etwa 80 Prozent ihres Buches ausmachen. In dieser Liste ordnet sie jedem Symptom eine wahrscheinliche gedankliche Ursache und ein empfohlenes neues Gedankenmuster zu. Diese neuen Gedankenmuster, die positiven Affirmationen, sind der Weg zum Glück bei Louise Hay. Das Ganze ist zum schnellen Nachschlagen gedacht – man kann sich neuerdings auch eine entsprechende »Heile-Deinen-Körper-App« für das Smartphone herunterladen.

Ein Beispiel: Zum Stichwort »Krebs« steht als »wahrscheinlicher Grund«: »Tiefe Verletzung. Lange bestehender Groll. Tiefes Geheimnis oder Trauer, die am Selbst nagen. Trägt Hass in sich. Empfindet Sinnlosigkeit.« Als empfohlenes »neues Gedankenmuster« findet man dazu: »Liebevoll vergebe und löse ich alles Vergangene. Ich beschließe, meine Welt mit Freude zu füllen. Ich liebe und akzeptiere mich.«[143]

Das hat nicht selten zur Folge, dass sich die Patienten selbst Vorwürfe machen. Sie glauben, dass sie ihre schwere Krankheit durch schlechte Gedanken selbst herbeigeführt haben, und empfinden deswegen Schuldgefühle und Angst. Dies wäre die logische Schlussfolgerung aus dem selbst gezimmerten System, wie es Louise Hay propagiert.

Doch man kann es an dieser Stelle nicht deutlich genug sagen: Kein Mensch ist selbst schuld an einer schweren Erkrankung wie Krebs! Wir können keine Krankheiten herbeidenken, und wir können diese schon gar nicht durch eine »Gedankenwäsche« beseitigen.

---

141  Hay, L. a.a.O., S. 9.
142  Hay, L., a.a.O., S. 12.
143  Hay, L., a.a.O., S. 55.

Viele Menschen aber berichten, dass sie die Methode als sehr hilfreich empfanden. Wenn Sie also nicht erwarten, eine möglicherweise schwere Krankheit mit Hays Sprüchen zu heilen, kann Ihnen die positive Affirmation – therapiebegleitend und prophylaktisch – von Nutzen sein. Besonders wenn es gelingt, die Affirmation wirklich zu verinnerlichen.

## Symptom und Krankheit als Instrumente der Seele

Oftmals werden unbewusst körperliche Symptome produziert, um Konfliktsituationen aus dem Weg zu gehen. Sie fungieren als Schutz und sind dadurch nahezu unverzichtbar. Die Konfliktvermeidung kann dabei so aussehen, dass eine Patientin Harn- und Stuhlinkontinenz entwickelt, was es ihr unmöglich macht, das Haus zu verlassen – so muss sie den ungeliebten Ehemann nicht begleiten. Kopfschmerzen sind willkommen, weil sie in Streitsituationen Rückzugsmöglichkeiten offenbaren, und eine schwächliche Erscheinung mit chronischen Schmerzen kann eher auf Rücksicht aller Familienmitglieder hoffen. Das Ganze passiert unbewusst, also nicht als bloßes vorgeschobenes Ereignis, sondern als real erlebtes Symptom. Kinder instrumentalisieren Krankheiten oftmals aus einer Not heraus, zum Beispiel wenn sie merken, dass sich die Eltern weniger streiten, wenn sie sich mit dem kranken Kind beschäftigen statt mit sich selbst. Der Klassiker sind hier »Bauchschmerzen«. Auch das Bild der Mutter, die sich theatralisch ans Herz greift, wenn ihr erwachsener Sohn etwas zu tun gedenkt, von dem sie ihn abhalten will, ist geläufig.

Überlegen Sie, ob in Ihrem Leben Krankheiten oder Symptome eine wichtige Rolle spielen, die Ihnen Ihr Leben vielleicht sogar erleichtern. Stellen Sie sich einmal die Frage, was sich in Ihrem Leben verändern würde – in positiver oder negativer Hinsicht –, wenn das Symptom, zum Beispiel der Rückenschmerz, die Migräne, der Unterbauchschmerz, plötzlich nicht mehr da wäre?

Seien Sie ehrlich zu sich selbst: Gibt es Vorteile, die aus Ihren Beschwerden resultieren? Erhalten Sie vielleicht die für Sie wichtige menschliche Zuwendung durch Ihre Krankheit? Welche Vorteile könnten es noch sein? Ist es Ihnen möglich, diese Vorteile auch anders zu erreichen?

## Die Opferrolle – Befreien Sie sich davon

Suchen Sie nicht Ihr Lebensglück in einem anderen Menschen. Kein Partner und kein Freund, kein Elternteil, kein Arzt oder der Staat ist für Sie, für Ihr Leben und Ihr Glück verantwortlich – und für Ihre Gesundheit. Suchen Sie nicht in einer Beziehung nach der Anerkennung und dem Lob, das Sie in Ihrer Kindheit vermisst haben: Es wird nie genug sein. Suchen Sie nie die optimale Ergänzung zu Ihrer Person, sondern bemühen Sie sich darum, selbst eine ganze Person zu werden. Werden Sie ein ganzer Mensch, keine Hälfte, die eine andere Hälfte sucht. Zwei Hälften ergeben zwar einen vollkommenen Kreis, aber es wird immer das Gleiche passieren: Die andere Hälfte oder Sie selbst verändern sich, und plötzlich »passen Sie nicht mehr zusammen«. Seien Sie ein Kreis unter Kreisen.

## Verschaffen Sie sich gute Gefühle – Tun Sie ruhig mal etwas Verrücktes

»Gesundheit gedeiht mit der Freude am Leben«, sagte der Kirchenlehrer Thomas von Aquin schon im 13. Jahrhundert. Wie recht er doch hat! Liebe, Freude, Glück – diese Gefühle brauchen Sie beziehungsweise Ihre Selbstheilungskräfte brauchen Sie. Abgesehen davon, dass Sie sich natürlich nicht in einer unglücklichen Beziehung plagen sollten, also negative Gefühle und Dauerstress vermeiden sollten, können Sie bewusst und aktiv für gute Gefühle sorgen. Denken Sie daran: Je öfter Sie die Pfade zum Glücksgefühl gehen, desto häufiger, automatischer und einfacher wird sich dieser Weg gehen lassen.

Hier eine Liste von Instant-Glück zum Mitnehmen:

Brot selber backen / *Trotz ästhetischer Bedenken einen Fuß-schemel unter den Schreibtisch stellen* / Blühende Blumen im Haus haben / *In einer Kirche beten* / Im Sommer eine Sprühflasche mit Wasser in den Kühlschrank stellen und sich ab und zu ins Gesicht sprühen / Nur bequeme Schuhe tragen / *Die Frühstückseier mit Filzstift verzieren* / Ein Frühstücksei mit einem Filzstift-Herz bekommen / *Wenn der Wohnraum auf zwei Stockwerke verteilt ist: einen zweiten Staubsauger kaufen und sich beim Saugen freuen, dass man das schwere Ding nicht nach oben respektive unten tragen muss* / Kätzchen beim Spielen zusehen / Milchshakes wiederentdecken / *Manchmal mit einer Perücke auf die Straße gehen* / Sich in ein frisch bezogenes Bett legen / *Saunagänge* / Sonne im Gesicht / Tanzen / *Zu sehen, wenn die Rosen, die man so sehr pflegt, im Frühjahr die ersten Knospen bekommen* / An Spazierwegen, die man häufig geht, Blumensamen ausstreuen – das hat schon Goethe gemacht / *Nur weiche Sachen anziehen* / Eine Wanderung durch den Wald unternehmen / In einer schönen Bibliothek sitzen / *Mit Kreide ein Gedicht auf die Straße schreiben und dann die Passanten beobachten* / Jemandem einen Kuchen backen / *Ein Instrument lernen* / Bonbons in den Jackentaschen von Freunden verstecken / Sich bei einer Veranstaltung vorstellen, man muss gleich eine Rede halten, sich in ein schönes Lampenfieber hineinsteigern und sich dann freuen, dass man sich das nur eingebildet hat ...

# »Zeige deine Wunde«

*Zeige deine Wunde* ist der Titel einer Installation des Künstlers Joseph Beuys. Es handelt sich um ein Zimmer, in dem sich einige doppelte Objekte befinden.[144] Die Stimmung ist düster und deutet auf Krankheit und Verwundung hin. In der *Süddeutschen Zeitung* äußerte sich Beuys folgendermaßen über sein Werk:
*»Zeige deine Wunde, weil man die Krankheit offenbaren muss, die man heilen will. [...] Eine Wunde, die man zeigt, kann geheilt werden.«*[145]
Daran wollen wir uns erinnern, denn jeder trägt Verwundungen in sich, eine oder mehrere, tiefe und nicht so tiefe. Um sie zu heilen, muss man sie ans Licht holen, vertrauensvoll sein und sie der Welt präsentieren, auch wenn es die Welt ist, die sie einem zugefügt hat.
Zeigen Sie Ihre Wunden offen. Wenn Sie dafür nicht bereit sind, zeigen Sie sie Ihren Vertrauten, und wenn Sie auch dafür nicht bereit sind, dann können Sie sich vielleicht überwinden, sie einem Fremden zu erzählen, den Sie nie wieder sehen, oder einem Therapeuten oder einem Seelsorger oder …

# Hören Sie auf Ihren Körper

Ihr Körper spricht zu Ihnen. Versuchen Sie, ihn zu hören. Vermeiden Sie, seine Bedürfnisse zu ignorieren – das klingt einfach, ist es aber nicht: Zum Beispiel zu schlafen, wenn man müde ist; zu essen, wenn man hungrig ist; die Toilette aufzusuchen, wenn die Blase voll ist; und wenn man erschöpft ist, eine Arbeitspause einzulegen.
Bevor Ihr Körper »großes Geschütz« auffährt, wie zum Beispiel einen Herzinfarkt, wird er leisere Zeichen geben, dass etwas aus dem Ruder läuft: Dann verspüren Sie vielleicht eine gewisse Enge in der Brust, haben Schluckbeschwerden oder ein anderes körperliches Anzeichen, das Sie ignorieren. Versuchen Sie die leise Sprache Ihres Körpers zu verstehen, damit er nicht laut werden muss. Wenn Sie sich schwer damit tun, Ihren Körper zu hören:

---

144  2 Werkzeuge zum Entrinden, 2 weiße Tafeln, 2 doppelzinkige Gabeln aus Eisen mit Tuchfetzen, auf 2 Schiefertafeln stehend, 2 Leichenbahren, 2 Fettkisten, 2 Schultafeln, 2 Ausgaben der Zeitung *Lotta Continua.*
145  Süddeutsche Zeitung v. 26./27. Januar 1980.

Nutzen Sie eine der vorgestellten, das Körperbewusstsein fördernden Praktiken, wie Meditation, die Ihre Wahrnehmungsfähigkeit erhöhen.

## Finden Sie Ihre Bestimmung

Wir erleben die Welt als einen besseren Ort, wenn wir unseren Platz in ihr gefunden haben. Jeder von uns muss sich diesen Platz im Leben – manchmal mehrmals – suchen. Dabei geht es nicht darum, wozu der Mensch an sich auf der Welt ist, sondern wozu Sie, Sie ganz persönlich da sind. Die Antwort kann eine Berufung sein, ein Ziel, das Sie erreichen wollen, die persönliche Entwicklung, irgendein übergeordneter Plan, der für Sie stimmig und gut ist.

Selbst wenn Sie glauben, dass nichts auf dieser Welt einen Sinn hat, bleibt Ihnen dennoch der Sinn, den Sie Ihrem Leben geben! Wollen Sie vielleicht etwas Nützliches tun? Anderen helfen? Oder wollen Sie vielleicht kreativ sein?

Vielleicht hilft Ihnen diese Überlegung: Wenn es keine Notwendigkeit gäbe, Geld zu verdienen, weil Sie und Ihre Nachkommen ausgesorgt haben bis ans Ende Ihrer Tage: Was würden Sie dann tun? Womit würden Sie sich beschäftigen? Oder angenommen, Ihr Leben wäre in absehbarer Zeit vorbei: Was würden Sie noch tun wollen, um zufrieden gehen zu können?

## Haben Sie keine Angst vor Veränderungen – Jetzt oder später

Wenn Sie sich intensiv damit beschäftigen, was in Ihrem Leben dazu angetan ist, Sie gesund oder krank zu machen, kann es sein, dass große Veränderungen anstehen. Viele wissen von Beginn an ganz genau, was sie in ihrem Leben verändern müssten – sagen wir es so: All das Yoga und das viele Gemüse in Ihrem Speiseplan nützt nichts, wenn Sie in einer Partnerschaft oder in einer beruflichen Situation festhängen, in der Sie sich nicht wohlfühlen. Große Veränderungen gehen mit großen Ängsten einher, das ist normal. Und wenn Sie im Moment noch nicht bereit sind für große Veränderungen, dann warten Sie eben, bis die Zeit und Ihr Inneres dafür reif sind.

# Holen Sie die Salutogenese in Ihr Leben

Denken Sie an das Konzept der Salutogenese und versuchen Sie, die Erkenntnisse auf Ihr eigenes Leben zu übertragen. Stellen Sie dazu die positiven Dinge in Ihrem Leben in den Mittelpunkt. Überlegen Sie:

- Was macht Sie glücklich? Stark?
- Was hält Sie gesund?
- Welche Menschen sind Ihnen wohlgesonnen?
- Was tut Ihnen gut? Wie können Sie das vermehren?
- Wann genau fühlen Sie sich leicht und froh?

Machen Sie sich schriftlich Notizen; das hilft, die Gedanken zu ordnen.

# Befreien Sie sich aus der erlernten Hilflosigkeit

Wenn man im Laufe des Lebens vernichtende Niederlagen, Kontrollverlust oder Misshandlung erlebt hat, kann es sein, dass man zu der Überzeugung kommt, es gebe keine Ausflucht vor dem Unglück und man einfach alles hinnehmen müsse – es kommt ja sowieso, wie es will. Jede eigene Bemühung, das unvermeidliche Unglück zu verhindern, erscheint so vollkommen zwecklos: Das ist die Erfahrung der eigenen Ohnmacht und Hilflosigkeit.

Dieses Gefühl der Machtlosigkeit heißt »erlernte Hilflosigkeit« und ist eines der Erklärungsmodelle für Depressionen. Nicht jede Person mit dieser Sichtweise verfällt aber einer Depression.

Wie gehen Sie mit Problemen um? Überlegen Sie, ohne zu werten, als wenn Sie einen Film sehen würden. Falls Sie sich wiedererkennen: Reicht es aus, Ihr Selbstvertrauen zu stärken? Wenn ja, was und wer kann Ihnen dabei helfen? Worin sind Sie gut, wann fühlen Sie Selbstvertrauen und wie können Sie dieses Gefühl vermehren? Wenn Sie nicht glauben, dass es damit getan ist, scheuen Sie sich nicht, einen Psychotherapeuten ins Boot zu holen. Finden kann man Psychotherapeuten über die Gelben Seiten, den Bundesverband der Psychotherapeuten und auch über die Krankenkassen.

# Vergeben Sie

Versuchen Sie zu vergeben. Wer auch immer Ihnen was auch immer zugefügt hat: Es ist gesünder, heilsamer für Sie, wenn Sie vergeben können. Es distanziert Sie von schädigenden Gefühlen wie Zorn, Wut und Kränkung – die nicht verblassen, nur weil die Zeit vergeht. Vergebung dagegen ist befreiend. Das kann beispielsweise die eigenen Eltern betreffen, einen Partner, der einen verlassen hat, oder sich selbst: Hat man sich vielleicht nicht genug um einen Sterbenden gekümmert oder einen anderen Menschen tief verletzt? Die Buddhistin Tsültrim Allione hat zu diesem Thema ein beeindruckendes Buch verfasst: *Den Dämonen Nahrung geben*. Darin bezeichnet sie alles, was den Menschen daran hindert, frei zu sein, als einen Dämon. Das sind Krankheit, Angst, Sorgen, Süchte, Abhängigkeiten, negative Gefühle wie Hass, Neid, Groll, Ärger, Wut, Jähzorn und innere Verletztheit. Sie hat eine Methode entwickelt, diese Dämonen in sich aufzuspüren, mit ihnen in Kontakt zu treten und sie zu entmachten, indem man sie »füttert« und Verbündete in sich aufspürt. Das heißt, man erkennt diese Dämonen an, setzt sich mit ihnen auseinander und lebt mit ihnen wie mit guten alten Bekannten. Im fünften Schritt ihrer Methode heißt es: »Im Gewahrsein ruhen«. Ein gutes Ziel.[146]

# Grenzen Sie Ihren beruflichen Stress ein

Viele Erkenntnisse über Heilung und Gesunderhaltung, die wir in diesem Buch vorgestellt haben, münden in dem Wahrnehmen von Ver-Spannung und dem Anstreben gezielter Ent-Spannung. Das hat damit zu tun, dass andauernder Stress für eine Vielzahl von Krankheiten verantwortlich ist. Viele Menschen entwickeln das sogenannte Burn-out-Syndrom, das derzeit leider schon zur angesagten Modediagnose avanciert ist. Die Menschen, die darunter leiden, sind ausgebrannt, leer, energielos und ohne innere Perspektive. Laut *Stressreport 2012* der Bundesanstalt für Arbeitsschutz und Arbeitsmedizin klagt jeder zweite über starke Belastung im Beruf, Tendenz steigend. Hausärzte schreiben daher ihre Patienten nicht selten krank, weil sie um diesen Umstand wissen und so ein Ventil schaffen, bevor der Pa-

---

146  Tsültrim, Allione: *Den Dämonen Nahrung geben*. Arkana, München 2009.

tient am Ende seiner Kräfte ist. Die WHO hat beruflichen Stress zu einer der größten Gefahren des 21. Jahrhunderts erklärt. Andere EU-Staaten haben gesetzliche Regelungen zum Schutz vor psychischer Belastung am Arbeitsplatz, die die Gesundheit gefährdet, eingeführt und anderen Berufsrisiken gleichgestellt. Ständiger Stress am Arbeitsplatz ist demnach der Gesundheit genauso abträglich wie Lärm, grelles Licht oder Gift. Zu den zentralen Belastungsfaktoren zählen starker Termin- und Leistungsdruck, die gleichzeitige Verrichtung verschiedener Arbeiten, ständige Erreichbarkeit, wechselnde Arbeitszeiten, ständig wiederkehrende Arbeitsvorgänge oder Arbeitsunterbrechungen.

Wie schätzen Sie Ihren persönlichen Stresspegel am Arbeitsplatz ein? Wie schützen Sie sich? Setzen Sie sich zeitliche Limits? Verteidigen Sie Ihre Grenzen? Lesen Sie abends nach Dienstschluss zu Hause noch berufliche E-Mails? Schalten Sie Ihr dienstliches Handy abends ab oder sind Sie 24 Stunden lang erreichbar? Lehnen Sie auch einmal einen Auftrag ab oder sagen Sie immer »Ja«?

Aber auch anhaltende Probleme in der Partnerschaft, Perfektionismus oder Schichtarbeit können für chronischen Stress sorgen. Wenn bei andauerndem Stress ein Mangel an Cortisol und Neurotransmittern entsteht, kann dieser Mangel zu unspezifische Entzündungen und Schmerzzuständen führen, die Selbstheilungskräfte des Körpers sind geschwächt und die Wundheilung dauert länger.

## Der Stresstest

Sie haben inzwischen erfahren, dass viele Situationen in Ihrem Leben Stress verursachen können. Es kann sein, dass diese Situationen als »unabänderbar« hingenommen werden. Es kann sogar sein, dass Sie den Stress gar nicht wahrnehmen, entweder weil die auslösende Situation von Ihnen als »normal« in Ihrem Leben angesehen wird oder weil Sie vor lauter »Funktionieren« gar nicht auf die Idee kommen, im Geiste einen Schritt zur Seite zu treten und nachzusehen.

Dr. Werner Stangl hat einen einfachen Fragebogen entwickelt, mit dem er anhand von 40 Fragen das gerade aktuelle Ausmaß Ihrer Stressbelastung messen kann. Online finden Sie den Test unter: http://arbeitsblaetter. stangl-taller.at/TEST/STRESS/Test.shtml.

|  | Trifft zu | Trifft teil-<br>weise zu | Trifft<br>nicht zu |
|---|---|---|---|
| 1. Wiegen Sie mehr als 10%<br>über Ihrem Normalgewicht? | | | |
| 2. Essen Sie oft Süßigkeiten? | | | |
| 3. Essen Sie viel fetthaltige<br>Nahrung? | | | |
| 4. Bewegen Sie sich selber wenig? | | | |
| 5. Rauchen Sie mehr als fünf<br>Zigaretten täglich? | | | |
| 6. Rauchen Sie mehr als<br>20 Zigaretten täglich? | | | |
| 7. Rauchen Sie mehr als<br>30 Zigaretten täglich? | | | |
| 8. Trinken Sie täglich mehr als<br>drei Tassen starken Kaffee? | | | |
| 9. Schlafen Sie zu schlecht<br>oder zu wenig? | | | |
| 10. Fühlen Sie sich morgens<br>wie »erschlagen«? | | | |
| 11. Nehmen Sie Beruhigungs-,<br>Schlafmittel oder<br>Psychopharmaka? | | | |
| 12. Bekommen Sie leicht<br>Kopfschmerzen? | | | |
| 13. Sind Sie stark wetterfühlig? | | | |
| 14. Haben Sie leicht<br>Magenschmerzen, Verstopfung<br>oder Durchfall? | | | |

| | Trifft zu | Trifft teil- weise zu | Trifft nicht zu |
|---|---|---|---|
| 15. Bekommen Sie leicht Herzschmerzen? | | | |
| 16. Sind Sie sehr lärmempfindlich? | | | |
| 17. Beträgt Ihr Ruhepuls über 80 Schläge pro Minute? | | | |
| 18. Bekommen Sie leicht feuchte Hände? | | | |
| 19. Sind Sie oft aufgeregt, hektisch, unruhig? | | | |
| 20. Lehnen Sie innerlich Ihre Arbeit/Ihre Schule ab? | | | |
| 21. Mögen Sie Ihre/n Vorgesetzte/n oder Ihre Lehrer/in nicht? | | | |
| 22. Sind Sie mit Ihrer Situation unzufrieden? | | | |
| 23. Ärgern Sie sich schnell? | | | |
| 24. Regen Sie Ihr/e Mitarbeiter/in oder Ihr/e Mitschüler/in auf? | | | |
| 25. Sind Sie in Ihrer Arbeit sehr penibel? | | | |
| 26. Sind Sie sehr ehrgeizig? | | | |
| 27. Haben Sie bestimmte Ängste oder belastende Zwänge? | | | |
| 28. Werden Sie leicht ungeduldig? | | | |
| 29. Fällt Ihnen das Entscheiden schwer? | | | |

| | Trifft zu | Trifft teil-<br>weise zu | Trifft<br>nicht zu |
|---|---|---|---|
| 30. Sind Sie neidisch oder missgünstig? | | | |
| 31. Werden Sie schnell eifersüchtig? | | | |
| 32. Empfinden Sie Ihre Arbeit/die Schule als schwere Belastung? | | | |
| 33. Stehen Sie oft unter zeitlichem Druck? | | | |
| 34. Leiden Sie unter Minderwertigkeitsgefühlen? | | | |
| 35. Sind Sie gegenüber anderen Menschen misstrauisch? | | | |
| 36. Haben Sie wenig Kontakt zu Mitmenschen? | | | |
| 37. Können Sie sich an kleinen Dingen des Alltags nicht mehr erfreuen? | | | |
| 38. Glauben Sie, dass Sie ein Pechvogel oder Versager sind? | | | |
| 39. Fürchten Sie sich vor der Zukunft (Freundschaft, Familie, Beruf)? | | | |
| 40. Fällt es Ihnen schwer, sich zu entspannen? | | | |

Für jedes »Trifft zu« erhalten Sie zwei Punkte, für jedes »Trifft teilweise zu« einen Punkt und für jedes »Trifft nicht zu« 0 Punkte. Zählen Sie nun alle Punkte zusammen und bewerten Sie Ihr Ergebnis:

bis 19 Punkte:      Sie sind derzeit relativ wenig belastet und sind stressstabil.

20–26 Punkte:      Sie haben derzeit eine geringe Stressbelastung. Trotzdem sollten Sie sich kritisch mit einzelnen Stressauslösern auseinandersetzen.

27–33 Punkte:      Sie leiden derzeit unter einer durchschnittlichen Stressbelastung. Sie sollten versuchen, sich regelmäßig systematisch zu entspannen bzw. die permanenten Stressoren zu reduzieren.

34–41 Punkte:      Sie sind derzeit sehr stressbelastet. Eine systematische Entspannung wäre dringend eforderlich, wobei Sie versuchen sollten, einige der Belastungsfaktoren in Ihrem Leben nachhaltig zu eliminieren.

ab 42 Punkte:      Hält die derzeitige Belastung länger an, ist auf die Dauer gesehen eine Lebensumstellung angeraten. Falls es Ihnen nicht gelingt, sollten Sie eine psychologische Beratungsstelle oder einen Arzt aufsuchen.

# Nachwort

Sie haben in diesem Buch einiges über die Zusammenhänge zwischen Ihrem Geist und Ihrem Körper gelesen und erfahren, wie Sie diese wissenschaftlichen Erkenntnisse für sich nutzen können. Vielleicht haben Sie für sich oder für einen Menschen, dem Sie gern helfen möchten, die eine oder andere konkrete Anregung oder Anleitung gefunden.

Wir wünschen Ihnen, dass Sie ganz viele positive Dinge aus diesem Buch herausziehen, vor allem aber die Gewissheit, dass Sie selbst in der Art und Weise, wie Sie mit sich umgehen, Ihr persönliches Wohlergehen ganz entscheidend mitbestimmen können. Und das gilt für alle Menschen, ob sie nun von einer Krankheit betroffen sind oder ob sie erste Anzeichen von seelischer oder körperlicher Überforderung, erste »Hilferufe«, in sich wahrnehmen. Hören Sie diese Hilferufe aus Ihrem Inneren, beginnen Sie, aktiv danach zu suchen, was Ihnen persönlich weiterhelfen könnte. Bereits dieses Suchen nach helfenden Faktoren, das Anstreben einer Veränderung wird eine befreiende Wirkung haben. Egal, welche Vorsätze das sind: »Ich werde mich gesünder ernähren und mir Zeit für das Kochen und zum Essen nehmen« oder »Ich werde täglich eine halbe Stunde spazieren gehen« oder »Ich werde einen Kurs in Meditation belegen« oder »Ich werde mich von nun an gut beobachten und meine inneren Bedürfnisse wahrnehmen« oder »Ich werde mir jetzt regelmäßig Zeit für Unternehmungen mit Freunden nehmen« – tun Sie etwas! Befreien Sie sich von der Vorstellung, nichts ändern zu können oder nicht verstanden zu werden. Setzen Sie hilfreiche Akzente, indem Sie gut zu sich sind, sich immer wieder auf etwas Schönes freuen, und setzen Sie sich und anderen Menschen Grenzen, wenn Sie überfordert werden. Nehmen Sie es in die Hand. Wir sind uns sicher, dass Ihr Leben Schritt für Schritt bunter, reicher und damit auch gesünder wird. Das ist es, was wir uns für Sie wünschen.

# Anhang

## Nützliche Adressen

**Unabhängige Patientenberatung Deutschland (UPD)**
Tempelhofer Weg 62
12347 Berlin
Tel.: 030 - 20253177
Bundesweites kostenloses Beratungstelefon: 0800/0 11 77 22
E-Mail: info@patientenberatung.de
*(Bitte beachten Sie, dass über diese E-Mail-Adresse keine medizinischen
oder rechtlichen Beratungsanfragen beantwortet werden können. Nutzen
Sie bitte hierfür ausschließlich die Online-Beratungsmöglichkeiten.)*

**Patienteninformationen des Ärztlichen Zentrums
für Qualitätssicherung (ÄZQ)**
Ein Service der Bundesärztekammer und der
Kassenärztlichen Bundesvereinigung
Internet: https://www.aezq.de/
Mehrere hilfreiche Informationen, z. B. »Gesundheitsthemen
im Internet: Gute Informationen im Netz finden«
oder über »Chronischer Kreuzschmerz«

**Patientenuniversität**
Internetportal der Abteilung Epidemiologie, Sozialmedizin und
Gesundheitssystemforschung der Medizinischen Hochschule Hannover.
Internet: www.patienten-universitaet.de

**Bundesärztekammer**
Internet: http://www.bundesaerztekammer.de/
Mehrere hilfreiche Broschüren, z. B. »Selbst zahlen?
Ratgeber zu individuellen Gesundheitsleistungen«

**Deutsche Schmerzgesellschaft**
Internet: www.dgss.org

**Bundesweite Arzt- und Psychotherapeutensuche**
über die Kassenärztliche Bundesvereinigung:
Internet: http://www.kbv.de/html/arztsuche.php

**Berufsverband der Fachärzte für Psychosomatische Medizin und Psychotherapie Deutschland e.V.** mit Arztsuche, wo Sie nach Spezialisten für Somatoforme Störungen in Ihrer Region suchen können
Internet: http://www.bpm-ev.de/

**Der MBSR-MBCT Verband**
ist ein Zusammenschluss von Achtsamkeitslehrenden. Aufgaben: Achtsamkeit und insbesondere MBSR und MBCT und daraus abgeleitete Verfahren im deutschsprachigen Raum bekannt zu machen und zu fördern. Adressen von MBSR-Lehrern nach Postleitzahlen auffindbar.
Internet: http://www.mbsr-verband.de/

**ZIST**
ist ein Zentrum für die berufliche und persönliche Fortbildung in potential-orientierter Selbsterfahrung und Psychotherapie.
Internet: www.zist.de

# Zu einzelnen Symptomen

**Nationale Versorgungsleitlinie »Kreuzschmerz«** (mit Patientenleitlinie)
Internet: https://www.leitlinien.de/nvl/kreuzschmerz/

**Patientenleitlinie »Rücken- und Kreuzschmerzen (Lumbalgie)«**
Internet: www.patientenleitlinien.de/
Rueckenschmerz/rueckenschmerzen.html

»Nackenschmerzen« (mit Patientenleitlinie)
Internet: www.awmf.org/leitlinien/detail/ll/053-007.html

»Fibromyalgiesyndrom: Definition, Pathophysiologie,
Diagnostik und Therapie« (unter Beteiligung der Deutschen
Fibromyalgie Vereinigung, mit Patientenleitlinie)
Internet: www.awmf.org/leitlinien/detail/ll/041-004.html

»Reizdarmsyndrom: Definition, Pathophysiologie, Diagnostik und
Therapie« (unter Beteiligung der Deutschen Reizdarmselbsthilfe)
Internet: www.awmf.org/leitlinien/detail/ll/021-016.html

»Chronischer Unterbauchschmerz der Frau«
Internet: www.awmf.org/leitlinien/detail/ll/016-001.html

Deutsche Gesellschaft für psychosomatische
Frauenheilkunde und Geburtshilfe (DGPFG)
Internet: www.dgpfg.de/

»Müdigkeit« (mit Patientenleitlinie und Patientenbriefen zu den
Themen »Müdigkeit im Teufelskreis der Unterforderung«, »Müdigkeit
durch zu hohe Belastung, Überforderung« und »Schlafstörungen«)
Internet: www.awmf.org/leitlinien/detail/ll/053-002.html;
leitlinien.degam.de/index.php?id=72

Patientenleitlinie »Kopfschmerzen und Migräne«
Internet: www.patientenleitlinien.de/Kopfschmerzen_
Migraene/kopfschmerzen_migraene.html

# Unbeschwert durch die Schwangerschaft

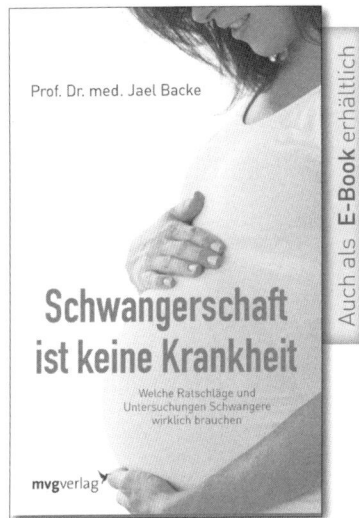

Prof. Dr. med. Jael Backe

Auch als **E-Book** erhältlich

Schwangerschaft ist keine Krankheit

Welche Ratschläge und Untersuchungen Schwangere wirklich brauchen

mvgverlag

224 Seiten
Preis: 16,99 € [D] | 17,50 € [A]
ISBN 978-3-86882-269-4

Prof. Dr. med. Jael Backe

## SCHWANGER-SCHAFT IST KEINE KRANKHEIT

Welche Ratschläge und Untersuchungen Schwangere wirklich brauchen

Schwangere tun alles, um sicherzugehen, dass es ihnen und ihrem ungeborenen Kind gut geht. Fast alle nehmen die regelmäßigen Vorsorgetermine wahr und nehmen sich die Ratschläge der behandelnden Ärzte und Hebammen zu Herzen. Was aber, wenn viele dieser Ratschläge überflüssig, sinnlos oder gesundheitlich bedenklich sind?

Frau Professor Backe klärt auf, welche Untersuchungen tatsächlich sinnvoll sind und welche kritisch hinterfragt werden müssen. Dieses Buch schließt eine große Lücke in der Ratgeberliteratur. Endlich können sich Schwangere ein unabhängiges Urteil bilden und ihrem Arzt oder ihrer Hebamme auf Augenhöhe begegnen.

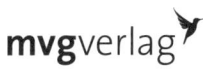

# Die unbekannte Volkskrankheit

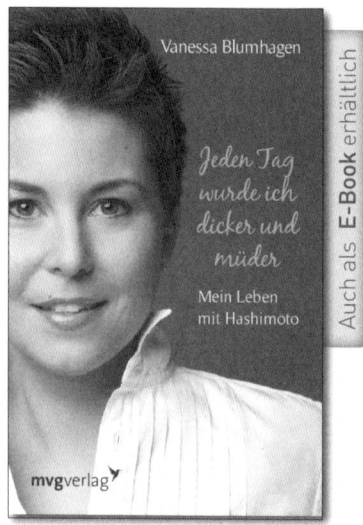

176 Seiten
Preis: 16,99 € [D] | 17,50 € [A]
ISBN 978-3-86882-426-1

Vanessa Blumhagen

## JEDEN TAG WURDE ICH DICKER UND MÜDER

Mein Leben mit Hashimoto

Hashimoto-Thyreoiditis ist eine Autoimmunerkrankung, in deren Verlauf der Körper die eigene Schilddrüse angreift und letzten Endes zerstört. Über zehn Millionen Menschen in Deutschland, v. a. Frauen, leiden daran – nur wissen es viele nicht. Denn die Symptome sind unspezifisch und bei jedem Betroffenen sieht das Krankheitsbild anders aus – die Bandbreite der Symptome ist so umfangreich wie unspezifisch. Vanessa Blumhagen durchlitt eine dreijährige Odyssee zu unterschiedlichsten Ärzten und erhielt eine Menge falscher Diagnosen bis man endlich herausfand, was ihr fehlte. In diesem Buch erzählt sie von ihrem Leidensweg, ihrer Hartnäckigkeit und davon, was ihr schließlich geholfen hat. Sie gibt allen Betroffenen Hoffnung auf ein lebenswertes und normales Leben mit Hashimoto.

**mvg**verlag

# Frei von Rückenschmerzen durch gesundes Sitzen, Schlafen und Gehen

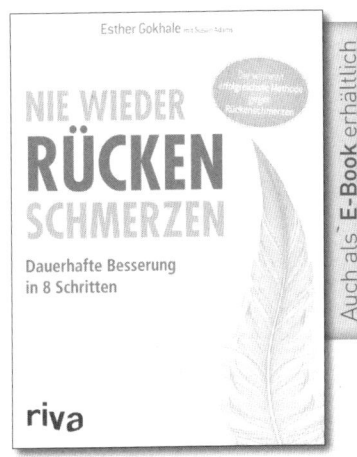

Esther Gokhale mit Susan Adams

NIE WIEDER
RÜCKEN
SCHMERZEN

Dauerhafte Besserung
in 8 Schritten

Auch als E-Book erhältlich

riva

240 Seiten
Preis: 19,99 € [D] | 20,60 € [A]
ISBN 978-3-86883-334-8

Esther Gokhale

## NIE WIEDER RÜCKEN- SCHMERZEN

Dauerhafte Besserung
in 8 Schritten

70 Prozent aller erwachsenen Deutschen leiden unter Rückenschmerzen – und diese Zahl nimmt weiter zu. Warum betrifft dieses Problem so viele Menschen in Industrieländern, wohingegen in anderen Gegenden nur fünf Prozent der Erwachsenen darunter leiden? Um der Ursache auf die Spur zu kommen, bereiste Esther Gokhale Regionen, in denen Rückenschmerzen praktisch unbekannt sind. Ihre Forschung führte sie nach Burkina Faso, ins ländliche Portugal und in einige Fischerdörfer in Brasilien. In diesen traditionellen Gesellschaften beobachtete sie Weber, Müller und Bauern und stellte fest, dass deren Haltung und Bewegungen uraltes Körperwissen beinhalten, das die Gesundheit fördert und Schmerzen verhindert. Gokhales Erkenntnisse haben das Leben Tausender Menschen nachhaltig verändert. Dieses Buch fasst sie zum ersten Mal in einem einfachen 8-Schritte-Programm zusammen. Damit können auch Sie Ihren Körper »umerziehen«, zu einer natürlichen Haltung zurückfinden und ein rückenschmerzfreies Leben führen.

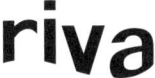